职业教育智慧健康养老服务与管理专业模块化教材

老年人生活照护技术

主　编　刘香艳　刘　隽　侯明杰

副主编　吕廷娟　冯玉如　王　猛　钟明芳

中国财富出版社有限公司

图书在版编目（CIP）数据

老年人生活照护技术／刘香艳，刘隽，侯明杰主编 . —北京：中国财富出版社有限公司，
2024.6

（职业教育智慧健康养老服务与管理专业模块化教材）
ISBN 978－7－5047－7959－5

Ⅰ.①老…　Ⅱ.①刘…②刘…③侯…　Ⅲ.①老年人—护理学—教材　Ⅳ.①R473.59

中国国家版本馆 CIP 数据核字（2023）第 114397 号

策划编辑	李彩琴	**责任编辑** 敬 东 张 婷	**版权编辑**	李 洋
责任印制	尚立业	**责任校对** 孙丽丽	**责任发行**	董 倩

出版发行	中国财富出版社有限公司			
社　址	北京市丰台区南四环西路 188 号 5 区 20 楼		**邮政编码**	100070
电　话	010－52227588 转 2098（发行部）		010－52227588 转 321（总编室）	
	010－52227566（24 小时读者服务）		010－52227588 转 305（质检部）	
网　址	http://www.cfpress.com.cn		**排　版**	宝蕾元
经　销	新华书店		**印　刷**	宝蕾元仁浩（天津）印刷有限公司
书　号	ISBN 978－7－5047－7959－5/R·0109			
开　本	787mm×1092mm　1/16		**版　次**	2024 年 10 月第 1 版
印　张	17		**印　次**	2024 年 10 月第 1 次印刷
字　数	413 千字		**定　价**	55.00 元

编 委 会

总主编
王　燕　潍坊护理职业学院

主　编
刘香艳　潍坊护理职业学院
刘　隽　青岛圣德医养康复集团有限公司
侯明杰　济南护理职业学院

副主编
吕廷娟　潍坊市荣复军人医院
冯玉如　聊城职业技术学院
王　猛　潍坊护理职业学院
钟明芳　潍坊护理职业学院

编　委
王学屏　山东圣翰财贸职业学院
李　蕾　潍坊护理职业学院
徐冬梅　潍坊市人民医院
封秀娟　滨州职业学院
孙　璇　江苏民康老年服务中心
李　铮　福建生物工程职业技术学院
靳　小　深圳职业技术学院
徐建秀　潍坊市人民医院
李文秀　潍坊护理职业学院
吴笑笑　潍坊馨悦养老服务有限公司

主　审
滕丽丽　上海市第一社会福利院
谭美青　青岛市长期照护协会

总策划
李彩琴　中国财富出版社有限公司

前　言

党的十八大以来，以习近平同志为核心的党中央高度重视老龄工作，多次对老龄工作作出一系列重要指示批示，体现了对世情、国情的深刻把握，体现了时代性、规律性、创新性的有机统一，是今后一个时期我国加快老龄事业高质量发展的指导思想。党的二十大报告提出实施积极应对人口老龄化国家战略，发展养老事业和养老产业，优化孤寡老人服务，推动实现全体老年人享有基本养老服务。实施积极应对人口老龄化国家战略，必须坚持人才是第一资源，坚持人才引领驱动。2020年，中共中央、国务院印发的《深化新时代教育评价改革总体方案》明确提出，教育评价事关教育发展方向，有什么样的评价指挥棒，就有什么样的办学导向；2021年，《中共中央 国务院关于加强新时代老龄工作的意见》要求，加快建设适应新时代老龄工作需要的专业技术、社会服务、经营管理、科学研究人才和志愿者队伍。为落实国家职业教育改革实施方案中"三教"改革，教育部办公厅印发了《"十四五"职业教育规划教材建设实施方案》，明确指出开发服务国家战略和民生需求紧缺领域专业教材。

养老服务人才队伍是推进养老服务高质量发展的重要支撑，我国自进入人口老龄化社会以来，中共中央、国务院，国家部委及地方各级政府部门发布涉老法规政策文件逾千项，涉及法律法规、政策文件、养老标准等。智慧健康养老服务与管理专业涉及医学、护理学、管理学、心理学、社会学、经济学、法学等学科。如何从浩瀚的多学科知识体系中提炼出符合智慧健康养老服务与管理专业学生所需要的岗位能力框架，搭建由浅入深、由易到难、岗位能力梯级递进的知识体系，我们总结十余年教学及参加各类大赛的经验，形成了《养老服务政策与法规》《老年人能力评估》《老年人生活照护理论》《老年人生活照护技术》《老年人基础照护理论》《老年人基础照护技术》《老年人康复服务理论》《老年人康复服务技术》《老年社会工作》《老年社会工作实务》《养老机构管理基础》《养老服务技术考评手册》等一系列按照职业功能、工作内容组成的模块化教材。

本教材主要具备以下特点：

1. 以养老岗位能力培养为核心，夯实技能技术水平

教材编写以老年人的真实生活需求为基点，以养老照护岗位所需能力为核心，以真实案例导入课程学习任务，设置技能操作关键点统领操作项目，保证技能学习有的放矢；设置技能操作风险点，保证技能操作中老年人的安全；每单元均运用思维导图归纳知识点、技能点，技能学习带动知识积累。

2. 以标准为引领，实现能力递进式增长

教材编写依据养老相关行业标准，《养老护理员国家职业技能标准》《1+X 老年照护职业技能等级标准》《1+X 失智老年人照护职业技能等级标准》及各级各类养老技能竞赛标准等，保证教材编写内容的规范化。提供的生活照护技能对应老年人实际生活需要，为培养高技能人才提供了基础。

3. 以工作过程为导向，铸就岗位能力全面发展

本教材由多所职业院校养老教学人员、养老机构及医院的行业专家等协同开发，编写内容紧密对接真实岗位需求，以养老服务岗位能力培养为核心，以工作过程为导向，从专业的角度思考、分析和实施照护技术，为学校、养老机构等规范化培养高素质养老服务人员提供重要依据。

本教材既可作为职业院校智慧健康养老服务与管理专业教材，也可作为公办及民办养老机构、老年公寓、养老社区、医养结合和居家养老照护人员的参考用书。

本教材由潍坊护理职业学院刘香艳、青岛圣德医养康复集团有限公司刘隽、济南护理职业学院侯明杰任主编，潍坊市荣复军人医院吕廷娟、聊城职业技术学院冯玉如、潍坊护理职业学院王猛、潍坊护理职业学院钟明芳任副主编，山东圣翰财贸职业学院王学屏、潍坊护理职业学院李蕾、潍坊市人民医院徐冬梅、滨州职业学院封秀娟、江苏民康老年服务中心孙璇、福建生物工程职业技术学院李铮、深圳职业技术学院靳小、潍坊市人民医院徐建秀、潍坊护理职业学院李文秀、潍坊馨悦养老服务有限公司吴笑笑参与编写。具体分工如下：模块一由王学屏、刘香艳编写；模块二由侯明杰、封秀娟编写；模块三由孙璇、徐建秀编写；模块四由徐建秀、冯玉如、李铮、王猛、靳小、刘隽编写；思政课堂由李文秀编写。

尽管我们在教材编写过程中做出了许多努力，但是由于对接最新版的各类标准，加之编写团队水平有限，使本书在一些具体问题的处理上难免有不尽如人意之处，敬请广大读者批评指正，以便我们不断完善！另外，请登录网址 http://www.cfpress.com.cn/download 下载本教材配套电子资源。

本教材编写组

2023 年 8 月

目　录

模块一　饮食照护

　　饮食与营养是维持机体正常生长发育和各种生理功能、促进组织修复、提高机体免疫力等生命活动的基本条件，合理的饮食与营养对人在预防疾病和保持健康方面具有重要的意义，还可以减轻人的焦虑与不安，稳定情绪，创建良好的心理状态。

　　老年人随着年龄的增长，身体机能出现退行性改变，咀嚼、吞咽、消化等功能出现不同程度的衰退，视觉、嗅觉、味觉等感官反应变得迟钝，肌肉也会出现萎缩，这些变化可明显影响老年人食物摄取、消化和吸收的能力，使得老年人营养缺乏和慢性非传染性疾病发生的风险增加，容易出现营养不良、贫血、骨质疏松、体重异常等问题，导致老年人抵抗力下降，影响身体健康，生活自理能力降低。因此，遵循老年人的营养需求和饮食原则，提供符合老年人需求的合理膳食及合理的进食方式，满足老年人的机体需求，保证老年人的营养供给，对提高老年人的生命质量尤为重要。

课程一　一般饮食护理

扫码查看
课程资源

单元1　为老年人摆放进食体位

案例导入

　　张奶奶，70岁，长期卧床，生活基本不能自理，需要照护人员喂食，平时子女陪伴较少，觉得很孤独，请护理员为张奶奶摆放合适的进食体位。

教学目标

1. 了解老年人进食体位的概念
2. 学会老年人进食体位的分类
3. 能根据老年人自理程度及病情需要，为老年人摆放合适的进食体位
4. 养成以老年人为中心的照护理念，避免过度照护，最大限度保留老年人的残存功能

知识点

　　吃喝拉撒，是一个人日常生活的主要内容，但是对于部分老年人来说，他们无法亲自完成这些看似简单的动作，被照护的需求越来越迫切。吃饭，在我们的日常生活

中，是一项再简单不过的事情，但对于老年人来说，却是一件大事。

饮食照护是照顾老年人的第一步，护理员在饮食照护上除了保证食物的色香味符合老年人的口味，还应保证进食安全，进食前需先协助老年人摆放合适的进食体位，减少进食过程中呛咳、噎食等意外情况的产生。

一、老年人进食体位的概念

1. 进食

为了保持体能和生命活动所进行的有序摄入营养和能量的过程。

2. 老年人进食体位

根据老年人自理程度及病情，采取适宜的进食姿势，为老年人摆放适宜的进食体位，有利于老年人顺利进食，也有利于增进老年人的食欲，增加进食量，增加老年人营养的摄入，提高机体抵抗力；同时可以避免不良体位引发呛咳、误吸、噎食、窒息等意外。

二、老年人进食体位的分类

1. 坐位进食体位

适用于日常生活活动基本自理、上肢功能较好或下肢功能较好的老年人，是指老年人采用端坐的体位进食，此种体位进食时能够拓宽视野，扩大肺活量，方便上肢用力使用餐具夹持食物送入口中，维持老年人生活质量，是最科学也是最佳的进餐体位。

为便于老年人顺利吞咽食物，尽可能协助老年人背挺直，头部前倾（脖子略微前伸，下颌略微收回）；即便老年人不能自行进食，照护时，也要尽量帮助其采用这种进食体位，同时，应引导鼓励或协助老年人保持坐位平衡。

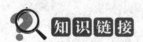

知识链接

坐位平衡观察

☐ 1 级：老年人坐在椅子上，静态，观察身体平衡能否维持 10s 以上。

☐ 2 级：老年人坐在椅子上，伴随上身运动，观察身体平衡能否维持 10s 以上。

☐ 3 级：老年人坐在椅子上，被轻推时，观察身体平衡能否维持 10s 以上。

坐位进食体位分为餐桌坐位、轮椅坐位和床上坐位。

（1）餐桌坐位（适用于可以自主进食的老年人）

将餐桌摆放于老年人面前，尽量选择有靠背及有扶手的椅子，调整桌椅间合适的距离，减少身体和餐桌之间的空隙，双脚无法着地时，用物品将脚垫起，嘱老年人坐直，头部与身体呈 90°，叮嘱老年人进食时身体稍前倾。

（2）轮椅坐位（适用于下肢功能障碍或行走无力的老年人）

老年人坐在床沿上，护理员将轮椅推至床旁，轮椅与床呈 30°~45°夹角，刹车固定，抬起脚踏板，护理员协助老年人坐起，双腿垂于床下，双脚踏稳地面，再用膝部抵住老年人的膝部，叮嘱老年人将健侧手环抱护理员脖颈，护理员双手环抱老年人的腰部或腋下，搀扶老年人起身站稳，挺身带动老年人站立并旋转身体，健侧转移使老年人坐在轮椅中间，后背贴紧椅背，协助老年人系上腰间安全带，放平轮椅脚踏板，协助老年人将双脚放于脚踏板上，推轮椅至餐桌前，尽量把轮椅向桌面方向拉近，固定刹车，叮嘱老年人进食时身体前倾。

（3）床上坐位（适用于下肢功能障碍或行走无力的老年人）

护理员协助老年人在床上坐起，伸直腿坐在床上，将靠垫放在膝下支撑，当老年人无法坐正时，将老年人手臂放在桌子上，或使用软枕、床上靠背椅等支撑老年人身体，保证坐位稳定舒适，面前放置餐桌或餐板，叮嘱老年人进餐时身体前倾。

2. 侧卧位进食体位

适用于日常生活活动不能完全自理、无法保持坐位平衡的老年人，是指老年人采用侧卧的体位进食，一般采用右侧卧位，这样不仅心脏受压少，同时也有利于食物的消化、胃肠道的正常运行及体内营养物质的代谢。

使用可摇式床具时，护理员将老年人床头摇起，抬高至与床具水平面呈30°角，使老年人头部和整个上半身抬起，护理员双手分别扶住老年人的肩部和髋部，让老年人面向护理员侧卧，在肩背部垫软枕或楔形垫等物品支撑，进餐时应摆放高度适宜的餐桌，引导鼓励或协助老年人尽量用健侧手握持餐具，自行进食。

3. 半卧位进食体位

适用于日常生活活动完全不能自理的老年人，是指当老年人无法实现坐位或侧卧位进食体位时，鼓励老人采用半卧位，头偏向一侧的进食体位，将老年人的床头摇起，抬高至与床具水平面呈30°~45°角，使老年人上身抬起，协助老年人半卧，避免平卧位进餐，以防止食物反流进入呼吸道引起意外情况发生，进食时应帮助老年人托扶餐具，引导鼓励或协助老年人尽量用健侧手把持餐具或用吸管吸吮，协助进食。

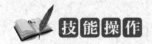 技能操作

为老年人摆放床上坐位进食体位

一、操作规程

步骤	流程	操作步骤	备注
步骤1	操作前评估	（1）护理员站在床前，身体前倾，微笑面对老年人，核对医嘱，对照床头卡核对老年人姓名、床号。 （2）老年人的神志、病情，配合程度，是否需工作人员协助或给予保护性约束，老年人消化情况，大小二便情况，有无腹胀、便秘或腹泻等	如有腹胀、便秘或腹泻等情况，应立即通知医护人员处理

步骤	流程	操作步骤	备注
步骤2	工作准备	（1）环境准备：环境整洁，光线明亮，空气清新，温湿度适宜，无异味，安全，适合进餐。 （2）护理员准备：着装整齐，修剪指甲，用七步洗手法洗净双手，擦干并温暖双手（双手无长指甲或指环），戴好口罩。 （3）物品准备：核对，根据需要准备轮椅或床上支架（或过床桌）、靠垫、软枕、毛巾和餐巾纸、笔和记录单、免洗洗手液	注意检查辅助用具是否安全完好
步骤3	沟通核对	（1）将护理车摆放在床头。 （2）再次核对房间号、床号、姓名、性别。 （3）评估核对老年人自理程度及病情。 （4）向老年人告知准备摆放进食体位，取得老年人配合	态度和蔼，语言亲切，使老年人获得身心准备
步骤4	摆放体位前准备	（1）护理员再次洗手。 （2）物品摆放合理	
步骤5	摆放床上坐位进食体位	（1）使用电动床或手摇床将床头摇起以协助老年人坐起，并将床尾稍摇起，使老年人呈屈膝状，避免身体下滑。 （2）使用普通床时，先协助老年人侧卧，手肘支撑床面坐起，再将软枕垫于老年人后背，屈膝外展或盘腿，确保坐位稳定舒适。 （3）在老年人面前放置餐桌或餐板。 （4）在老年人的颌下及胸前垫毛巾。嘱老年人进餐时身体前倾	护理员向老年人解释需摇高床头，过程中注意观察老年人反应
步骤6	整理用物	记录为老年人摆放进食体位的时间及肢体情况	
注意事项		1. 护理员协助老年人摆放体位前应做好评估。 2. 摆放体位时动作轻稳，保障安全。 3. 辅助器具如餐桌等使用前，检查其是否处于安全完好的备用状态	

二、操作风险点

由于不能正确评估老年人自理程度及病情，造成摆放的体位不合适，引起老年人身体不适，甚至进食不畅、呛咳或坠床等意外情况发生。

三、操作关键点

1. 操作前做好评估与沟通，确保老年人有身心准备，予以配合。

2. 正确评估老年人自理程度及病情，采取合适的进食体位。

单元 2　协助老年人进食、进水

人可一日无食，不可一日无水，你们每天喝多少水？老年人在进食进水的时候会遇到哪些困难呢？对于一些进食进水需要协助的老年人，我们需要做些什么呢？

案例导入

丁爷爷，75 岁，意识清醒，患有帕金森病多年，生活完全不能自理，需要照护人员协助进食、进水，请护理员协助丁爷爷进食、进水。

教学目标

1. 能识别老年人基本饮食的种类
2. 了解老年人饮食总热能的情况
3. 能根据老年人自理程度及病情，完成老年人进食、进水的照护
4. 关注老年人营养需求，保证老年人进食、进水的安全

知识点

食物和水是维持生命的物质基础，食物提供人体所需的营养，为人体生长发育、组织修复和维持生理功能提供必需的营养素和热能，由于老年人消化器官功能的减退，如胃肠蠕动减慢、消化液分泌减少等，导致老年人对食物的消化、营养的吸收功能均减退，从食物中摄入的营养相应减少，因此，老年人膳食要注意多样化，粗细搭配，花样更新，如多食杂粮、豆类、鱼类、蛋类、奶类、海产品类、蔬菜和水果等，保持营养素平衡和营养素之间比例适宜，形成适合老年人的科学合理的饮食结构。

一、合理控制饮食总热能

首先，老年人的饮食营养要合理，荤素、粗细、干稀搭配符合卫生要求，老年人的全天热量应供给约 3000kcal，蛋白质、脂肪、碳水化合物比例适当，三者的热能比分别是 10%~15%、20%~25%、60%~70%。

其次，老年人饮食热能供给量是否合适，可通过观察体重变化来衡量，一般可用下列公式粗略计算：

男性老人体重标准值（千克）=［身高（厘米）-100］×0.9
女性老人体重标准值（千克）=［身高（厘米）-105］×0.92

二、老年人营养素摄取特点

1. 摄取适量优质蛋白质

人体蛋白质由 20 多种氨基酸组成，大约有一半是人体自身不能合成的或合成速度很慢的氨基酸，必须从食物中摄取，这些氨基酸是必需氨基酸，营养学上将含有必需氨基酸种类齐全、数量充足，并易于消化吸收的蛋白质称为优质蛋白，富含优质蛋白质的食品包括瘦肉、鸡蛋、鸡肉、鸭肉、鱼虾类、豆类、低脂牛奶等。蛋白质虽然是帮助身体组织生长的营养，但是对于老年人来说，蛋白质仅有维护与修补身体的功效，如果无节制地摄入，不仅会加重胃肠道负担，其过多的代谢产物还会给身体带来不良影响，所以建议适量摄入。

2. 减少脂肪的摄入量

食品中的脂肪成分有两种，一种是饱和脂肪，另一种是不饱和脂肪，摄入大量饱和脂肪会使血液中胆固醇增高，增加罹患冠心病的机会，而如果摄入的食品中不饱和脂肪的成分较多，则会帮助老年人降低血液中的胆固醇含量，减少冠心病的发生或控制冠心病的加重，富含饱和脂肪的食品有畜产品、黄油、全脂奶、冰激凌、奶油和肥肉等。富含不饱和脂肪的食品有胡麻籽油、红花籽油、茶油、橄榄油、葵花籽油、玉米油和大豆油等，以脂肪提供的能量占膳食总能量的比例为参考，一般脂肪摄入量占膳食总能量的 20%~30% 即可。

3. 选择多糖碳水化合物

碳水化合物是人体最容易消化吸收的、最重要的能源物质，其提供的能量占总能量 56%~68%，碳水化合物分为单糖碳水化合物和多糖碳水化合物两部分。单糖碳水化合物除供应热能外，其他营养价值微不足道，包括糖、甜点类，单糖碳水化合物摄入过多，不仅有血糖升高的趋势，还会在体内转化为三酰甘油，诱发高脂血症。

多糖碳水化合物主要由淀粉和膳食纤维组成，谷类、薯类、水果、蔬菜都是含多糖碳水化合物食品，这一类食品供给人体的不仅仅是热能，还有膳食纤维、维生素、无机盐和蛋白质等，老年人活动量减少，对富含热量食品的需求量下降，建议摄取多糖碳水化合物，日常生活中，老年人应以米饭、面食、粗杂粮、水果和蔬菜为主，控制糖果和甜点的摄入。

4. 保证足量维生素

维生素对人的健康非常重要，从食物中摄取的维生素，比从化学制品中得来的更容易被吸收和利用，食品多样化是保证足量维生素的重要因素。

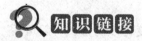
知识链接

维生素及其作用

1. 维生素 A

维生素 A 具有抗氧化、增强免疫力、保护视力的作用，能预防夜盲症，维持上皮组织健康，促进生长发育，增加对传染病的抵抗力，预防和治疗眼干燥症等，维生素 A 的主要食物来源是动物的肝脏、蛋黄、鱼肝油、牛奶、绿叶蔬菜、橙色蔬菜、水果等。

2. 维生素 B_1

维生素 B_1 能维持人体循环、消化、神经和肌肉系统的正常功能，有保护神经系统、促进肠胃蠕动、增加食欲、调整胃肠道功能、构成辅酶、参与糖代谢、预防脚气病等作用；维生素 B_1 缺乏会引起多发性神经炎，引起皮肤瘙痒、四肢麻木、肌肉萎缩、心力衰竭、下肢水肿等，维生素 B_1 主要存在于种子的外皮和胚芽中，如在米糠和麸皮中含量较多，在酵母菌、瘦肉、白菜和芹菜中也有较丰富的含量，建议老年人适量食用。

3. 维生素 B_2

维生素 B_2 又叫核黄素，主要作用是维持皮肤、口腔和眼的健康，缺乏时常发生口角溃疡、舌炎、唇炎等，在猪肝、鸡肝、鹌鹑蛋、菠菜和小米中含量居多，每日需要量为 $1\sim2$ mg。

4. 维生素 C

维生素 C 的主要作用是提高免疫力、增强人体抵抗细菌感染的能力，能帮助伤口愈合、预防心脏病和中风、保护牙齿和牙龈、促进红细胞成熟、减少黑斑等，在菠菜、油菜、西蓝花、包心菜、红黄椒等新鲜蔬菜中含量很高，水果中也有丰富的维生素 C。

5. 维生素 D

维生素 D 的主要生理作用是促进钙的吸收，缺乏时严重影响钙和磷的代谢，使血钙、血磷浓度下降，所以补钙的同时要补充维生素 D，维生素 D 的食物来源主要有动物肝脏、鱼肝油、蛋黄等；经常晒太阳也是机体获取维生素 D 的重要途径，老年人户外活动减少，容易导致维生素 D 缺乏，必要时可口服药物治疗，中国营养学会推荐的剂量是每天 $10\mu g$。

6. 维生素 E

维生素 E 具有抗氧化、抗衰老作用，能保护多元不饱和脂肪以及可溶解于脂肪中的维生素 A 免遭破坏，能维持正常生殖能力和肌肉代谢，维持中枢神经和血管系统功能，维生素 E 的主要食物来源是各种植物油、麦胚、坚果和豆类，推荐摄入量为每天 14mg。

7. 叶酸

叶酸是身体组织辅酶的主要成分，有维护皮肤、消化道、神经功能作用，缺乏时会表现为皮肤粗糙、腹泻和神经症状，叶酸广泛存在于动植物中，在动物肝脏、植物种子、黄豆、绿豆、鸡鸭肉、酵母、花生中含量丰富，在谷、肉、鱼、水果中含量较少，我国居民膳食营养素参考摄入量建议老年人叶酸摄入量与成年人相同，为每天 $400\mu g$。

8. 维生素 K

维生素 K 属脂溶性维生素，具有促进凝血的功能，又称凝血维生素，最好的维生素 K 来源是绿叶蔬菜，胡萝卜也是非常好的来源，其次是肉类和乳制品。

9. 维生素 B_{12}

维生素 B_{12} 能促进红细胞的生成，预防贫血，主要存在于肉类中，动物内脏、蛋类、蛤类、牛奶、乳酪等储存着丰富的维生素 B_{12}，腐乳也是维生素 B_{12} 的来源之一。

5. 注意补充无机盐

无机盐在人体生理活动中发挥重要作用，它在体内不能合成，必须从外界环境摄取。

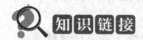

无机盐及其作用

1. 钙

钙是形成与维护骨骼构造的重要成分，老年人随着年龄增长，体内钙质存量逐渐下降，导致骨质疏松症，很容易发生骨折，老年女性比男性更容易发生，含钙较高的食品有牛奶、酸奶、乳酪、虾皮、骨刺柔软的小鱼、豆类等，豆腐中也含有少量钙质。

2. 铁

铁是人体血液中红细胞的组成物质，是运输和交换氧所必需的成分，参与血红蛋白、细胞色素及各种酶的合成，人体缺铁会发生贫血、免疫功能下降和新陈代谢紊乱，相关症状有面色苍白、疲倦无力、食欲不振等。铁存在于牛、羊和猪肉的瘦肉部分及深绿色的蔬菜中，另外葡萄干、梅脯中铁含量也较高。

3. 钾

钾对维持人体渗透压平衡很重要，是细胞内液的主要阳离子，血清钾过高时，对心肌有抑制作用，可使心跳在舒张期停止；血清钾过低能使心肌兴奋，可使心跳在收缩期停止；海藻类食品含钾较多，如紫菜、海带等，此外，菠菜、苋菜、香菜、油菜、甘蓝、芹菜、大葱、青蒜、莴笋、土豆、山药、鲜豌豆、毛豆、大豆及其制品、荞麦面、红薯、香蕉等含钾量较高；钾的代谢特点是多吃多排、少吃少排、不吃也排，在正常饮食情况下，人一般不会缺钾，只有在控制饮食或应用利尿剂时才会造成钾的丢失。

4. 钠

钠有收缩肌肉、调节心血管功能和改善消化系统功能的作用，是人体不可缺少的元素，但是不可摄入过多，随着年龄增长，老年人患高血压的概率增高，过多摄入钠，会增加血容量，引起血压上升，盐、酱油、味精、腌制品、腊肉、香肠、酱菜中都含有大量的钠，建议老年人偶尔少量食用，钠的代谢特点是多吃多排、少吃少排、不吃不排，正常情况下，老年人饮食清淡些，一般不会造成血钠降低。《中国居民膳食指南》指出正常人钠盐摄入量以每天小于5g为宜。

5. 锌

锌有维护味蕾功能，能增强组织的再生，帮助伤口愈合，老年人味觉减弱，需要少量的锌来改善味觉，增加食欲。锌主要存在于瘦肉、海鲜、动物肝脏、豆类、全麦粉和谷物中。

6. 其他

其他无机盐，如镁、磷、锰、铜、碘等都可以从食物中摄取，需要注意的是，人体对无机盐的需要量很少，最好从食品中摄取，尽量不要额外服用，因为无机盐是来自地壳的不溶物质，其中有许多重金属元素，过量摄取的矿物质会在体内积聚，产生毒性。

6. 补充水分要充足

机体缺水影响健康，饮水过量会增加心脏和肾脏负担对健康也不利，一般情况下，包括饮食在内的水分，老年人每天补充1500~2000ml水分即可。

7. 摄入丰富的膳食纤维

膳食纤维是不易被人体吸收的营养素，但对促进人体消化和排泄有很重要的作用，膳食纤维可使肠道中的食糜增量、变软，促进肠道蠕动，加快排便速度，防止便秘，富含纤维素的食品能使人产生饱腹感，减少进食量，有助于调节血糖，预防糖尿病，还可减少消化过程中对脂肪的吸收，起到预防高血压病、心脑血管病的作用，富含纤维素的食物有五谷杂粮、豆类、蔬菜和水果，建议老年人适量进食，但是不要过量，避免引起腹胀等不适。

三、老年人基本饮食的种类

对于低龄和消化功能正常，无须特殊饮食的老年人可给予普通饮食，对于高龄和咀嚼能力严重下降的老年人，饭菜应煮软烧烂，如软饭、稠粥、细软的面食等；对于有咀嚼、吞咽障碍的老年人可选择软食、半流质或糊状食物，液体食物应增稠。

1. 普通饮食

（1）概念

普通饮食简称普食，与健康人饮食相似，主要适用于消化功能无障碍、饮食不限制的老年人，其中总热能、蛋白质、无机盐、微量元素、维生素和水分等，应充分、均匀地供给，以达到平衡饮食的要求。

（2）原则

①营养种类要齐全，各种营养素种类要齐全，数量要充足，相互间比例要适当。

②主副食品多样化，主副食品要多样化，烹调方法要保持美观可口，以增进食欲。

③合理分配食物量，一般早餐占全天总量的25%~30%，中餐占40%，晚餐占30%~35%，蛋白质每天60~70g，其中动物蛋白和豆类蛋白占40%以上。脂肪每天70~90g，其中含20g左右的烹调用油，碳水化合物每天450g左右，包括米、面等粮食。

④避免食用辛辣、坚硬食品，如辣椒、芥末、胡椒、咖喱等刺激性食物，少吃煎炸、过分坚硬而难以消化的食品。

2. 软食

（1）概念

软食是从普食过渡到半流质的、含纤维素少、便于咀嚼、比普食容易消化的食品，软食适用于轻度发热，消化不良，咀嚼不便，患胃肠疾病，进行肛门、结肠及直肠术后的老年人。

（2）原则

①力求碎烂细软，烹调时将食物切碎、煮烂，力求细软。

②平衡供给饮食，蛋白质、脂肪、碳水化合物按正常需要供给，每天3~4餐的平衡饮食。

③足量维生素，蔬菜及肉类在切碎煮烂的过程中，会丧失许多维生素和无机盐，为预防维生素C及无机盐供给不足，应注意补充菜汁、果汁等。

④合理选择主食，软食的主食应比普食更软烂，如包子、饺子、馄饨都可食用，但馅料应选用含膳食纤维少的蔬菜。

⑤合理选择副食，选择副食应选用瘦嫩猪、羊肉或蛋类、鱼类、虾类、动物肝脏等，可剁成肉末，做成丸子或水蒸蛋等更为适宜，选择水果和蔬菜以选用含纤维少的为宜，水果应去皮，做成水果羹或蒸烂后食用，禁用煎炸的食物，忌用强烈辛辣调味品。

3. 半流质饮食

（1）概念

半流质饮食是一种介于软食与流质之间的饮食，它含有足够的蛋白质和热能，比软食更容易咀嚼和消化，半流质饮食适用于发热、口腔疾病、咀嚼困难、胃肠炎和消化功能不能适应正常饮食的老年人。

（2）原则

①蛋白质足量，蛋白质按正常量供给，各种营养素合理配比。

②食物多样化，做到食品多样和色、香、味俱佳，呈软、烂、稀状态。

③餐次合理安排，建议每隔 2～3h 进餐一次，每天 5～6 次，全天主食量不超过 300g。

④食品温热适度，食品温热要适度，避免过冷或过热，忌用辛辣刺激性调味品。

⑤禁忌食品，禁用油炸、大块蔬菜、大量肉类、较硬且不易消化的食品。

⑥选择常用食品，常用的半流质食品有肉末粥、蛋花粥、碎菜粥、包子、馄饨、面条、花卷、蒸蛋羹、牛奶、肉汤、酸奶、嫩豆腐、果汁、果泥、菜泥、嫩肉、嫩鱼片等。

4. 流质饮食

（1）概念

流质饮食是一种呈液体状态，比半流质饮食更易于吞咽和消化的食物，流质饮食适用于高热、口腔炎症、急性胃肠炎、食管狭窄、消化道出血、急性重症感染、胃肠术后、急性心肌梗死的老年人。

（2）原则

①均衡营养，选用营养均衡、质地细嫩、易消化食品。

②控制总量，建议每日总量为蛋白质 65～70g、脂肪 55～60g、碳水化合物 260～270g。

③少量多餐，每天 6 餐，如早餐 7：00、早点 9：00、午餐 12：00、午点 15：00、晚餐 17：00、晚点 19：00。

④不可长期食用，流质饮食供给机体的热量及蛋白质较少，不可长期食用。

⑤选择常用食品，常用流质饮食有米汤、肉汤、蛋花汤、过筛的豆浆与菜汤、牛奶、酸奶、藕粉、豆腐脑、果汁、各种菜汁等，如需高能量，可以用浓缩食品，如奶粉、蛋白粉等。

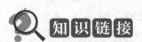 知识链接

老年人治疗饮食的种类

1. 高蛋白饮食

高蛋白饮食适用于营养不良、代谢亢进状态的老年人，每日进食蛋白质量 100～200g。

2. 低蛋白饮食

低蛋白饮食适用于肝肾功能不全的老年人，每日进食蛋白质量在40g以下。

3. 糖尿病饮食

一般情况下，体重正常，无并发症，能从事体力活动的糖尿病患者，每日主食量可在300g以上，肉蛋类200~300g，蔬菜400~500g，烹调油40g；肥胖伴轻度并发症者，每日主食限定在200~250g，蔬菜400~500g，肉蛋150g，烹调油30g，护理糖尿病老年人要针对其体重和病情控制饮食。

4. 低盐饮食

低钠饮食要求每日用盐量2~3g，适用于高血压、心衰、肾炎、肝硬化等疾病引起水肿的老年人，严重水肿老年人应采用无盐饮食，炒菜忌盐，无禁忌证情况下可以用糖、醋调味。

5. 低脂饮食

低脂饮食要求每日进食脂肪40g以下，适用于患肝、胆、胰腺等疾病和高脂血症的老年人。

6. 低嘌呤饮食

低嘌呤饮食要求每日进食的嘌呤含量在150mg以下，适用于患痛风病及高尿酸血症的老年人。

7. 高钾饮食

高钾饮食要求每日进食的钾含量在4000mg以上，适用于低血钾的老年人。

8. 低钾饮食

低钾饮食要求每日进食的钾含量在200mg以下，适用于高血钾的老年人。

9. 低纤维饮食

低纤维饮食要求忌食膳食纤维含量丰富的食品，用于腹泻、肠道手术、食管静脉曲张的老年人。

10. 鼻饲饮食

鼻饲饮食用于不能经口进食，要通过胃管注入流质饮食的昏迷、吞咽困难的老年人。

四、老年人进食、进水观察要点

1. 进食时间、频次

①进食时间：根据老年人生活习惯，安排进餐时间，一般为早餐时间6：00—7：00，午餐时间11：00—12：00，晚餐时间5：00—7：00。

②进食频次：老年人除了应保证一日三餐正常摄食外，为了适应其肝糖原储备减少及消化吸收能力降低等特点，可适当在晨起，两餐之间补充一些水果、牛奶、坚果等。

2. 进食量

每天进食量应该根据上午、下午、晚上的活动量均衡地分配到一日三餐中。

①主食"宜粗不宜细"：老年人每日进食谷类200g左右，并适当增加粗粮的比例。

②蛋白质宜"精"：每日由蛋白质供给的热量，应占总热量的13%~15%，可按照每千克体重1~1.5g供给。

③脂肪宜"少"：老年人应将由脂肪供给的热量控制在20%~25%。每日烹调油20g左

右，而且以植物油为主，但是，脂肪也不能过少，否则会影响脂溶性维生素的吸收。

④维生素和无机盐应"充足"：老年人要多吃新鲜瓜果、绿叶蔬菜，每天不少于300g，这是维生素和无机盐的主要来源，适宜的进食量有利于维持正常的代谢活动，增强机体的免疫力，提高防病抗病能力。

3. 进食速度

老年人进食速度宜慢，有利于食物的消化和吸收，同时预防在进食过程中发生呛咳或噎食。

4. 进食温度

食物以温热、不烫嘴为宜，由于老年人唾液分泌减少，口腔黏膜抵抗力低，食物过热，容易灼伤口腔及食管黏膜；食物过冷，容易伤到脾胃，影响食物消化、吸收。

5. 吞咽动作观察

在老年人进食时应注意观察其吞咽动作，如每次进食是否需要用温水送服，是否经常出现噎食，吞咽食物时是否感到疼痛等。

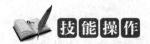 技能操作

协助老年人进食、进水

一、操作规程

步骤	流程	操作步骤	备注
步骤1	操作前评估	（1）护理员站在床前，身体前倾，微笑面对老年人，核对医嘱，对照床头卡核对老年人姓名、床号。 （2）老年人的神志、病情，配合程度，是否需工作人员协助或给予保护性约束，老年人消化情况，大小二便情况，有无腹胀、便秘或腹泻等，并评估老年人的吞咽功能有无异常。 （3）护理员协助老年人洗净双手并戴上义齿	（1）如有腹胀、便秘或腹泻等情况，应立即通知医护人员处理。 （2）根据需要协助老年人排便
步骤2	工作准备	（1）环境准备：环境整洁，光线明亮，空气清新，温湿度适宜，无异味，安全，适合进餐。 （2）护理员准备：着装整齐，修剪指甲，用七步洗手法洗净双手，擦干并温暖双手（双手无长指甲或指环），戴好口罩。 （3）物品准备：对照饮食单，核对进餐食品。包括餐碗、水杯（内盛温水）、靠垫、软枕、毛巾和餐巾纸、茶杯或小水壶盛装 1/3~1/2 满的温开水（触及杯壁时温热不烫手）、吸管、汤勺、笔和记录单、免洗洗手液	注意检查辅助用具是否安全完好

步骤	流程	操作步骤	备注
步骤3	沟通核对	（1）将护理车摆放在床头。 （2）再次核对房间号、床号、姓名、性别。 （3）核对老年人自理程度及病情。 （4）向老年人说明进食时间和本次进餐食物，询问有无特殊需要，取得老年人配合	态度和蔼，语言亲切，使老年人获得身心准备
步骤4	摆放体位	（1）护理员将床头摇高或使用软枕垫起，与床水平线呈30°角，使老年人呈半坐位。 （2）协助老年人头部偏向右侧，身体右侧卧位	（1）护理员向老人解释须摇高床头。 （2）注意老年人反应及沟通
步骤5	进餐前准备	（1）护理员再次洗手。 （2）护理员按进餐顺序合理摆放食品。 （3）在老年人的颌下垫毛巾。 （4）护理员取坐位，与老年人平视，便于更好地指导并帮助老年人进餐	毛巾覆盖前胸
步骤6	进食	（1）护理员向老年人说明进餐食品名称，先喝一口水湿润口唇及消化道，再次观察老年人有无吞咽困难。 （2）护理员用手触及碗壁，感受并估计食物温热程度，对食物和水的温度进行正确测试：以手腕内侧感觉不烫为宜，为38~40℃。 （3）由护理员给老年人喂饭。 （4）嘱老年人进餐时身体前倾、下颌微收，进餐过程中不要着急，要细嚼慢咽，不要边进食边讲话，以免发生呛咳。 （5）护理员使用汤勺喂食时，每喂食一口，食物量为汤勺的1/3为宜。等看到老年人完全咽下一口后，再喂食下一口	护理员向老年人解释并注意老年人反应及沟通
步骤7	进水	（1）护理员给不能自理的老年人喂水时，可借助吸管饮水。 （2）使用汤勺喂水时，水盛装汤勺的1/2~2/3为宜，见老人咽下后再喂下一口	叮嘱老年人饮水时，身体坐直或者稍微前倾，小口饮用，以免呛咳，出现呛咳应稍事休息再饮用

步骤	流程	操作步骤	备注
步骤 8	整理用物	（1）护理员协助老年人进餐后漱口，并用毛巾擦干口角的水痕，撤下毛巾。 （2）嘱老年人进食完毕，需要保持体位 30min，避免食物反流引起窒息。 （3）清扫整理床单位，使用流水清洁餐具并回收放回原处备用，必要时需要消毒。 （4）洗手，准确记录进食进水时间及进食量。 （5）30min 后协助放平，整理床单位，并询问有何不适	
	注意事项	1. 护理员协助老年人摆放体位前应做好评估。鼓励老年人手持汤匙或筷子自行进餐。 2. 协助视力障碍老年人进餐时，应先告知食物名称，以增加其进食兴趣，促进消化液的分泌，提前将带有骨头的食物剔骨，鱼类剔除鱼刺，可按时钟平面图放置食物，告知方位及食物名称，利于老年人按顺序自行摄取，如在 6：00 方向放饭，12：00、3：00 方向放菜，9：00 方向放汤。 3. 叮嘱老年人进食、进水后不能立即平躺，保持进餐体位 30min 后再卧床休息，防止反流发生呛咳、误吸等风险。 4. 开水晾温以后再递交给老年人手中或进行喂水，防止发生烫伤。 5. 对不能自理的老年人每日分次定时喂水。 6. 对于咀嚼或吞咽困难者可将食物打成糊状再协助进餐	

二、操作风险点

1. 噎食：喂食方法不当，如进食进水速度过快，未等老人完全咽下后就喂食下一口；进食进水量过多（一般每喂食一口，食物量为汤匙的 1/3 为宜）；喂食顺序错误（一般先进水，湿润口腔后再进固体食物）。

2. 口腔或食管黏膜烫伤：未测食物、水的温度；未以感觉温热、不烫手为宜。

3. 食物反流：体位不当，如进食前未安置合适的体位，未根据情况取坐位、半坐位、侧卧位与床水平呈 30°角，进食后未保持原体位 30min。

4. 异物卡喉：未剔除食物中异物，如骨头、鱼刺等硬物。

5. 跌倒、坠床：保护措施不当，如卧床时未将床栏拉上，坐轮椅时未将轮椅轮子固定好，未系安全带，老人坐在椅子上，照护人员自行离开。

三、操作关键点

1. 操作前做好评估，并根据老年人的基本情况选择合适的进餐体位，确保安全的前提下取得老年人配合。

2. 进食进水前检测食物及水的温度，进食过冷，容易伤脾胃，影响食物消化吸收，进食过热容易产生烫伤。

3. 进餐过程中注意控制进食速度，咽下一口再吃下一口，避免老年人产生呛咳或喧食等；饭和菜、固体食物和液体食物应交替喂。

4. 进餐结束后需让老年人保持体位 30min，避免食物反流引起呛咳、窒息等情况产生。

单元 3　不同疾病老年人食谱制定及加工

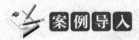

案例导入

王爷爷，75 岁，脑血栓病史 3 年，卧床 1 月余，近日出现左侧肢体活动受限，失语，收住院，经检查诊断为"脑栓塞"。查体：神志清楚，生命体征平稳，呈慢性病病容，不能言语，肌力 1 级，伸舌不能及齿，吞咽困难；医嘱：改善大脑循环，鼻饲高蛋白、高维生素流质饮食，康复训练。

教学目标

1. 了解不同疾病老年人的饮食原则
2. 能为不同疾病老年人制定食谱
3. 知道不同疾病老年人食谱的选择加工要点
4. 养成以老年人为中心、以健康饮食为生存之本的基本素养

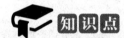

知识点

老年人随着年龄的增长会出现不同程度的身体机能衰退，而且很多老年人所患慢性病难以根治、痊愈，因此，对于正常老年人及患有常见病、多发病的老年人来讲，讲究食疗食养对于改善身体状况、提高免疫功能、提高抗病康复能力、延缓机体衰老具有不可替代的作用。

一、老年人饮食的加工方式

对于高龄和咀嚼能力严重下降的老年人，饭菜应煮软烧烂，如软饭、稠粥、细软的面食等，对于有咀嚼吞咽障碍的老年人可选择软食、半流质或糊状食物，液体食物应增稠。

1. 老年人饮食的加工基本方法

①将食物切小、切碎，或延长烹调时间。

②肉类食物可切成肉丝或肉片后烹饪，也可剁碎成肉糜制作成肉丸食用，鱼虾类可做成鱼片、鱼丸、鱼羹、虾仁等。

③坚果、杂粮等坚硬食物可碾碎成粉末或细小颗粒食用，如芝麻粉、核桃粉、玉米粉等。

④质地较硬的水果或蔬菜可榨汁食用，对于高龄和咀嚼能力严重下降的老年人，饭菜应煮软烧烂，如软饭、稠粥、细软的面食等，对于有咀嚼吞咽障碍的老年人可选

择软食、半流质或糊状食物，液体食物应增稠。

⑤多采用炖、煮、蒸、烩、焖、烧等烹调方法，少煎炸和熏烤等。

2. 适合吞咽困难老年人的食物加工制作方法和建议

（1）软食

适合有轻度吞咽困难的老年人，食物应细软、不散、不黏，食物颗粒≤1.5cm×1.5cm，容易咀嚼，或可用牙龈咀嚼，如蒸煮烤软烂的米面食物及制品，易煮软的叶菜、薯芋类、茄果类食物，质地松软的新鲜水果，去刺和骨的鱼虾畜禽肉类，碎软的坚果和豆类及制品，各类乳制品等。

（2）半流质食物

适合有中度吞咽困难的老年人，食物湿润有形状，即使没有牙齿也可用舌头压碎，且容易形成食团，在咽部不会分散开，容易吞咽，如蒸煮烤松软的半固体米面食品及制品组成食物，易煮软的叶菜、薯芋类、茄果类食物，轻度切碎、食物颗粒≤0.6cm×0.6cm的水果，去刺去骨切碎鱼虾肉蛋类，各类乳制品。

（3）糊状饮食

适合有明显吞咽障碍的老年人，食物粉碎呈泥状，无须咀嚼，易吞咽，通过咽和食管时易变形且很少在口腔内残留，要求各类食物蒸煮后，经机械粉碎加工成泥状，质地细腻均匀，稠度适中，不易松散，不分层、不粘牙、能在勺子上保持形状。

知识链接

杂粮面的制作方法

步骤1 工作准备：

（1）室内环境整洁，无异味，温湿度适宜。

（2）衣着整洁，洗净双手。

（3）主料：荞麦面、豆面、高筋白面。

辅料：香菇、口蘑、鸡汤、羊肉、豆芽菜、香菜。

调料：葱、姜、黄酒、面酱、香油、香醋。

步骤2 制作：

（1）将荞麦面、豆面、高筋白面按2∶1∶3的比例加温水和成面团后醒面30min，擀成面片，折叠后切成面条备用。

（2）将香菇、口蘑择洗干净，切片，将羊肉洗净，切片，加入淀粉上浆，将豆芽菜洗净，将香菜去根，洗净，切段。

（3）炒锅烧热，加入烹调油，烧至六成热时下入羊肉片煸炒，加入葱姜末、香菇、口蘑、黄酒、面酱，最后加入鸡汤烧开，盛出作为面余。

（4）煮锅放热水烧开，下入豆芽菜焯熟，捞出备用。

（5）待水再次烧开，下入面条煮熟。

（6）取碗盛入面条，加入豆芽菜，浇上面余，滴入少量香油、适量香醋，撒上香菜段即可食用。

注意事项：

（1）操作前应洗净双手，确保卫生。

（2）用料准备齐全，以免影响口味。

二、高血压老年人食谱制定

高血压是我国当前面临的重要公共卫生问题，高血压危险因素多与不合理膳食相关，包括高钠、低钾膳食、过量饮酒等；与膳食密切相关的超重和肥胖也是高血压患病的重要危险因素，尤其是中心性肥胖，与高血压关系更为密切，膳食干预是国内外公认的高血压防治措施，对血压改善极为重要，以"辨证施膳"为核心的中医食养是在中医辨证施治理论基础上的非药物调养方法，强调根据体质、病因、证候给予不同食养方案，在调和气血、平衡人体营养、辅助预防疾病上效果显著，针对不同体质高血压患者，选取不同特性的食物或食药物质食用，可改善患者血压水平。

国家卫生健康委员会发布的《成人高血压食养指南（2023 年版）》，提出了具有多学科优势互补的成人高血压食养基本原则和食谱示例。

1. 食养原则

①减钠增钾，饮食清淡。

②合理膳食，科学食养。

③吃动平衡，健康体重。

④戒烟限酒，心理平衡。

⑤监测血压，自我管理。

2. 高血压老年人的食物选择

（1）谷类和薯类

增加全谷物和薯类食物摄入，粗细搭配，推荐成年居民每天摄入谷类食物（大米、小麦、玉米、小米等）200~300g（其中包含全谷物和杂豆类 50~150g），薯类（红薯、山药等）50~100g，少食用或不食用加入钠盐的谷类制品，如咸味面包、方便面、挂面等。

（2）动物性食物

选择鱼、禽、蛋和瘦肉，平均每天 120~200g，少食用或不食用高盐、高脂肪、高胆固醇的动物性食物，推荐吃各种各样的奶制品，摄入量相当于每天 300ml 以上液态奶。

（3）大豆及其制品

每日食用适量的大豆及其制品，如大豆、青豆、豆腐、豆浆、豆腐干等；推荐每日摄入大豆 15~25g，相当于豆浆 220~360g 或者南豆腐 84~140g，其他豆制品按蛋白质含量折算，少食豆豉、豆瓣酱、腐乳等。

（4）蔬菜和水果

每日新鲜蔬菜摄入不少于 300g，至少 3 种，最好 5 种以上，且深色蔬菜要占到总蔬菜量的一半以上；推荐富钾蔬菜，如菠菜、芥蓝、莴笋叶、空心菜、苋菜、口蘑等；水果每日摄入 200~350g，至少 1 种，最好 2 种以上。

（5）坚果

推荐食用原味坚果，每周 50~70g，食用坚果时应注意控制摄入的总能量，合并超重和肥胖者应注意避免脂肪摄入过多。

（6）油脂

推荐交替使用不同种类的植物油，每天控制在25~30g。少食用或不食用油炸和含反式脂肪酸的食品。

（7）酒

不宜饮酒，饮酒者尽量戒酒，即使少量饮酒也会对健康造成不良影响。

（8）水、饮料

不宜饮用含糖饮料，推荐白水，保证摄入充足水分，在温和气候条件下，成年人每天喝水1500~1700ml。

（9）调味品

减少摄入食盐及含钠调味品（酱油、酱类、蚝油、鸡精、味精等），每日钠摄入量不超过2000mg（相当于食盐5g）。

（10）其他

少食用或不食用特别辛辣和刺激性的食物，不推荐饮用浓茶和浓咖啡。

3. 食谱举例

（1）东北地区食谱举例（表1-1）

表1-1　　　　　　　　　　　东北地区食谱举例

	春季食谱举例
早餐	燕麦馒头（面粉50g，燕麦20g）、牛奶（250ml）、煮鸡蛋（50g）、芝麻菠菜（菠菜100g，芝麻3g）、葡萄干（10g）
中餐	糙米饭（糙米30g，大米20g，黑豆20g）、胡萝卜炖牛肉（牛肉70g，胡萝卜100g）、椒油莴笋丝（莴笋150g，尖椒10g）、虾皮冬瓜汤（冬瓜50g，虾皮5g）
晚餐	花椒卷（面粉50g，花椒10g）、肉片炒青椒苦瓜（猪里脊肉20g，青椒100g，苦瓜50g）、柿子椒炒西芹（西芹100g，柿子椒20g）、小米粥（小米30g）、香蕉（200g）
油、盐	全天总用量：植物油25g，盐3g
	夏季食谱举例
早餐	蔬菜饼（面粉50g，西蓝花50g） 牛奶燕麦粥（牛奶250ml，燕麦50g） 木耳拌秋葵（木耳20g，秋葵50g）
中餐	二米饭（大米30g，小米20g） 小鸡炖榛蘑（鸡肉100g，榛蘑20g） 凉拌菠菜（菠菜100g） 煎蛋丝瓜汤（鸡蛋50g，丝瓜100g）
晚餐	青菜鲜虾面（面粉50g，香菇50g，油麦菜50g，虾50g） 凉拌菜（柿子椒50g，西红柿50g，胡萝卜50g，生菜50g） 葡萄（200g）
油、盐	全天总用量：植物油25g，盐3g
	秋季食谱举例
早餐	紫薯蛋卷（面粉50g，紫薯30g，鸡蛋50g） 牛奶（250ml） 洋葱拌西蓝花（西蓝花100g，洋葱50g）

秋季食谱举例	
中餐	玉米粑粑（玉米 100g） 酸菜炖排骨（酸菜 50g，猪排骨 30g） 尖椒豆腐皮（尖椒 100g，豆腐皮 50g） 银耳百合莲子汤（银耳 15g，莲子 20g，百合 25g）
晚餐	花椒卷（面粉 60g，花椒 10g） 大拌菜（黄瓜 20g，胡萝卜 20g，小葱 20g，木耳 20g，香菜 20g） 菌菇炒肉片（鸡腿菇 20g，猪瘦肉 30g） 小米粥（小米 20g） 香蕉（200g）
油、盐	全天总用量：植物油 25g，盐 3g
冬季食谱举例	
早餐	玉米饼（面粉 30g，玉米面 20g） 牛奶（250ml） 凉拌豆芽（绿豆芽 100g）
中餐	莜面蒸饺（莜麦面粉 50g，韭菜 50g，鸡蛋 30g，木耳 20g，粉条 30g） 白萝卜炖牛肉（牛肉 80g，白萝卜 50g） 素烧茄子（茄子 100g） 上汤娃娃菜（娃娃菜 50g）
晚餐	蒸南瓜（南瓜 50g） 疙瘩汤（面粉 50g，西红柿 50g，菠菜 30g，鸡蛋 20g） 蒜薹炒肉（蒜薹 50g，猪瘦肉 40g） 干煸豆角（豆角 50g） 橘子（200g）
油、盐	全天总用量：植物油 25g，盐 3g

（2）西北地区食谱举例（表1-2）

表1-2　　　　　　　　西北地区食谱举例

春季食谱举例	
早餐	大枣莲子粥（糯米 30g，莲子 10g，大枣 10g） 菜包子（白菜 50g，面粉 50g） 煮鸡蛋（鸡蛋 50g）
加餐	牛奶（200ml）
中餐	杂粮馒头（玉米面 10g，荞麦面粉 10g，面粉 20g） 豆芽炒粉条（黄豆芽 80g，粉条 60g） 冬瓜炖排骨（冬瓜 100g，猪排骨 40g，海带 30g）
加餐	葡萄（100g），西柚（150g）

	春季食谱举例
晚餐	搅团（油菜 50g，土豆 20g，蒜苗 20g，韭菜 20g，荞麦面粉 60g，面粉 20g） 虾皮萝卜汤（白萝卜 50g，虾皮 5g） 莴笋炒牛肉（莴笋 60g，牛肉 40g）
油、盐	全天总用量：植物油 25g，盐 4g
	夏季食谱举例
早餐	馒头（面粉 80g） 奶茶（牛奶 200ml，砖茶 2g，减少或者不添加盐） 凉拌海带丝（海带 50g）
中餐	米饭（大米 80g） 青椒肉丝（青椒 200g，猪瘦肉 50g） 炒土豆丝（土豆 150g） 紫菜蛋花汤（鸡蛋 10g，紫菜 2g，虾皮 3g）
加餐	苹果（150g）
晚餐	青海甘蓝饼（面粉 50g，青稞粉 30g） 红豆小米花生粥（赤小豆 5g，小米 25g，花生 5g） 炒菜瓜（菜瓜 200g，羊肉 40g）
油、盐	全天总用量：植物油 25g，盐 5g
	秋季食谱举例
早餐	白饼（面粉 60g） 牛杂汤（牛肚 15g，牛肉 15g，牛肝 15g，蒜苗 10g，香菜 5g）
加餐	橙子（150g），花生（20g），牛奶（250ml）
中餐	花卷（面粉 85g） 冬瓜炖排骨（冬瓜 100g，猪排骨 60g，香菇 10g） 炒青菜（油麦菜 100g） 鸡蛋羹（鸡蛋 50g，虾皮 10g）
晚餐	羊肉寸寸面（面粉 80g，羊肉 20g，香菜 10g，豆腐 10g，小白菜 20g，菠菜 40g） 凉拌菜（海带 50g，木耳 20g）
油、盐	全天总用量：植物油 25g，盐 4g
	冬季食谱举例
早餐	糌粑（青稞粉 50g，曲拉 16g） 奶茶（牛奶 200ml，砖茶 2g，减少或者不添加盐） 煮鸡蛋（50g）
加餐	香蕉（160g）
中餐	米饭（大米 80g） 白菜炒粉条（白菜 100g，粉条 50g，青椒 70g） 青椒炒牛肉（牛肉 50g，青椒 50g）

续　表

	冬季食谱举例	
晚餐	馒头（面粉 80g） 冬瓜排骨汤（猪排骨 50g，冬瓜 100g，豆腐 35g，海带 35g，虾皮 5g，香菜 10g）
油、盐	全天总用量：植物油 25g，盐 5g

（3）华北地区食谱举例（表1-3）

表1-3	华北地区食谱举例
	春季食谱举例
早餐	豆浆（200ml） 花卷（面粉 50g） 香椿炒鸡蛋（香椿 50g，鸡蛋 50g） 拌海带丝（海带 50g） 苹果（200g）
中餐	杂粮米饭（黑米 35g，大米 50g） 芦笋牛柳（牛肉 50g，芦笋 100g） 素炒油麦菜（油麦菜 150g） 紫菜蛋花汤（紫菜 3g，鸡蛋 30g）
晚餐	全麦馒头（面粉 50g，全麦面粉 25g） 素炒圆白菜（圆白菜 150g） 西蓝花炒肉（西蓝花 100g，猪瘦肉 30g） 鲫鱼豆腐汤（鲫鱼 30g，北豆腐 30g）
油、盐	全天总用量：植物油 25g，盐 4g
	夏季食谱举例
早餐	香菇鸡肉青菜粥（香菇 10g，鸡肉 20g，油菜 50g，大米 25g） 煮玉米（玉米 200g） 煮鸡蛋（鸡蛋 50g） 木耳拌西芹（木耳 10g，西芹 100g） 香蕉（180g）
茶饮	槐米茶（槐米 15g）
中餐	杂粮米饭（糙米 25g，大米 40g） 清蒸鲈鱼（鲈鱼 70g） 素炒西葫芦（西葫芦 200g） 紫菜蛋花汤（紫菜 5g，鸡蛋 30g）
晚餐	紫米馒头（面粉 25g，紫米面 25g） 蒜蓉丝瓜（丝瓜 100g） 肉末茄子（茄子 200g，猪瘦肉 50g） 小米粥（小米 25g）
油、盐	全天总用量：植物油 25g，盐 3g

	秋季食谱举例
早餐	低脂牛奶（200ml） 胡萝卜丝鸡蛋饼（胡萝卜50g，鸡蛋50g，面粉50g） 炒芹菜（西芹100g） 橙子（200g）
茶饮	无花果茶（无花果干10g）
中餐	紫薯米饭（紫薯50g，大米75g） 炒鸡丁（鸡肉50g，黄瓜100g，柿子椒50g） 素炒娃娃菜（娃娃菜100g） 西红柿蛋花汤（西红柿150g，鸡蛋30g）
晚餐	花卷（面粉50g） 杏鲍菇炒牛肉（牛肉50g，杏鲍菇100g） 蒜蓉菠菜（菠菜100g） 藜麦小米粥（小米30g，藜麦10g）
油、盐	全天总用量：植物油20g，盐3g
	冬季食谱举例
早餐	玉米糁粥（玉米糁30g） 烤红薯（红薯50g） 茶鸡蛋（鸡蛋50g） 木耳拌西芹（木耳5g，西芹100g） 柚子（200g）
茶饮	楂芹果冰饮（鲜山楂30g，苹果30g，芹菜100g）
中餐	杂粮米饭（燕麦25g，大米50g） 清蒸罗非鱼（罗非鱼75g） 素炒油麦菜（油麦菜200g） 紫菜蛋花汤（紫菜5g，鸡蛋30g）
晚餐	全麦馒头（面粉50g，全麦面粉25g） 素烧冬瓜（冬瓜200g） 洋葱牛柳（洋葱100g，牛肉50g） 翡翠白玉汤（白菜100g，北豆腐50g）
油、盐	全天总用量：植物油20g，盐3g

（4）华东地区食谱举例（表1-4）

表1-4　　　　　　　　　华东地区食谱举例

	春季食谱举例
早餐	小米糕（面粉25g，小米面25g） 煮鸡蛋（50g） 炝拌生菜（生菜100g） 低脂牛奶（200ml）

	春季食谱举例
茶饮	三宝茶（菊花 6g，罗汉果 6g，普洱茶 6g）
中餐	馒头（面粉 70g） 玉米炖猪排（玉米 100g，猪排骨 50g） 西蓝花炒胡萝卜（西蓝花 150g，胡萝卜 60g） 凉拌菠菜（菠菜 150g）
加餐	香蕉（100g）
晚餐	二米饭（粳米 40g，小米 30g） 芹菜炒肉丝（芹菜 150g，猪瘦肉 25g） 韭菜炒春笋（春笋 100g，韭菜 60g） 西红柿菌菇枸杞汤（西红柿 60g，白玉菇 20g，枸杞子 10g）
油、盐	全天总用量：植物油 20g，盐 4g
	夏季食谱举例
早餐	香菇青菜包（香菇 20g，油菜 50g，面粉 30g） 豆浆（200ml） 煮玉米（玉米 200g）
中餐	燕麦饭（燕麦 30g，粳米 40g） 肉末蒸蛋（猪肉 30g，鸡蛋 40g） 青椒炒茄子（青椒 50g，茄子 200g） 蒜泥苋菜（苋菜 100g）
加餐	低脂牛奶（200ml），黄桃（200g）
晚餐	赤豆饭（赤小豆 20g，粳米 40g） 红烧豆腐鱼块（草鱼 100g，豆腐 30g） 清炒豇豆（豇豆 150g） 菠菜粉丝汤（菠菜 50g，粉丝 10g）
油、盐	全天总用量：植物油 20g，盐 4g
	秋季食谱举例
早餐	馄饨（面粉 40g，猪肉 20g） 黑豆糙米荷叶粥（黑豆 10g，糙米 10g，荷叶 10g） 清炒胡萝卜（胡萝卜 70g）
中餐	燕麦饭（燕麦 20g，粳米 50g） 蒜泥生菜（生菜 200g） 西芹百合（西芹 150g，百合 20g） 叫花鸡（鸡肉 50g）
加餐	苹果（200g），低脂牛奶（200ml）
晚餐	红薯饭（红薯 50g，粳米 50g） 盐水河虾（河虾 100g） 清炒空心菜（空心菜 120g） 鲫鱼豆腐汤（鲫鱼 50g，豆腐 80g）

	秋季食谱举例
油、盐	全天总用量：植物油 20g，盐 4g

	冬季食谱举例
早餐	玉米窝窝头（玉米面 60g，糯米粉 10g） 清炒苋菜（苋菜 80g） 小米南瓜莲子粥（小米 15g，南瓜 50g，莲子 10g）
中餐	馒头（面粉 100g） 清蒸黄鱼（黄鱼 80g） 白灼生菜（生菜 200g） 小葱冬瓜（冬瓜 150g）
加餐	橘子（200g），低脂牛奶（200ml）
晚餐	红薯饭（红薯 50g，粳米 50g） 西葫芦炒虾皮（西葫芦 150g，虾皮 5g） 清炒油麦菜（油麦菜 150g） 归芪蒸鸡（黄芪 5g，当归 5g，鸡肉 80g）
油、盐	全天总用量：植物油 20g，盐 4g

（5）华中地区食谱举例（表 1-5）

表 1-5　　　　　　　　　　　华中地区食谱举例

	春季食谱举例
早餐	玉米面馒头（玉米面 10g，面粉 40g） 煮鸡蛋（50g） 牛奶（250ml）
中餐	杂粮饭（大米 75g，黑米 25g） 青椒土豆丝（青椒 150g，土豆 50g） 清蒸鱼（鲈鱼 50g） 白菜豆腐汤（白菜 100g，豆腐 50g）
加餐	香蕉（150g），苹果（150g）
晚餐	二米饭（大米 50g，小米 20g） 清炒菠菜（菠菜 100g） 西蓝花炒虾仁（西蓝花 100g，虾仁 50g）
油、盐	全天总用量：植物油 25g，盐 4g

	夏季食谱举例
早餐	杂粮馒头（荞麦面粉 25g，面粉 50g） 牛奶（250ml） 煮鸡蛋（50g） 香蕉（120g）

	夏季食谱举例		
中餐	杂粮饭（黑米 25g，大米 50g） 蒜苗肉丝（蒜苗 100g，猪瘦肉 50g） 白灼西蓝花（西蓝花 100g，虾皮 5g） 圣女果（100g）		
晚餐	米饭（大米 50g） 菠菜香菇凉拌菜（菠菜 100g，香菇 30g） 西红柿土豆牛肉煲（牛肉 50g，西红柿 50g，土豆 40g）		
油、盐	全天总用量：植物油 25g，盐 4g		
	秋季食谱举例		
早餐	蔬菜面（空心菜 100g，面粉 50g） 煮鸡蛋（50g） 牛奶（250ml） 香梨（150g）		
中餐	杂粮饭（大米 50g，黑米 25g） 青椒炒猪肝（青椒 200g，猪肝 30g） 百合香干（香干 25g，百合 20g）		
晚餐	蒜蓉娃娃菜（娃娃菜 200g） 党参老鸭汤（生姜 1g，党参 5g，鸭肉 40g，枸杞子 1g，大枣 4g） 杂粮饭（大米 50g，黑米 25g）		
油、盐	全天总用量：植物油 20g，盐 3g		
	冬季食谱举例		
早餐	花卷（面粉 50g） 煮鸡蛋（50g） 牛奶（250ml） 芹菜拌花生（芹菜 50g，花生 10g）		
加餐	猕猴桃（100g）		
中餐	杂粮饭（黑米 25g，大米 50g） 炒苋菜（苋菜 150g） 土豆烧排骨（土豆 50g，猪排骨 50g） 橘子（100g）		
晚餐	米饭（大米 75g） 莴笋炒鸡肉（莴笋 100g，鸡腿肉 40g） 菠菜豆腐汤（菠菜 150g，豆腐 10g）		
油、盐	全天总用量：植物油 25g，盐 3g		

（6）西南地区食谱举例（表1-6）

表1-6 西南地区食谱举例

春季食谱举例	
早餐	杂豆黑米饭（绿豆5g，赤小豆5g，黑米50g） 青椒炒油麦菜（青椒15g，油麦菜75g） 煮鸡蛋（50g） 低脂牛奶（250ml）
加餐	腰果（10g），青枣（80g）
中餐	糙米饭（糙米40g，大米60g） 莴笋炒木耳（莴笋叶30g，莴笋40g，木耳25g） 韭菜炒牛肉（韭菜70g，黄牛肉45g，青椒15g） 天麻鲫鱼汤（鲫鱼45g，天麻3g，茯苓3g，生姜3g）
加餐	山楂（120g）
晚餐	蒸红薯饼（红薯75g，玉米淀粉15g） 清炒马齿苋（马齿苋70g，生姜2g） 魔芋炒包菜（魔芋40g，圆白菜40g） 西红柿紫菜虾皮汤（紫菜10g，西红柿30g，虾皮3g）
油、盐	全天总用量：植物油20g，盐3g
夏季食谱举例	
早餐	全麦三明治（全麦面包片50g，鸡蛋50g，生菜40g，西红柿40g） 酸奶（200g） 葡萄（100g）
中餐	核桃燕麦饭（大米60g，核桃20g，燕麦片20g） 清蒸鲈鱼（鲈鱼50g） 香菇炖牛肉（牛肉40g，香菇60g） 冬瓜汤（冬瓜80g）
加餐	苹果（100g）
晚餐	重庆小面（面条60g，香菇50g，豌豆苗100g） 蒸红薯（红薯100g） 凉拌豆干（豆腐干25g） 双耳汤（银耳15g，木耳15g）
油、盐	全天总用量：植物油20g，盐3g
秋季食谱举例	
早餐	面包（75g） 牛奶（250ml） 蒜蓉黄瓜（黄瓜50g） 核桃仁（5g）

	秋季食谱举例
中餐	红薯饭（红薯 100g，大米 65g） 清炒莴笋叶（莴笋叶 150g） 百合炖鸭汤（百合 10g，鸭肉 40g） 焓炒芹菜（芹菜 150g）
加餐	苹果（100g），橙子（100g）
晚餐	杂粮饭（大米 40g，小米 20g，高粱米 10g） 黄豆烧排骨（黄豆 15g，猪排骨 30g） 菠菜鸡蛋汤（菠菜 150g，鸡蛋 50g）
油、盐	全天总用量：植物油 20g，盐 3g
	冬季食谱举例
早餐	全麦面包（50g） 蒸南瓜（南瓜 50g） 牛奶（250ml） 橙子（100g）
中餐	燕麦米饭（燕麦 30g，大米 50g） 玉米虾仁（玉米 45g，毛豆 25g，虾仁 40g） 凉拌藕片（莲藕 150g，青椒 5g） 山楂决明瘦肉汤（山楂 10g，猪瘦肉 20g，决明子 10g）
加餐	火龙果（90g），榛子（7g）
晚餐	荞麦饭（荞麦 20g，大米 50g） 冬笋肉片（冬笋 70g，猪瘦肉 30g） 清炒西蓝花（西蓝花 160g） 木耳鸡蛋汤（木耳 10g，鸡蛋 50g）
油、盐	全天总用量：植物油 25g，盐 3g

三、冠心病老年人食谱制定

冠心病是冠状动脉粥样硬化性心脏病的简称，冠状动脉是供应心脏自身血液的小动脉，当其发生粥样硬化后，血管壁上可出现脂质沉着，产生粥样斑块，使动脉管腔狭窄，造成心肌供血不足，甚至可引起心肌缺血性坏死；冠心病的主要临床表现是心肌缺血缺氧而导致的心绞痛，心律失常，严重者可发生心肌梗死，使心肌大面积坏死，危及生命。

冠心病是老年人最常见的疾病之一，是影响人民健康和长寿的主要疾病，据调查，我国人民疾病死亡的原因，癌症不是最主要的，占首位的是冠心病等心血管疾病。而且随着人民生活水平的提高，冠心病的发病率和死亡率还有逐年上升趋势，这是值得注意的严重问题。

冠心病的病因还未完全弄清，目前多认为与体内脂质代谢紊乱有关，在冠心病发病的危险因素中，最主要的是高血压、高胆固醇血症、吸烟；其次是肥胖、糖尿病及精神神经因素；还有一些不能改变的因素，如家族遗传史、年龄、性别等；从上述因素看，冠心病的发病与饮食营养因素有直接或间接关系，因此注重合理营养是防治冠心病的重要措施之一。

1. 饮食原则

①控制热量，保持理想体重。

②控制脂肪摄入的质与量，许多研究证明，长期食用大量脂肪是引起动脉硬化的主要因素，而且还证明脂肪对血脂的影响更大，饱和脂肪酸能升高血胆固醇，多不饱和脂肪酸则能降低血胆固醇，一般认为膳食中多不饱和脂肪酸、饱和脂肪酸、单不饱和脂肪酸之比以 1∶1∶1 为宜，膳食胆固醇含量对体内脂质代谢会产生一定影响，应适当加以控制。

③控制食糖摄入，碳水化合物是机体热能的主要来源，碳水化合物摄入过多（在我国人民膳食结构中就是主食量过多），可造成热量过多，在体内同样可转化生成脂肪，引起肥胖，并使血脂升高，经研究证明，果糖在提高血脂方面的作用高于蔗糖，蔗糖高于淀粉。美国、加拿大等国，人们的食糖量可占一日热能的 15%~20%，其冠心病发病率远高于其他国家和地区，因此，要严格控制碳水化合物摄入总量，尤其是控制食糖摄入量，一般以不超过总热量的 10%为宜。

④适当增加膳食纤维摄入，膳食纤维能吸附胆固醇，阻止胆固醇被人体吸收，并能促进胆酸从粪便中排出，减少胆固醇的体内生成，故能降低血胆固醇，故在防治冠心病的膳食中，应有充足的膳食纤维。

⑤提供丰富的维生素，维生素 C 能促进胆固醇生成胆酸，从而有降低血胆固醇作用；还能改善冠状循环，保护血管壁，尼克酸能扩张末梢血管，防止血栓形成，还能降低血中甘油三酯的水平，维生素 E 具有抗氧化作用，能阻止不饱和脂肪酸过氧化。保护心肌并改善心肌缺氧，预防血栓发生。

⑥保证必需的无机盐及微量元素供给，碘能抑制胆固醇被肠道吸收，降低胆固醇在血管壁上的沉着，故能减缓或阻止动脉粥样硬化的发展，常食海带、紫菜等含碘丰富的海产品，可降低冠心病发病率，膳食中钙、镁、钾、钠、铜、铬等也同冠心病发病有关。

⑦少量多餐，切忌暴饮暴食，晚餐也不宜吃得过饱，否则易诱发急性心肌梗死。

⑧禁饮烈性酒，酒精能使心率加快，能加重心肌缺氧，故应禁酒。

2. 食谱举例

早餐：花卷（面粉 50g、黄豆粉 20g），玉米面糊粥（玉米面 30g），炝芹菜（芹菜 50g、花生仁 20g），茶蛋 1 个（鸡蛋 60g）

午餐：大米饭（大米 100g），肉丝面（面条 50g、瘦猪肉 10g、木耳 10g），西红柿炒鸡蛋（西红柿 150g、鸡蛋 50g），红烧鲢鱼（白鲢 100g）

晚餐：千层饼（面粉 50g），绿豆稀饭（大米 30g、绿豆 20g），炒油菜（油菜 150g），五香豆腐丝（干豆腐 100g）

全日烹调用油 15g，全日总热能 8387kJ（2004kcal）左右。

3. 食物选择加工要点

①控制主食及脂肪摄入量，要点同高血压病。

②保证新鲜蔬菜、水果供给，以提供维生素C、B族维生素和适量膳食纤维。

③应多选用豆类及豆制品，这样既可保证优质蛋白质供给，又能提供必需脂肪避免动物性食品饱和脂肪酸和胆固醇的过多摄入。

④适当增加海产品摄入量，如海带、紫菜、海蜇等，以便为机体提供丰富的碘。

⑤可多选用水产鱼类，因其蛋白质优良，易消化吸收，且对血脂有调节作用，与畜肉类食品相比更适合老年人，对防治冠心病有利。

⑥可多选用冬瓜、萝卜、蜂蜜、山楂等食品。

⑦尽量少用动物肝、脑、肾，鱼子，墨斗鱼，松花蛋等含胆固醇高的食物以及含饱和脂肪酸高的食品，如肥肉、动物油脂、黄油、奶油等。

四、高脂血症老年人食谱制定

高脂血症指血中胆固醇或甘油三酯升高，或者胆固醇、甘油三酯均升高，高脂血症有原发性和继发性两种：原发性病因尚不完全清楚；继发性系由其他疾病引起，如糖尿病、慢性肾病、痛风、酒精中毒等，不论原发性或继发性血脂升高，都与动脉粥样硬化的形成有密切关系，是诱发冠心病的主要危险因素之一。

血液中的胆固醇和甘油三酯一般与蛋白质结合，以脂蛋白的形式存在，故临床上又常将高脂血症称为高脂蛋白血症。

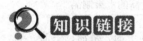

知识链接

脂蛋白与高脂血症

脂蛋白有四种形式：①乳糜微粒，系食物来源的中性脂肪颗粒，主要含外源性甘油三酯；②低密度脂蛋白，主要含胆固醇；③极低密度脂蛋白，主要含内源性甘油三酯；④高密度脂蛋白，主要含蛋白质、胆固醇、磷脂等，这种脂蛋白是防止动脉硬化的有利因素；高脂蛋白血症在临床上可分为Ⅰ、Ⅱ、Ⅲ、Ⅳ、Ⅴ型五型：Ⅰ型又称高乳糜微粒血症，血中出现乳糜微粒，甘油三酯异常升高，有遗传性，临床上少见；Ⅱ型又称高β脂蛋白血症，有家族性遗传特点，血胆固醇明显升高而甘油三酯正常或轻度升高，常见动脉硬化发生；Ⅲ型又称宽β脂蛋白血症，有家族性隐性遗传特征，血胆固醇、甘油三酯均升高，常见动脉硬化发生；Ⅳ型又称高前β脂蛋白血症，有家族性显性遗传特点，以血甘油三酯升高为主，是临床上最常见类型，常见动脉硬化发生；Ⅴ型又称高前β脂蛋白血症、高乳糜微粒血症，以血甘油三酯异常升高为主，有Ⅰ型和Ⅳ型两型的特点。

高脂血症的膳食防治有十分重要的意义，膳食控制是最重要的防治措施之一，对于减缓高脂血症发展、减少动脉粥样硬化的发生，有积极作用。

1. 饮食原则

①吃动平衡，保持健康体重。

②调控脂肪，少油烹饪。

③食物多样，蛋白质和膳食纤维摄入充足。

④少盐控糖，戒烟限酒。

⑤因人制宜，辨证施膳。

⑥因时制宜，分季调理。

⑦因地制宜，合理搭配。

⑧会看会选，科学食养，适量食用食药物质。

2. 老年人高脂血症食物选择（表1-7）

表1-7　　　　　　　　　　　老年人高脂血症食物选择

食物类别	宜选择的品种	减少、限制的品种
谷薯类	糙米、全麦面粉、玉米、青稞、荞麦、黄米、燕麦、小米、高粱、藜麦、红薯、紫薯等	黄油面包、糕点等高能量加工食品，油条、油饼等油煎油炸食品
肉类	鱼虾类、瘦肉、去皮禽肉等	肥肉、加工肉制品、咸肉、鱼籽、蟹黄、鱿鱼、动物内脏等
蛋类	鸡蛋、鸭蛋等	咸蛋等
奶类	脱脂奶、低脂奶、鲜牛奶、低糖酸奶等	奶油、黄油等
大豆及制品类	黄豆、黑豆、青豆、豆腐、豆腐干等	油豆腐皮、豆腐泡等油炸豆制品
蔬菜类	新鲜蔬菜	腌制蔬菜
水果类	新鲜水果	添加糖含量高的水果制品
食用油	紫苏油、亚麻籽油、核桃油、橄榄油、茶油、菜籽油、葵花籽油、玉米油、芝麻油、豆油、花生油、青稞胚芽油等	棕榈油、椰子油、猪油、牛油、羊油及其他动物油
调味品	低钠盐（每日不超过5g）	酱类、腐乳等高盐调味品、红糖、白糖、糖浆等

3. 不同证型食谱示例

（1）痰浊内阻型

痰浊内阻型高脂血症人群常表现为身体肥胖，有肢体沉重感，头昏多眠，容易困倦，胸闷气短，大便黏腻或不成形，舌体胖大，舌苔黏腻。因此食谱应选择具有祛湿、化痰、理气作用的茶饮以及和证型相适应的食养方（表1-8）。

表1-8　　　　　　　　　　痰浊内阻型高脂血症食谱示例

示例1	
早餐	全麦面包（全麦面粉30g，高筋面粉60g） 煮鸡蛋（50g） 脱脂牛奶（300ml） 凉拌海带丝（海带丝50g）
茶饮	山楂菊花决明子茶（山楂9g，菊花6g，炒决明子9g）

续 表

	示例1
中餐	红芸豆米饭（红芸豆10g，小米10g，大米70g） 香菇炒芹菜（芹菜200g，香菇20g，淀粉5g） 洋葱西红柿烩牛肉（洋葱20g，牛肉80g，土豆50g，西红柿100g） 海带木耳汤（海带30g，木耳50g）
加餐	橙子（200g），甜杏仁（10g）
晚餐	杂粮米饭（黑米10g，糙米25g，小米10g，高粱米10g） 芦笋豆腐干（芦笋100g，豆腐干30g，口蘑10g） 胡萝卜炒空心菜（胡萝卜150g，空心菜150g，柿子椒20g） 橘红蜇皮鸭肉汤（橘红5g，大枣3g，鸭肉30g，海蜇皮10g，冬瓜100g）
油、盐	全天总用量：植物油20g，盐5g
	示例2
早餐	玉米面馒头（玉米面30g，面粉50g） 脱脂牛奶（300ml） 煮鸡蛋（50g） 洋葱千张（洋葱10g，豆腐皮20g）
茶饮	三鲜茶（鲜荷叶、鲜藿香、鲜橘皮各10g）
中餐	杂粮米饭（黑米10g，糙米70g，小米10g，高粱米10g） 清蒸鲈鱼（鲈鱼80g，生姜2片，葱2段） 蒜蓉油麦菜（油麦菜200g） 西红柿紫菜蛋花汤（紫菜5g，西红柿50g，鸡蛋15g）
加餐	苹果（200g）
晚餐	紫薯芋头饭（芋头30g，紫薯30g，大米60g） 山楂西蓝花炒肉片（猪瘦肉30g，西蓝花100g，山楂3g，鸡蛋清10g） 素烩三菇（冬菇、香菇、草菇各25g） 海带冬瓜薏苡仁汤（海带30g，冬瓜100g，薏苡仁30g）
油、盐	全天总用量：植物油20g，盐5g
	示例3
早餐	黄豆粳米豆浆（黄豆30g，粳米30g） 卤鸡蛋（50g） 双色花卷（面粉40g，南瓜20g） 香干拌笋丝（香干30g，莴笋100g，胡萝卜20g）
茶饮	三鲜饮（鲜山楂15g，鲜白萝卜15g，鲜橘皮3g）
中餐	杂粮米饭（黑米10g，糙米60g，小米10g，高粱米10g） 荷叶兔肉（荷叶半张，兔肉50g） 炒时蔬（生菜、芥蓝、茄子、西葫芦交替食用，每次200g） 冬瓜莲蓬薏苡仁煲瘦肉（冬瓜100g，薏苡仁10g，莲蓬5g，大枣3g，猪瘦肉50g）

	示例 3
加餐	苹果（200g），腰果（10g）
晚餐	荞麦面条（荞麦面粉 40g，高筋面粉 40g） 胡萝卜炒西蓝花（胡萝卜 100g，西蓝花 100g） 海米香菇炖粉条（粉条 30g，香菇 10g，海米 10g，鸡肉 30g） 豆腐海带汤（海带 10g，豆腐 20g，菠菜 30g）
油、盐	全天总用量：植物油 20g，盐 5g

本食谱可提供每日能量 1790～1880kcal。蛋白质 80～90g，碳水化合物 245～275g 及脂肪 45～50g；宏量营养素占总能量比为：蛋白质 15%～20%，碳水化合物 50%～60%，脂肪 20%～25%。

（2）痰瘀互结型

痰瘀互结型高脂血症人群常表现为身体肥胖，有肢体沉重感，头昏多眠，容易困倦，胸刺痛或闷痛，口唇暗紫，大便黏腻，舌体胖大，舌苔黏腻，或舌质紫暗，或舌体有瘀点瘀斑，因此本部分食谱选择具有活血、祛瘀、化痰作用的茶饮以及和证型相适应的食养方（表 1-9）。

表 1-9　　　　　　　　　　痰瘀互结型高脂血症食谱示例

	示例 1
早餐	全麦面包（全麦面粉 30g，高筋面粉 50g） 煮鸡蛋（50g） 脱脂牛奶（300ml） 腐竹拌油麦菜（腐竹 10g，油麦菜 50g）
茶饮	山楂薏苡仁饮（山楂 3g，薏苡仁 15g，炒莱菔子 3g）
中餐	荞麦面条（荞麦面粉 40g，高筋面粉 40g） 豆干肉丝（豆腐干 20g，胡萝卜 30g，猪瘦肉 40g） 香菇木耳炒芹菜（香菇 20g，木耳 30g，芹菜 200g） 虾仁紫菜丝瓜汤（虾仁 10g，紫菜 10g，丝瓜 100g）
加餐	橙子（200g）
晚餐	山药粥（山药 60g，大枣 3g，大米 40g，小米 30g） 芦笋炒香菇（芦笋 100g，香菇 50g） 洋葱西红柿烩牛肉（洋葱 20g，牛肉 50g，土豆 50g，西红柿 100g）
油、盐	全天总用量：植物油 20g，盐 5g
	示例 2
早餐	玉米面馒头（玉米面 40g，面粉 40g） 橘皮佛手山楂粥（橘皮 6g，佛手 6g，山楂 3g，粳米 30g） 煮鸡蛋（50g） 小葱拌豆腐（豆腐 30g，小葱 20g） 脱脂牛奶（300ml）

	示例2
茶饮	山楂菊花决明子茶（山楂 6g，菊花 6g，炒决明子 9g）
中餐	红芸豆米饭（红芸豆 10g，小米 10g，大米 70g） 扁豆大枣蒸海鱼（白扁豆 6g，大枣 3g，带鱼 60g） 山楂西蓝花炒肉片（猪瘦肉 40g，西蓝花 100g，山楂 3g） 冬瓜萝卜汤（白萝卜 60g，冬瓜 60g，鸡蛋 10g）
加餐	苹果（200g）
晚餐	素馅饺子（圆白菜 150g，面粉 80g，香菜 20g，黄豆芽 20g） 素烩三菇（冬菇、香菇、草菇各 25g） 洋葱炒木耳（洋葱 30g，木耳 20g，芹菜 100g，鸡胸肉 60g） 豆腐海带汤（豆腐 50g，海带 10g，菠菜 30g）
油、盐	全天总用量：植物油 20g，盐 5g
	示例3
早餐	粳米豆浆（黄豆 20g，粳米 30g） 煮鸡蛋（50g） 双色花卷（面粉 60g，南瓜 40g） 胡萝卜拌笋丝（笋丝 100g，胡萝卜丝 20g）
茶饮	海带绿豆水（海带 15g，绿豆 15g）
中餐	杂粮米饭（黑米 10g，糙米 40g，小米 10g，高粱米 10g） 滑炒鸡片（鸡肉 40g，淀粉 2g，葱 1 段，生姜 1 片） 凉拌蔬菜丁（胡萝卜 20g，豌豆 10g，菠菜 100g，金针菇 20g） 鲫鱼山楂萝卜汤（鲫鱼 70g，白萝卜 50g，山楂 6g）
加餐	苹果（200g），核桃仁（10g）
晚餐	荞麦面条（荞麦面粉 25g，面粉 80g） 香菇西红柿烩羊肉（香菇 20g，西红柿 100g，芹菜 200g，羊里脊肉 60g，柿子椒 20g） 炒时蔬（生菜、芥蓝、茄子、西葫芦交替食用，每次 200g） 山楂黑木耳乌鸡汤（山楂 6g，山药 60g，干木耳 5g，乌鸡肉 40g）
油、盐	全天总用量：植物油 20g，盐 5g

注：本食谱可提供能量 1700～1900kcal。蛋白质 75～90g，碳水化合物 240～280g 及脂肪 45～50g；宏量营养素占总能量比为：蛋白质 15%～20%，碳水化合物 50%～60%，脂肪 20%～25%。

（3）气滞血瘀型

气滞血瘀型高脂血症人群常表现胸部或胁部胀满，或针刺样疼痛，情绪低落或急躁易怒，喜欢长叹气，口唇紫暗，舌暗红，有瘀点或瘀斑，因此本部分食谱选择具有行气解郁、活血化瘀作用的茶饮以及和证型相适应的食养方（表1-10）。

表 1-10　　　　　　　　　　气滞血瘀型高脂血症食谱示例

	示例 1
早餐	素馅饺子（圆白菜 120g，面粉 50g，香菜 10g，黄豆芽 10g） 桃仁粳米粥（桃仁 2g，橘皮 1g，粳米 20g） 煮鸡蛋（50g） 脱脂牛奶（300ml） 凉拌萝卜黄瓜丝（白萝卜 50g，黄瓜 100g，葱 1 段）
茶饮	山楂橘皮饮（山楂 6g，生姜 3g，橘皮 3g）
中餐	红芸豆米饭（红芸豆 20g，小米 20g，大米 50g） 西蓝花炒胡萝卜（西蓝花 100g，胡萝卜 100g） 莲藕焖鸭（洋葱 20g，去皮鸭肉 40g，莲藕 50g，柿子椒 20g） 西红柿丝瓜汤（西红柿 100g，丝瓜 100g，瘦肉 20g）
加餐	橙子（200g）
晚餐	荞麦面条（荞麦面粉 40g，面粉 40g） 芦笋豆腐干（芦笋 100g，豆腐干 20g，口蘑 10g） 土豆炖鸡块（鸡肉 30g，土豆 60g，葱 1 段，枸杞子 3g，生姜 1 片） 山楂黑木耳乌鸡汤（山楂 6g，山药 60g，干木耳 5g，乌鸡肉 30g）
油、盐	全天总用量：植物油 20g，盐 5g
	示例 2
早餐	木耳山楂粥（木耳 3g，山楂 3g，粳米 50g） 香菇菜包（面粉 60g，青菜 100g，香菇 10g，豆腐干 20g） 煮鸡蛋（50g） 凉拌海带丝（海带丝 50g）
茶饮	菊楂决明饮（菊花、山楂、炒决明子各 10g）
中餐	荞麦面条（荞麦面粉 40g，面粉 40g） 清蒸带鱼（带鱼 40g，生姜 2 片） 蒜蓉油麦菜（油麦菜 200g） 蘑菇豆腐汤（平菇 10g，豆腐 60g，蒜苗 5g）
加餐	桃子（200g），脱脂牛奶（300ml），核桃仁（10g）
晚餐	紫薯馒头（紫薯 60g，面粉 60g） 猪肉炒山楂（猪瘦肉 40g，山楂 6g） 胡萝卜木耳炒芹菜（胡萝卜 50g，木耳 10g，芹菜 200g） 紫菜蛋花汤（紫菜 5g，鸡蛋 15g）
油、盐	全天总用量：植物油 20g，盐 5g
	示例 3
早餐	全麦面包（全麦面粉 15g，高筋面粉 35g） 煮鸡蛋（50g） 燕麦酸奶（酸奶 300g，燕麦片 10g） 香干拌笋丝（香干 10g，笋丝 50g，胡萝卜丝 10g）

	示例3
茶饮	山楂玫瑰花茶（山楂 6g，重瓣玫瑰 3g）
中餐	杂粮米饭（黑米 10g，糙米 60g，小米 10g，高粱米 10g） 木耳炒鸡胸肉（鸡胸肉 30g，木耳 5g，豆角 100g） 凉拌蔬菜丁（胡萝卜 100g，豌豆 20g，菠菜 100g，金针菇 20g） 香菇萝卜汤（香菇 10g，白萝卜 50g）
加餐	苹果（200g）
晚餐	双色花卷（面粉 50g，南瓜 30g） 平菇炒西蓝花（平菇 100g，西蓝花 100g） 西红柿炒鸡蛋（西红柿 200g，鸡蛋 50g，葱 1 段） 佛手桃仁煲瘦肉（佛手 10g，桃仁 3g，猪瘦肉 40g）
油、盐	全天总用量：植物油 20g，盐 5g

注：本食谱可提供能量 1700~1800kcal，蛋白质 70~90g，碳水化合物 240~255g 及脂肪 44~50g；宏量营养素占总能量比为：蛋白质 15%~20%，碳水化合物 50%~60%，脂肪 20%~25%。

（4）气虚血瘀型

气虚血瘀型高脂血症人群常表现气短乏力，精神疲倦，少言懒言，胸部或胁部针刺样疼痛，活动后诱发或加重，出汗多，舌淡暗或淡紫或有瘀斑、瘀点，因此本部分食谱选择了具有补气活血作用的茶饮以及和证型相适应的食养方（表 1-11）。

表 1-11　　　　　　　　　　气虚血瘀型高脂血症食谱示例

	示例1
早餐	山楂小米粥（山楂 3g，大枣 3g，小米 30g） 煮鸡蛋（50g） 燕麦酸奶（酸奶 300g，燕麦片 10g） 凉拌紫甘蓝黄瓜（紫甘蓝 50g，黄瓜丝 100g）
茶饮	山楂甘草茶（山楂 3g，甘草 6g）
中餐	红芸豆米饭（红芸豆 10g，小米 10g，大米 70g） 香菇炒芹菜（芹菜 200g，香菇 20g，淀粉 5g） 洋葱西红柿烩牛肉（洋葱 20g，牛肉 50g，土豆 50g，西红柿 100g） 芪参鲤鱼汤（当归 3g，黄芪 3g，党参 5g，生姜 2 片，鲤鱼 60g）
加餐	橙子（200g）
晚餐	紫薯芋头粥（芋头 50g，紫薯 50g，小米 30g，大米 30g） 芦笋豆腐干（芦笋 150g，豆腐干 20g，口蘑 20g） 山楂黑木耳乌鸡汤（山楂 6g，山药 60g，干木耳 20g，乌鸡肉 40g）
油、盐	全天总用量：植物油 20g，盐 5g

示例2	
早餐	莲子桃仁粥（莲子9g，茯苓9g，桃仁3g，粳米20g） 煮鸡蛋（50g） 杂粮馒头（玉米面30g，荞麦面15g，黑麦面15g，淀粉10g） 黄瓜拌笋丝（黄瓜100g，笋丝100g，胡萝卜丝10g）
茶饮	山楂甘草薏苡仁饮（甘草、山楂、薏苡仁各9g）
中餐	杂粮米饭（黑米10g，糙米50g，小米10g，高粱米10g） 清蒸鲈鱼（鲈鱼60g，生姜2片，葱2段） 蒜蓉油麦菜（油麦菜200g） 桃仁鸡（桃仁3g，山药15g，大枣3g，龙眼肉5g，生姜1片，鸡肉50g）
加餐	苹果（200g），核桃仁（10g）
晚餐	杂粮米饭（黑米15g，糙米60g，小米15g，高粱米15g） 山楂西蓝花炒肉片（猪瘦肉60g，西蓝花100g，山楂3g，鸡蛋清10g） 香菇木耳炒芹菜（香菇20g，木耳20g，芹菜200g） 西红柿豆腐汤（西红柿100g，豆腐40g）
油、盐	全天总用量：植物油20g，盐5g
示例3	
早餐	香菇菜包（面粉60g，小白菜70g，香菇5g） 山楂小米粥（山楂3g，大枣3g，小米25g） 煮鸡蛋（50g） 脱脂牛奶（300ml） 蒜片黄瓜（黄瓜100g）
茶饮	荷叶山楂饮（荷叶9g，山楂3g）
中餐	杂粮米饭（黑米5g，糙米50g，小米5g，高粱米5g，青稞10g） 荷叶兔肉（荷叶半张，兔肉50g） 炒时蔬（生菜、芥蓝、茄子、西葫芦交替食用，每次200g） 归芪鸡汤（当归10g，黄芪6g，生姜2片，鸡肉50g）
加餐	苹果（200g）
晚餐	荞麦面条（荞麦面粉50g，面粉50g） 平菇炒西蓝花（平菇100g，西蓝花100g，鸡胸肉40g） 芹菜炒胡萝卜粒（胡萝卜100g，芹菜200g） 山楂鲫鱼汤（山楂6g，葛根15g，鲫鱼80g）
油、盐	全天总用量：植物油20g，盐5g

注：本食谱可提供能量1700~1800kcal。蛋白质75~85g，碳水化合物230~255g及脂肪45~50g；宏量营养素占总能量比为：蛋白质15%~20%，碳水化合物50%~60%，脂肪20%~25%。

（5）肝肾阴虚型

肝肾阴虚型高脂血症人群常表现头晕耳鸣，腰酸腿软，手心、脚心发热，心烦失眠，健忘多梦，舌红，苔少，因此本部分食谱选择了具有滋补肝肾作用的茶饮以及和证型相适应的食养方（表1-12）。

表1-12　　　　　　　　　　　肝肾阴虚型高脂血症食谱示例

	示例1
早餐	银耳炖牛奶（牛奶300ml，银耳10g） 煮鸡蛋（50g） 枸杞子馒头（全麦面粉70g，玉米面20g，枸杞子6g） 黄瓜拌紫甘蓝（紫甘蓝50g，黄瓜100g）
茶饮	杞菊饮（枸杞子6g，菊花6g，炒决明子9g，绿茶3g）
中餐	杂粮米饭（黑米10g，糙米60g，小米10g，高粱米10g） 口蘑炒芹菜（芹菜200g，口蘑40g，淀粉5g） 芥蓝炒牛肉（芥蓝200g，牛肉40g，胡萝卜50g） 枸杞叶蛋花汤（枸杞叶30g，枸杞子3g，鸡蛋20g）
加餐	橙子（200g）
晚餐	素馅饺子（西葫芦150g，面粉90g，木耳15g，绿豆芽10g） 青椒豆腐干（青椒100g，豆腐干20g，香菇10g） 土豆炖鸡肉（鸡胸肉30g，土豆60g，枸杞子3g，生姜1片） 冬瓜紫菜汤（紫菜10g，冬瓜50g，猪瘦肉20g）
油、盐	全天总用量：植物油20g，盐5g
	示例2
早餐	牛奶燕麦粥（牛奶300ml，燕麦片10g） 煮鸡蛋（50g） 双色花卷（面粉60g，南瓜20g） 木耳甜椒拌洋葱（木耳20g，洋葱100g，柿子椒20g）
茶饮	山楂菊花决明子茶（山楂6g，菊花6g，炒决明子9g）
中餐	枸杞芝麻蔬菜饼（枸杞子5g，黑芝麻2g，枸杞叶10g，糯米粉50g，粳米粉50g，鸡蛋液20g） 海带炖黄花鱼（黄花鱼80g，海带10g） 蒜蓉油麦菜（油麦菜200g） 山药枸杞乌鸡汤（山药50g，枸杞子3g，乌鸡肉30g）
加餐	葡萄（200g）
晚餐	紫薯芋头粥（芋头30g，紫薯30g，大米25g，小米25g） 莴笋山楂炒牛肉（牛里脊肉30g，莴笋100g，山楂3g，鸡蛋清10g） 黄精枸杞焖鸭（黄精10g，枸杞子3g，玉竹3g，鸭肉30g，生姜2片） 蘑菇豆腐汤（白玉菇10g，豆腐20g，蒜苗5g）
油、盐	全天总用量：植物油20g，盐5g

	示例3
早餐	枸杞芝麻粥（枸杞子3g，黑芝麻5g，粳米30g） 煮鸡蛋（50g） 脱脂牛奶（300ml） 洋葱千张（洋葱100g，豆腐皮10g）
茶饮	荷叶夏枯草枸杞茶（鲜荷叶20g，夏枯草9g，枸杞子6g）
中餐	杂粮米饭（黑米10g，糙米50g，小米10g，高粱米10g） 枸杞子炖兔肉（枸杞子3g，黄精10g，兔肉50g） 凉拌蔬菜丁（胡萝卜20g，青豆80g，生菜50g，口蘑20g） 豆腐海带汤（海带10g，豆腐20g，菠菜30g）
加餐	苹果（200g）
晚餐	荞麦面条（荞麦面粉40g，面粉40g） 芦笋炒香菇（芦笋100g，香菇50g） 洋葱炒西红柿（洋葱100g，西红柿200g） 枸杞叶瘦肉汤（枸杞叶80g，枸杞子3g，猪瘦肉20g）
油、盐	全天总用量：植物油20g，盐5g

注：本食谱可提供能量1700~1900kcal，蛋白质70~95g，碳水化合物240~270g及脂肪45~50g；宏量营养素占总能量比为：蛋白质15%~20%，碳水化合物50%~60%，脂肪20%~25%。

（6）脾虚湿盛型

脾虚湿盛型高脂血症人群常身体困倦，大便不成形或腹泻，饮食无味，食后腹胀，舌淡，舌体胖大有齿痕，舌苔色白黏腻，因此本部分食谱选择了具有健脾祛湿作用的茶饮以及和证型相适应的食养方（表1-13）。

表1-13　　　　　脾虚湿盛型高脂血症食谱示例

	示例1
早餐	双色花卷（面粉40g，红薯20g） 山药芡薏粥（山药15g，薏苡仁12g，芡实6g，粳米20g） 煮鸡蛋（50g） 脱脂牛奶（300ml） 紫甘蓝拌白萝卜（紫甘蓝100g，白萝卜100g）
茶饮	健脾饮（橘皮6g，荷叶6g，山楂3g，麦芽10g）
中餐	红芸豆米饭（红芸豆5g，小米5g，大米40g） 木耳拌芹菜（芹菜100g，木耳40g） 洋葱西红柿烩牛肉（洋葱20g，牛肉40g，土豆50g，西红柿100g） 山药茯苓煲乳鸽（山药10g，茯苓5g，龙眼肉3g，乳鸽20g，猪瘦肉20g）

	示例1
加餐	橙子（200g）
晚餐	青菜面条（面粉40g，青菜40g） 水煮芥蓝（芥蓝100g） 鸡丝炖粉条（鸡胸肉20g，粉条50g，胡萝卜50g） 薏苡仁玉米粥（薏苡仁6g，玉米10g，粳米20g）
油、盐	全天总用量：植物油20g，盐5g
	示例2
早餐	玉米面馒头（玉米面30g，面粉50g） 煮鸡蛋（50g） 脱脂牛奶（300ml） 香干拌莴笋（香干10g，莴笋50g，胡萝卜100g）
茶饮	三花橘皮茶（重瓣玫瑰花、茉莉花、代代花、荷叶各10g，橘皮3g）
中餐	荞麦面条（荞麦面粉40g，面粉40g） 扁豆大枣蒸海鱼（白扁豆10g，大枣6g，香菜10g，带鱼40g） 油麦菜炒蒜苔（油麦菜200g，蒜苔100g） 西红柿冬瓜虾米汤（虾米20g，西红柿100g，冬瓜50g）
加餐	苹果（200g），腰果（10g）
晚餐	紫薯芋头粥（芋头30g，紫薯30g，大米50g） 山楂黄瓜炒肉片（猪瘦肉60g，黄瓜100g，山楂3g，鸡蛋清10g） 芹菜炒胡萝卜粒（洋葱50g，胡萝卜50g，芹菜200g）
油、盐	全天总用量：植物油20g，盐5g
	示例3
早餐	全麦面包（全麦面粉20g，高筋面粉40g） 煮鸡蛋（50g） 茯苓赤小豆粥（茯苓10g，赤小豆10g，粳米20g） 脱脂牛奶（300ml） 三色凉拌菜（黄瓜10g，胡萝卜20g，青笋100g）
茶饮	山楂橘皮茶（山楂12g，橘皮10g，甘草3g）
中餐	杂粮米饭（黑米10g，糙米50g，小米10g，高粱米10g，青稞10g） 鸽肉炒菠萝（去皮鸽肉30g，菠萝100g） 芹菜豆干炒肉丝（芹菜200g，豆腐干20g，猪瘦肉30g） 紫菜蛋花汤（紫菜5g，鸡蛋15g）

续 表

	示例 3
加餐	苹果（200g）
晚餐	蔬菜面（面粉 60g，空心菜 50g） 芡实八珍糕（芡实、山药、茯苓、莲子、薏苡仁、白扁豆、人参各 3g，米粉 15g） 土豆炖鸡肉（鸡胸肉 40g，土豆 60g，枸杞子 3g，生姜 1 片） 冬瓜豆腐汤（豆腐 20g，冬瓜 100g，香菜 10g） 芦笋炒香菇（芦笋 100g，香菇 50g）
油、盐	全天总用量：植物油 20g，盐 5g

注：本食谱可提供能量 1700~1800kcal。蛋白质 60~80g，碳水化合物 230~270g 及脂肪 40~48g；宏量营养素占总能量比为：蛋白质 15%~20%，碳水化合物 50%~60%，脂肪 20%~25%。

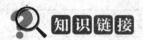

不同证型食养方举例

一、痰浊内阻型

（一）经验食养茶饮

1. 山楂菊花决明子茶

山楂 9g，菊花 6g，炒决明子 9g，加入适量水，煎煮，分多次代茶饮用。

2. 三鲜茶

鲜荷叶、鲜藿香、鲜橘皮各 10g，洗净、切碎，用滚开水冲泡或稍煮，分多次代茶饮用，夏天头晕恶心者，饮之尤宜。

3. 三鲜饮

鲜山楂 15g，鲜白萝卜 15g，鲜橘皮 3g，加水 350ml，一起放入锅中，用小火煮，煮沸后取汁约 250ml，分多次代茶饮，孕妇慎用。

（二）食养方

1. 橘红蜇皮鸭肉汤

主要材料：橘红 5g，大枣 3g，鸭肉 30g，海蜇皮 10g，冬瓜 100g。

制作方法：橘红、海蜇皮分别洗净，稍浸泡，大枣洗净；冬瓜去皮切块，老鸭切块、焯水、洗净备用，加水适量，水烧开后，放入老鸭煮熟，然后与冬瓜、橘红、海蜇皮、大枣一起下锅，大火煮沸后改小火煲 1 小时，放入酱油、盐、香菜、葱、蒜末等调味品即可。

用法用量：佐餐食用，1 人 1 次量，可食用 7~10 天，对鸭肉过敏禁用。

2. 海带冬瓜薏苡仁汤

主要材料：海带 30g，冬瓜 100g，薏苡仁 30g。

制作方法：海带、冬瓜、薏苡仁加入水适量，同煮汤。

用法用量：佐餐食用，1人1次量，可食用7~10天。孕妇慎用。

3. 冬瓜莲蓬薏苡仁煲瘦肉

主要材料：冬瓜100g，薏苡仁10g，莲蓬5g，大枣3g，猪瘦肉50g。

制作方法：莲蓬、薏苡仁分别洗净，浸泡30分钟，冬瓜切大块，大枣洗净，猪瘦肉切块、焯水、洗净，将所有原料及清水500ml放入汤煲中，大火烧开，转小火煲1小时，略微加盐调味即可。

用法用量：佐餐食用，1人1次量，可食用7~10天。

二、痰瘀互结型

（一）经验食养茶饮

1. 山楂薏苡仁饮

山楂3g，薏苡仁15g，炒莱菔子3g，加入适量水，煎煮，分多次代茶饮用，孕妇慎用。

2. 山楂菊花决明子茶

山楂、菊花各6g，炒决明子9g，加入适量水，煎煮，分多次代茶饮用。

3. 海带绿豆水

海带15g，切丝，绿豆15g，同煮汤，分多次服用。

（二）食养方

1. 橘皮佛手山楂粥

主要材料：橘皮6g，佛手6g，山楂3g，粳米30g。

制作方法：橘皮、佛手、山楂与洗净的粳米，加水适量，同煮粥。

用法用量：代早餐食用或佐餐食用，1人1次量，可食用7~10天。孕妇慎用。

2. 山楂西蓝花炒肉片

主要材料：猪瘦肉40g，西蓝花100g，山楂3g。

制作方法：西蓝花切开小朵，焯熟备用，猪瘦肉、山楂加水适量煮，煮至猪肉七成熟捞出待凉，切片，浸在用酱油、黄酒、葱、姜、花椒配成的汁中，1h后沥干，在炒锅内放入适量花生油用小火烧热，放肉片炒至微黄，捞出沥油，将山楂和焯熟的西蓝花放油锅内略翻炒，再将肉片放入同炒，用小火烧干汤汁即可。

用法用量：佐餐食用，1人1次量，可食用7~10天。孕妇慎用。

3. 鲫鱼山楂萝卜汤

主要材料：鲫鱼70g，白萝卜50g，山楂6g。

制作方法：鲫鱼洗净，沥干水分备用，山楂洗净，备用，白萝卜洗净，切块，锅烧热后加花生油适量，鲫鱼两面稍煎，加水500ml、料酒和生姜片适量，将山楂、白萝卜同时放入锅中，大火烧开后小火煨40分钟，略微加盐调味即可。

用法用量：佐餐食用，1人1次量，可食用7~10天，孕妇慎用。

4. 山楂黑木耳乌鸡汤

主要材料：山楂6g，山药60g，干木耳5g，乌鸡肉40g。

制作方法：乌鸡肉洗净，用水煮去血沫，沥干备用，木耳水发，沥干备用，山药去皮、切块，山楂清洗后与乌鸡肉、山药、木耳一起放入砂锅中，加水适量煮1h，略微加盐调味即可。

用法用量：佐餐食用，1 人 1 次量，可食用 7~10 天，孕妇慎用。

三、气滞血瘀型

（一）经验食养茶饮

1. 山楂橘皮饮

山楂 6g，生姜 3g，橘皮 3g，加入适量水，煎煮，分多次代茶饮用。

2. 菊楂决明饮

菊花、山楂、炒决明子各 10g，加入适量水，煎煮，分多次代茶饮用，孕妇慎用。

3. 山楂玫瑰花茶

山楂 6g，重瓣玫瑰 3g，泡茶，分多次饮用。

（二）食养方

1. 猪肉炒山楂

主要材料：猪瘦肉 40g，山楂 6g。

制作方法：猪瘦肉、山楂，一起加水适量，煮至猪肉七成熟捞出待凉，切成肉条，浸在用酱油、黄酒、葱、姜、花椒配成的汁中，1h 后沥干，在炒锅内放入适量花生油用小火烧热，放肉条炒至微黄，捞出沥油；将山楂放油锅内略翻炒，再将肉条放入同炒，用小火烧干汤汁即可。

用法用量：佐餐食用，1 人 1 次量，可食用 7~10 天。

2. 佛手桃仁煲瘦肉

主要材料：佛手 10g，桃仁 3g，猪瘦肉 40g。

制作方法：猪瘦肉清洗干净，桃仁、佛手一起捣烂如泥，把全部用料放入锅内，加水适量，大火煮沸后，小火煮 1h。

用法用量：佐餐食用，1 人 1 次量，可食用 7~10 天。

四、气虚血瘀型

（一）经验食养茶饮

1. 山楂甘草茶

山楂 3g，甘草 6g，加入适量水，煎煮，分多次代茶饮用，孕妇慎用。

2. 山楂甘草薏苡仁饮

甘草、山楂、薏苡仁各 9g，加入适量水，煎煮，分多次代茶饮用。

3. 荷叶山楂饮

荷叶 9g，山楂 3g，加入适量水，煎煮，分多次代茶饮用。

（二）食养方

1. 芪参鲤鱼汤

主要材料：当归 3g，黄芪 3g，党参 5g，鲤鱼 60g，生姜 2 片。

制作方法：鲤鱼洗净，去腥线，沥干水分备用，当归、黄芪、党参洗净，放入纱布袋中备用，锅烧热后加花生油适量，鲤鱼稍煎至两面微黄，加水 500ml、适量料酒和生姜，将黄芪、党参同时放入锅中，大火烧开后小火煨 40min，略微加盐调味即可。

用法用量：佐餐食用，1 人 1 次量，可食用 7~10 天，党参、黄芪，非试点地区限执业医师使用，此汤中的党参、黄芪可以用山药 10g、人参（人工种植≤5 年）3g 代替，气火亢盛所致眼干目涩、尿赤便秘等症状者慎用。

2. 桃仁鸡

主要材料：桃仁 3g，山药 15g，大枣 3g，龙眼肉 5g，鸡肉 50g，生姜 1 片。

制作方法：鸡肉焯水，清水冲洗干净，将桃仁、山药、大枣、龙眼肉、生姜，同鸡肉一起放入汤煲，加水适量，大火烧开，小火煲 60min，略微加盐调味即可。

用法用量：佐餐食用，1 人 1 次量，可食用 7~10 天。孕妇慎用。

3. 归芪鸡汤

主要材料：当归 10g，黄芪 6g，生姜 2 片，鸡肉 50g。

制作方法：鸡块洗净，用水煮去血沫，沥干备用；将黄芪、当归清洗后放入纱布袋中，与鸡肉、生姜一起放入砂锅中，加水适量，煮 1h，略微加盐调味即可。

用法用量：佐餐食用，1 人 1 次量，可食用 7~10 天，黄芪，非试点地区限执业医师使用，此汤中的黄芪可以用山药 10g、人参（人工种植≤5 年）3g 代替，气火亢盛所致面赤眼干等症状者慎用。

五、肝肾阴虚型

（一）经验食养茶饮

1. 杞菊饮

枸杞子 6g，菊花 6g，炒决明子 9g，绿茶 3g，加入适量水，煎煮，分多次代茶饮用。

2. 山楂菊花决明子茶

山楂、菊花各 6g，炒决明子 9g，加入适量水，煎煮，分多次代茶饮用。

3. 荷叶夏枯草枸杞茶

鲜荷叶 20g，夏枯草 9g，枸杞子 6g，水煎，分多次代茶饮用。

（二）食养方

1. 枸杞芝麻蔬菜饼

主要材料：枸杞子 5g，黑芝麻 2g，枸杞叶 10g，糯米粉 50g，粳米粉 50g，鸡蛋液 20g。

制作方法：黑芝麻炒熟备用，鸡蛋打入碗中，搅匀，枸杞叶择洗干净，锅中倒油烧热，下葱花炝锅，倒入酱油和适量水烧开，倒入鸡蛋液，放枸杞叶煮沸，加盐，淋香油成汤汁备用，糯米粉、粳米粉、黑芝麻加备用汤汁揉成团，和均匀后揉成长条，分段按成饼，包入枸杞子，捏成团上锅蒸 30min 后出锅即可。

用法用量：代早餐食用或佐餐食用，1 人 1 次量，可食用 7~10 天，枸杞叶可用其他绿色蔬菜代替，脾虚厌食、腹胀消化不良者慎用。

2. 黄精枸杞焖鸭

主要材料：黄精 10g，枸杞子 3g，玉竹 3g，鸭肉 30g，生姜 2 片。

制作方法：鸭肉焯水、切块、洗净，黄精、枸杞子、玉竹、生姜一起放入煲中，加水适量，大火烧沸，小火炖 1h，略微加盐调味即可。

用法用量：佐餐食用，1 人 1 次量，可食用 7~10 天。

3. 枸杞芝麻粥

主要材料：枸杞子 3g，黑芝麻 5g，粳米 30g。

制作方法：黑芝麻、枸杞子洗净备用，粳米洗净，温水泡 30min 备用，将黑芝麻、枸杞子放入砂锅中，加水 500ml，大火煮沸后改小火煮 10min，加粳米继续煮 30min 即可。

用法用量：代早餐食用，1 人 1 次量，可食用 7~10 天。

4. 枸杞子炖兔肉

主要材料：枸杞子 3g，黄精 10g，兔肉 50g。

制作方法：兔肉洗净，切成小块，入锅焯水，枸杞子、黄精洗净，生姜洗净切片；砂锅内放入清水，加入兔肉块、黄精、料酒、姜片，大火烧开后小火慢炖 30min，待兔肉熟烂，再加入枸杞子煮 5min，略微加盐调味即可。

用法用量：佐餐食用，1 人 1 次量，可食用 7~10 天，湿热内蕴所致大便黏腻、口舌生疮等症状者慎用。

六、脾虚湿盛型

（一）经验食养茶饮

1. 健脾饮

橘皮 6g，荷叶 6g，山楂 3g，麦芽 10g。将橘皮、荷叶切丝，和山楂、麦芽一起，加水 500ml 煎煮 30min，去渣留汁，分多次代茶饮用，孕妇慎用。

2. 三花橘皮茶

重瓣玫瑰、茉莉花、代代花、荷叶各 10g，橘皮 3g，研为细末，开水冲泡，分多次代茶饮用。

3. 山楂橘皮茶

山楂 12g，橘皮 10g，甘草 3g。加入适量水，煎煮，分多次代茶饮用，孕妇慎用。

（二）食养方

1. 山药芡薏粥

主要材料：山药 15g，薏苡仁 12g，芡实 6g，粳米 20g。

制作方法：山药去皮，切成细条备用，将薏苡仁淘洗干净，先泡 30min 备用，薏苡仁放入砂锅中，加水 300ml，大火煮沸后改小火煮 20min，加山药、粳米、芡实，继续煮 30min 即可。

用法用量：代早餐食用或佐餐食用，1 人 1 次量，可食用 7~10 天，孕妇、内热旺盛所致头目潮红、尿赤便干等症状者慎用。

2. 山药茯苓煲乳鸽

主要材料：山药 10g，茯苓 5g，龙眼肉 3g，乳鸽 20g，猪瘦肉 20g。

制作方法：山药、茯苓洗净浸泡 60min，龙眼肉洗净，乳鸽处理干净，猪瘦肉切块，将乳鸽和猪瘦肉焯水，将所有原料放入汤煲中，加水适量，大火烧开，转小火煲 60min，略微加盐调味即可。

用法用量：佐餐食用，1 人 1 次量，可食用 7~10 天。

3. 扁豆大枣蒸海鱼

主要材料：白扁豆 10g，大枣 6g，香菜 10g，带鱼 40g。

制作方法：白扁豆、大枣洗净；锅中倒入适量开水，放入白扁豆、大枣煮熟后捞出，带鱼切花刀，放入盘中，倒上少许料酒、酱油，将带鱼放入蒸锅，撒盐少许；香菜切碎撒在带鱼上，把白扁豆、大枣均匀平铺在带鱼表面，大火蒸 20min，熟后出锅即可。

用法用量：佐餐食用，1 人 1 次量，可食用 7~10 天。对鱼肉过敏者禁用。

4. 茯苓赤小豆粥

主要材料：茯苓 10g，赤小豆 10g，粳米 20g。

制作方法：茯苓、赤小豆洗净备用，粳米洗净，温水泡 30min 备用，将茯苓、赤小豆放入砂锅中，加水适量，大火煮沸后改小火煮 10min，加粳米继续煮 30min 即可。

用法用量：代早餐食用或佐餐食用，1 人 1 次量，可食用 7~10 天，孕妇、实热内盛所致头目潮红、尿赤便干等症状者慎用。

5. 芡实八珍糕

主要材料：芡实、山药、茯苓、莲子、薏苡仁、白扁豆各 3g，人参 3g、米粉 15g。

制作方法：芡实、山药、茯苓、莲子、薏苡仁、白扁豆、人参一起研碎，与米粉共研为细粉，搅匀蒸糕。

用法用量：佐餐食用，1 人 1 次量，可食用 7~10 天。

五、脑血管意外老年人食谱制定

脑血管意外是脑局部血液循环急性障碍导致的急性或亚急性脑损害性疾病，中医称为"中风"，脑血管意外可分为缺血性和出血性两大类：前者有短暂性脑缺血发作、动脉硬化性脑梗死、脑血栓形成和脑栓塞；后者有高血压动脉硬化性脑出血和蛛网膜下腔出血，临床表现以突然出现的意识障碍和肢体瘫痪最为常见，死亡率相当高，经及时抢救幸免死亡的患者大多留有不同程度的后遗症，脑血管意外是中、老年人的常见病，多发病，其中动脉硬化性脑梗死大多发生于 60 岁以上的老年人，尤其是患有高血压或动脉粥样硬化的老年人，而高血压性脑出血则多发生于 50 岁左右的高血压患者。

脑血管意外是影响健康长寿的最危险的疾病之一，在我国因脑血管意外死亡的人数高于心血管疾病和癌症，在致死疾病中占第一位；因此，预防脑血管意外的发病是老年保健的重要内容，在这方面，饮食调养具有十分重要的作用。

1. 饮食原则

第一，从预防的角度上看，脑血管意外的饮食原则与高血压病、动脉粥样硬化、高脂血症病人的饮食原则一致。

第二，急性期老年病人多伴有昏迷等意识障碍，不能正常进食，因此，在积极抢救的同时应及早补充营养，一般脑出血老年病人在发病 24h 后即可开始鼻饲流质软食，即通过鼻腔下到胃内的管道给病人喂食。

①中等身高、体重的老年病人可按每日 8400kJ（2007kcal）热量摄入。

②碳水化合物的供给应保持适量的淀粉，作为主要热能来源，淀粉具有经济、节省蛋白质、保证脂肪充分氧化及通便作用，而蔗糖及其他单、双糖类每日以不超过 150g 为宜，过多易刺激胃酸分泌，导致胃肠胀气，且长期摄入不易保证维生素、无机盐等供给。

③保持动、植物蛋白的适当比例，一般应以老年病人平时饮食习惯为依据。

④注意补充植物油，以防必需脂肪酸缺乏，可每日补充植物油 10~20g。

⑤每日进餐次数及数量应根据病情而定，每日 4~8 次。

⑥食物温度以 37~42℃ 为宜，过冷或过热食物均可致老年病人不适，或因刺激胃肠蠕动，发生腹泻。

⑦注意观察了解老年病人的消化吸收情况、大小便次数及性状。

⑧食物内容可包括以豆浆、牛奶、鸡蛋、糖等为主配制的混合奶，将多种普通饭菜用组织粉碎机搅成粥状的匀浆膳，也可用要素膳。

第三，恢复期老年病人应根据后遗症情况采取不同的营养措施。

①伴有吞咽困难者，可给浓稠的流质食物，喂食要慢，防止误入气管。

②生活能自理的老年病人，可逐步恢复正常膳食，饮食原则同发病前。

2. 食谱举例

①管饲混合奶：可用混合奶 1500ml、米汤 500ml、菜汁 500ml、混合粉 100g 配制而成，分 5 次食用，每次量为 500ml，全日可供热能 8400kJ（2007kcal）。

混合奶可用牛奶 500ml、1 个鸡蛋黄、1 匙油（约 10g）、1 药杯糖（约 15g）、1g 盐组成，热量约含 2100kJ（500kcal）。

混合粉是将面粉 100g、豆粉 10g 混合炒黄过筛，加入熟植物油 10g 而制成，热量约含 2100kJ（502kcal）。

菜汁是将蔬菜切碎煮汤加盐，经过滤而成，能补充无机盐和维生素。

②匀浆膳：用软大米饭 50g、煮鸡蛋 50g、煮猪肝 50g、豆腐 50g、胡萝卜 100g、牛奶 400ml、熟植物油 10g、白糖 60g、盐 2g，加水 300ml，搅成粥状匀浆，每 1000ml 匀浆液中含蛋白质 40g 左右，热量 4200kJ（1003kcal）左右。

3. 食物选择加工要点

①发病前及恢复期老年病人的食物，可与高血压病、动脉硬化及高脂血症老年人相同。

②急性期管饲老年病人可用牛奶、豆浆、浓米汤、稀藕粉、冲稀的炒面、代乳粉、奶粉、麦乳精、蛋粉、鱼粉、肉粉、肉汤、鸡汤、蔗糖、麦芽糖、熟植物油、菜汁、果汁等配制而成，匀浆膳可选用软米饭、馒头、稠粥、牛奶、豆浆、熟肉、熟肝、煮蛋、豆腐、煮菜、煮水果、植物油、糖、盐等制备。

③管饲老年病人一般时间较长，为保证膳食平衡，应力求食物多样化。

④管饲食物应呈流质状态，黏稠度以能顺利通过管道为度。

六、便秘老年人食谱制定

便秘，俗称大便干燥，是食物残渣在结肠内滞留时间过久，水分被过多吸收，使粪便干硬，以致引起排便困难，大多数人大便间隔为 24~48h，一般间隔超过 48h 可视为便秘，便秘因病因不同，可分为痉挛性、阻塞性、无力性便秘。痉挛性便秘系肠道受到刺激，使肠壁痉挛造成粪便通过困难，表现阵发性腹痛、粪便呈深黑色球状；阻塞性便秘见于肿瘤、机械性肠梗阻等病人；无力性便秘系由腹壁及肠道肌肉收缩无力所造成，常见于老年人及久病卧床的老年人，粪块粗大呈圆柱状，有排便困难及不适。

1. 饮食原则

第一，对痉挛性、阻塞性便秘，应采用含膳食纤维少的少渣膳食。含纤维高的蔬菜、水果、粗粮、干豆类食品宜少吃或不吃，忌用浓茶、咖啡、香料、辣椒等有强刺激性的食品，适当食用含琼脂的食品，如果冻等，以保持肠道中粪便的水分，使大便软润，易于排出。

第二，无力性便秘则宜多食用含纤维多的高渣膳食，以刺激肠道蠕动，粗粮、蔬菜、水果，麦麸等食品，不仅含丰富的纤维，也能提供维生素，特别是 B 族维生素，并可促进肠蠕动及消化液分泌，洋葱、蒜苗、萝卜、豆类、生黄瓜等产气性食物对防治便秘有利。

第三，对各种类型便秘均适用的膳食原则为：多饮水，以利通便，可每日晨间空腹喝淡盐水或蜂蜜水，也可饮用果汁、菜水等饮料，适当增加脂肪摄入，适当增加豆油，花生油等烹调用油量，有润肠作用，可使大便通畅，酸奶或红茶菌，有润肠防腐通便作用，有条件者可饮用，限制强烈刺激性食品摄入，如辣椒、芥末等。

2. 食谱举例

①痉挛性、阻塞性便秘食谱：低纤维膳食。

早餐：馒头（面粉 100g），煎鸡蛋（鸡蛋 50g），什锦小咸菜，豆浆 250ml

午餐：大米饭（大米 100g），滑熘豆腐（豆腐 200g），土豆肉片（土豆 100g、瘦猪肉 20g），西红柿蛋汤（西红柿 30g、鸡蛋 50g）

晚餐：葱油饼（面粉 100g），大米粥（大米 50g），虾仁冬瓜（冬瓜 100g、虾仁 10g），冬菇烧面筋（冬菇 20g、冬笋 20g、面筋 50g）

全日烹调用油 40g，全日热能 9576kJ（2288kcal）左右。

②无力性便秘食谱：高纤维膳食。

早餐：花卷（面粉 50g），麦麸饼干 25g，小米粥（小米 50g），煮茶蛋（鸡蛋 50g），炝芹菜（芹菜 50g、糖 5g）

午餐：大米饭 150g，炒黄豆芽（黄豆芽 100g、瘦猪肉 10g），洋葱肉片（洋葱 100g、牛肉 30g），紫菜汤（紫菜 10g、小白菜 30g）

晚餐：馅饼（面粉 100g、瘦猪肉 30g），豆角炖肉（豆角 100g、肥瘦肉 30g），排骨萝卜汤（排骨 50g、萝卜 100g）

全日烹调用油 30g，全日热量约 9324kJ（2228kcal）左右。

七、糖尿病老年人食谱制定

糖尿病是遗传因素和环境因素长期共同作用所导致的慢性、全身性及代谢性疾病。近年来随着我国居民生活方式和膳食结构的改变，糖尿病患病率逐年上升，严重危害居民健康，长期慢性的高血糖，可导致眼、神经、肾脏和心血管等组织与器官的损害而出现一系列的并发症，严重危害人体健康。

糖尿病的危险因素多与不合理膳食相关，包括长期高糖、高脂肪、高能量膳食等，纠正不良生活方式，践行合理膳食和积极运动，一直是预防和控制糖尿病发生、发展的有效手段。对糖尿病前期和某些病程短、胰岛功能尚可、合并超重肥胖的 2 型糖尿病患者，采用膳食干预和生活方式改善可帮助实现血糖的良好控制；对病程长、血糖控制不佳、使用降糖药物的 2 型糖尿病患者以及 1 型糖尿病患者，也有助于实现血糖达标，预防和延缓糖尿病并发症发生，提高生活质量，节约医疗费用支出。

1. 糖尿病食养原则

根据营养科学理论、中医理论和目前膳食相关慢性病科学研究文献证据，在专家组共同讨论、建立共识的基础上，对糖尿病患者的日常食养提出 8 条原则和建议。

①食物多样，养成和建立合理膳食习惯。

②能量适宜，控制超重肥胖和预防消瘦。

③主食定量，优选全谷物和低血糖生成指数食物。

④积极运动，改善体质和胰岛素敏感性。

⑤清淡饮食，限制饮酒，预防和延缓并发症。

⑥食养有道，合理选择应用食药物质。

⑦规律进餐，合理加餐，促进餐后血糖稳定。

⑧自我管理，定期营养咨询，提高血糖控制能力。

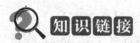知识链接

食物血糖生成指数

食物血糖生成指数（GI）是一项反映食物生理学效应的参数，用于衡量人体进食一定量富含碳水化合物的食物后，所引起的2h内血糖变化大小，低GI食物对血糖影响较小，有利于餐后血糖控制，所以糖尿病患者应多选低GI食物。

以一次性摄入50g葡萄糖的GI为100，摄入含等量碳水化合物的食物后，尤其是以谷、薯、杂豆为主要原料制成的食品，如果：

GI≤55，为低GI食物；

55<GI≤70，为中GI食物；

GI>70，为高GI食物。

所有食物注意食不过量，低GI食物如进食过多也会加重餐后血糖负担，高GI食物并非完全限制食用，适当少食并通过合理搭配也能帮助维持血糖稳态，不同食物血糖生成指数见表1-14。

表 1-14　　　　各类食物 GI 分类表

食物分类		食品名称	GI 分类
谷类及制品	整谷粒	小麦、大麦、黑麦、荞麦、黑米、莜麦、燕麦、青稞、玉米	低
	谷麸	稻麸、燕麦麸、青稞麸	低
	米饭	糙米饭	中
		大米饭、糯米饭、速食米饭	高

续 表

食物分类		食品名称	GI 分类
谷类及制品	粥	玉米粒粥、燕麦片粥	低
		小米粥	中
		即食大米粥	高
	馒头	白面馒头	高
	面（粉）条	强化蛋白面条、加鸡蛋面条 硬质小麦面条、通心面、意大利面、乌冬面	低
		全麦面、黄豆挂面、荞麦面条、玉米面粗粉	中
	饼	玉米饼、薄煎饼	低
		印度卷饼、比萨饼（含乳酪）	中
		烙饼、米饼	高
方便食品	面包	黑麦粒面包、大麦粒面包、小麦粒面包	低
		全麦面包、大麦面包、燕麦面包、高纤面包	中
		白面包	高
	饼干	燕麦粗粉饼干、牛奶香脆饼干	低
		小麦饼干、油酥脆饼干	中
		苏打饼干、华夫饼干、膨化薄脆饼干	高
薯类、淀粉及制品		山药、雪魔芋、芋头（蒸）、山芋、土豆粉条、藕粉、苕粉、豌豆粉丝	低
		土豆（煮、蒸、烤）、土豆片（油炸）	中
		土豆泥、红薯（煮）	高
豆类及制品		黄豆、黑豆、青豆、绿豆、蚕豆、鹰嘴豆、芸豆	低
		豆腐、豆腐干	低
蔬菜		芦笋、菜花、西蓝花、芹菜、黄瓜、茄子、莴笋、生菜、青椒、西红柿、菠菜	低
		甜菜	中
		南瓜	高
水果及制品		苹果、梨、桃、李子、樱桃、葡萄、猕猴桃、柑橘、芒果、芭蕉、香蕉、草莓	低
		菠萝、哈密瓜、水果罐头（如桃、杏）、葡萄干	中
		西瓜	高
乳及乳制品		牛奶、奶粉、酸奶、酸乳酪	低
坚果、种子		花生、腰果	低
糖果类		巧克力、乳糖	低
		葡萄糖、麦芽糖、白糖、蜂蜜、胶质软糖	高

2. 食谱举例

（1）东北地区食谱举例（表1-15）

表1-15   东北地区食谱举例

	春季食谱1
早餐	锅贴（玉米面20g，面粉40g） 煮鸡蛋（50g） 无糖豆浆（300ml） 萝卜蘸酱（白萝卜50g）
中餐	杂粮饭（大米50g，藜麦10g，玉米糁10g） 芹菜炒肉（芹菜50g，猪肉20g） 鸡片炒油菜（鸡胸肉20g，油菜50g） 红菜汤（圆白菜50g，西红柿50g，土豆20g，牛肉30g）
加餐	苹果（100g）
晚餐	二米饭（大米50g，小米50g） 藿香鱼（藿香3g，白鲢30g） 杏鲍菇蒜苗炒肉（杏鲍菇15g，蒜苗50g，牛肉20g） 油豆角炖肉（油豆角50g，牛肉20g）
油、盐	全天总用量：植物油25g，盐4g
	春季食谱2
早餐	发糕（面粉30g，玉米面45g） 茶鸡蛋（50g） 牛奶（250ml） 凉拌菠菜（菠菜50g）
中餐	杂粮饭（大米40g，赤小豆25g，小米25g） 香菇炒油菜（油菜50g，香菇50g） 西红柿牛腩汤（西红柿100g，牛腩20g） 苦菊西蓝花沙拉（苦菊50g，无糖酸奶25g，西蓝花25g）
加餐	蓝莓（100g）
晚餐	荞麦面条（75g） 蘑菇炒肉（香菇50g，油菜50g，牛肉25g） 小葱拌豆腐（豆腐50g，小葱20g） 韭菜炒鸡蛋（韭菜50g，鸡蛋50g）
油、盐	全天总用量：植物油25g，盐5g

注：本食谱可提供能量1600~2000kcal。蛋白质63~96g，碳水化合物231~264g及脂肪53~61g；宏量营养素占总能量比为：蛋白质15%~20%，碳水化合物45%~60%，脂肪20%~35%。

	夏季食谱1
早餐	蒸南瓜（南瓜150g） 纯牛奶（250ml） 皮蛋豆腐（皮蛋50g，豆腐50g）

续 表

	夏季食谱1
中餐	党参黄芪鸡汤面（党参10g，黄芪15g，鸡肉50g，荞麦面条80g） 豌豆胡萝卜（豌豆50g，胡萝卜20g） 蘑菇青菜炒肉（平菇15g，青菜50g，猪肉20g）
加餐	樱桃（100g）
晚餐	煮玉米（玉米200g） 小白菜汤（小白菜50g，猪瘦肉20g） 蒜蓉蒲公英（蒲公英15g） 土豆炖肉（土豆40g，牛肉30g）
油、盐	全天总用量：植物油25g，盐4g
	夏季食谱2
早餐	韭菜虾仁饺子（韭菜20g，虾仁50g，面粉70g） 豆浆（300ml） 白灼菜花（菜花50g）
中餐	杂粮饭（大米30g，绿豆20g，苦荞麦20g） 西红柿炒鸡蛋（西红柿50g，鸡蛋50g） 炒三丝（绿豆芽30g，豆腐干20g，蒜苗20g） 核桃莲子牛腩煲（核桃25g，莲子10g，牛肉20g）
加餐	杏（200g）
晚餐	窝头（玉米面70g） 葱爆肉（葱30g，牛瘦肉20g） 黄瓜鸡蛋汤（黄瓜100g，鸡蛋50g） 西蓝花炒鸡胸肉（西蓝花50g，鸡胸肉20g）
油、盐	全天总用量：植物油25g，盐4g

注：本食谱可提供能量1600~2000kcal。蛋白质79~101g，碳水化合物206~260g及脂肪62~67g；宏量营养素占总能量比为：蛋白质15%~20%，碳水化合物45%~60%，脂肪20%~35%。

	秋季食谱1
早餐	蒸芋头（芋头200g） 豆腐脑（300g） 西蓝花木耳（西蓝花80g，木耳25g）
中餐	杂粮饭（玉米粒70g，大米50g） 尖椒炒肉（尖椒50g，牛肉50g） 老黄瓜羊肉汤（黄瓜50g，羊肉40g） 蘸酱菜（白萝卜10g，小葱10g，生菜20g，黄瓜10g）
加餐	苹果（200g）

续　表

	秋季食谱1
晚餐	南瓜饭（南瓜 70g，大米 50g） 青椒土豆片（青椒 50g，猪肉 30g，土豆 70g） 西红柿鸡蛋汤（鸡蛋 60g，西红柿 50g） 煮毛豆（毛豆 80g）
油、盐	全天总用量：植物油 25g，盐 4g

	秋季食谱2
早餐	无糖黑芝麻糊（60g） 卤蛋（50g） 水煮鸡胸肉（65g）
中餐	杂粮饭（高粱米 30g，大米 30g，小米 10g） 冬瓜羊肉汤（冬瓜 50g，羊肉 25g） 小鸡炖蘑菇（榛蘑 15g，鸡肉 20g） 牛肉炒木耳（牛瘦肉 20g，木耳 50g）
加餐	猕猴桃（200g）
晚餐	玉米面馒头（玉米面 30g，面粉 40g） 豆腐牡蛎汤（豆腐 50g，牡蛎 40g） 茄子炖土豆（茄子 100g，土豆 30g） 素炒甘蓝丝（紫甘蓝 100g）
油、盐	全天总用量：植物油 25g，盐 4g

注：本食谱可提供能量 1600~2000kcal。蛋白质 71~86g，碳水化合物 200~284g 及脂肪 63~79g；宏量营养素占总能量比为：蛋白质 15%~20%，碳水化合物 45%~60%，脂肪 20%~35%。

	冬季食谱1
早餐	玉米面馒头（玉米面 40g，面粉 40g） 榛子（10g） 煮鸡蛋（50g） 芹菜拌花生米（芹菜 50g，花生 20g）
中餐	杂粮饭（黑豆 10g，大米 50g，黄豆 10g） 水煮大虾（对虾 40g） 萝卜牛肚煲（胡萝卜 50g，牛肚 20g，生姜 5g） 洋葱西红柿炒鸡蛋（洋葱 30g，西红柿 30g，鸡蛋 50g）
加餐	苹果（200g）
晚餐	玉米窝窝（玉米面 40g） 韭菜炒豆干（韭菜 50g，豆腐干 50g） 西红柿炒菜花（西红柿 50g，菜花 50g） 酸菜炖豆腐（酸菜 50g，豆腐 50g）
油、盐	全天总用量：植物油 25g，盐 4g

续　表

<table>
<tr><td colspan="2" align="center">冬季食谱2</td></tr>
<tr><td rowspan="3">早餐</td><td>杂粮饭（大米50g，黑豆20g，薏苡仁20g）</td></tr>
<tr><td>煮鹅蛋（70g）</td></tr>
<tr><td>芹菜拌腐竹（西芹50g，腐竹20g）</td></tr>
<tr><td rowspan="4">中餐</td><td>全麦馒头（全麦面粉80g）</td></tr>
<tr><td>西芹百合炒虾仁（虾仁60g，西芹50g，百合10g）</td></tr>
<tr><td>白菜炒胡萝卜（白菜50g，胡萝卜30g）</td></tr>
<tr><td>菌汤（杏鲍菇10g，金针菇10g，鸡肉60g）</td></tr>
<tr><td>加餐</td><td>橙子（200g）</td></tr>
<tr><td rowspan="5">晚餐</td><td>蒸玉米（玉米200g）</td></tr>
<tr><td>蒸土豆（土豆100g）</td></tr>
<tr><td>醋熘白菜木耳（白菜100g，木耳25g）</td></tr>
<tr><td>西红柿萝卜汤（白萝卜50g，西红柿50g，猪肉30g）</td></tr>
<tr><td>菜花炒肉（菜花100g，牛肉50g）</td></tr>
<tr><td>油、盐</td><td>全天总用量：植物油25g，盐4g</td></tr>
</table>

注：本食谱可提供能量1600~2000kcal。蛋白质69~89g，碳水化合物208~258g及脂肪64~79g；宏量营养素占总能量比为：蛋白质15%~20%，碳水化合物45%~60%，脂肪20%~35%。

（2）西北地区食谱举例（表1-16）

表1-16　　　　　　　　西北地区食谱举例

<table>
<tr><td colspan="2" align="center">春季食谱1</td></tr>
<tr><td rowspan="4">早餐</td><td>玉米面窝头（玉米面15g，面粉15g）</td></tr>
<tr><td>羊奶（200ml）</td></tr>
<tr><td>煮鸡蛋（50g）</td></tr>
<tr><td>炝拌紫甘蓝（紫甘蓝150g）</td></tr>
<tr><td rowspan="4">中餐</td><td>二米饭（大米50g，小米40g）</td></tr>
<tr><td>鸡丝炒杏鲍菇（鸡胸肉50g，杏鲍菇50g）</td></tr>
<tr><td>蒜蓉西蓝花（西蓝花150g）</td></tr>
<tr><td>紫菜蛋花汤（紫菜15g，鸡蛋20g）</td></tr>
<tr><td>加餐</td><td>苹果（100g），无糖酸奶（100g）</td></tr>
<tr><td rowspan="4">晚餐</td><td>洋芋擦擦（面粉20g，土豆50g）</td></tr>
<tr><td>木耳炒山药（木耳50g，山药50g）</td></tr>
<tr><td>水煮虾（虾100g）</td></tr>
<tr><td>逍遥猪肝汤（猪肝30g，枸杞子2g，生姜1g，当归1g，茯苓5g，甘草1g）</td></tr>
<tr><td>油、盐</td><td>全天总用量：植物油25g，盐5g</td></tr>
</table>

	春季食谱2	
早餐	全麦馒头（全麦面粉 50g） 无糖豆浆（300ml） 鸡蛋羹（鸡蛋 50g） 炝拌三丝（胡萝卜 50g，黄瓜 60g，豆腐皮 40g）	
中餐	杂粮饭（糙米 30g，大米 50g） 煮玉米（150g） 清蒸鲈鱼（鲈鱼 100g，生姜 3g） 鸡蛋炒香椿（鸡蛋 30g，香椿 80g） 青菜豆腐汤（南豆腐 50g，油菜 100g）	
加餐	柚子（150g），脱脂牛奶（200ml）	
晚餐	小米稀饭（小米 15g，枸杞子 2g） 蒸红薯（60g） 牛肉炒蒜苔（牛瘦肉 50g，蒜苔 100g） 豆芽拌面筋（黄豆芽 100g，水面筋 50g） 芹菜叶菜疙瘩（芹菜叶 100g，面粉 30g）	
油、盐	全天总用量：植物油 25g，盐 5g	

注：本食谱可提供能量 1600~2000kcal。蛋白质 79~104g，碳水化合物 226~266g 及脂肪 51~64g；宏量营养素占总能量比为：蛋白质 15%~20%，碳水化合物 45%~60%，脂肪 20%~35%。

	夏季食谱1	
早餐	红豆荞麦面馒头（赤小豆 10g，荞麦面粉 20g，面粉 20g） 脱脂牛奶（300ml） 荷包蛋（鸡蛋 50g） 韭菜炒绿豆芽（韭菜 100g，绿豆芽 100g）	
中餐	杂粮饭（黑米 40g，大米 60g） 海带烧排骨（海带 80g，猪排骨 50g） 清炒苦瓜（红辣椒 20g，苦瓜 100g） 丝瓜鸡蛋汤（丝瓜 100g，鸡蛋 20g）	
加餐	樱桃（100g），西瓜（50g），核桃（15g）	
晚餐	蒸紫薯（紫薯 50g） 蔬菜卷（菠菜 100g，面粉 30g） 玉米糁粥（玉米糁 20g） 蒜泥茄子（茄子 100g） 酱牛肉（牛腱子肉 50g）	
油、盐	全天总用量：植物油 25g，盐 5g	

	夏季食谱 2
早餐	土豆丝饼（土豆 30g，全麦面粉 30g） 羊奶（300ml） 凉拌苦菊（苦菊 150g） 鸡蛋羹（鸡蛋 50g）
中餐	杂粮饭（赤小豆 10g，白芸豆 10g，大米 60g） 红烧黄辣丁（黄辣丁 80g） 西红柿烩老豆腐（西红柿 150g，北豆腐 100g） 海米冬瓜汤（海米 5g，冬瓜 150g）
加餐	黄桃（100g），黄瓜（100g）
晚餐	蒸玉米（玉米 150g） 莜麦面馄饨（莜麦面粉 40g，虾仁 40g，胡萝卜 10g） 鸡丝炒茭白（鸡胸肉 40g，茭白 150g） 清炒茼蒿（茼蒿 200g）
油、盐	全天总用量：植物油 25g，盐 5g

注：本食谱可提供能量 1600~2000kcal。蛋白质 75~99g，碳水化合物 223~288g 及脂肪 56~60g；宏量营养素占总能量比为：蛋白质 15%~20%，碳水化合物 45%~60%，脂肪 20%~35%。

	秋季食谱 1
早餐	肉夹馍（猪瘦肉 15g，面粉 30g，莜麦面粉 10g） 黑豆豆浆（300ml） 百合枇杷鸡蛋汤（百合 3g，枇杷 15g，莲藕 15g，鸡蛋 30g） 凉拌海带丝（海带 100g）
中餐	杂粮饭（糙米 40g，大米 20g） 木耳炒莴笋（木耳 50g，莴笋 150g） 板栗烧鸡肉（板栗 30g，鸡肉 50g） 鲫鱼豆腐汤（南豆腐 20g，鲫鱼 50g）
加餐	圣女果（100g），无糖酸奶（100g）
晚餐	杂粮锅盔（荞麦面粉 10g，全麦面粉 10g，面粉 20g） 蒸山药（山药 40g） 芦笋炒虾仁（芦笋 50g，虾仁 50g） 凉拌魔芋粉丝（魔芋粉丝 30g，菠菜 50g，胡萝卜 50g） 银耳雪梨汤（银耳 50g，雪梨 100g）
油、盐	全天总用量：植物油 25g，盐 5g
	秋季食谱 2
早餐	玉米面花卷（玉米面 20g，面粉 30g） 羊奶（300ml） 鸡蛋卷（青菜 20g，鸡蛋 60g） 清炒西葫芦（西葫芦 200g）

秋季食谱2	
中餐	蒸玉米（玉米100g） 杂粮面片汤（荞麦面粉40g，面粉10g） 西红柿炖牛肉（西红柿150g，牛肉70g） 清炒藕片（莲藕150g）
加餐	雪梨（200g），烤馍片（30g）
晚餐	杂粮薄饼（莜麦面粉30g，面粉20g） 莲子百合稀饭（莲子5g，百合5g，黑米20g） 肉丝炒菜花（鸡胸肉60g，菜花100g） 胡萝卜炒山药（胡萝卜50g，山药100g）
油、盐	全天总用量：植物油25g，盐5g

注：本食谱可提供能量1600~2000kcal。蛋白质74~99g，碳水化合物255~265g及脂肪46~71g；宏量营养素占总能量比为：蛋白质15%~20%，碳水化合物45%~60%，脂肪20%~35%。

冬季食谱1	
早餐	高粱面馒头（高粱面20g，全麦面粉20g） 无糖豆浆（300ml） 煮鹌鹑蛋（40g） 豆芽拌面筋（绿豆芽100g，水面筋50g）
中餐	杂粮饭（玉米糁20g，大米60g） 蒜香羊排（羊排80g） 干煸菜花（菜花150g） 萝卜汤（白萝卜50g，枸杞子2g）
加餐	梨（100g），无糖酸奶（150g）
晚餐	蒸芋头（60g） 西红柿鸡蛋疙瘩汤（西红柿50g，鸡蛋20g，全麦面粉40g） 鸡丝炒蒜苔（鸡胸肉40g，蒜苔150g） 素炒洋葱（胡萝卜10g，青椒10g，洋葱150g）
油、盐	全天总用量：植物油25g，盐5g

冬季食谱2	
早餐	素包（胡萝卜20g，木耳5g，鸡蛋10g，面粉30g） 牛奶燕麦稀饭（纯牛奶250ml，燕麦30g） 鸡蛋羹（鸡蛋60g） 清炒莴笋丝（莴笋150g）
中餐	杂粮饭（藜麦30g，大米55g） 萝卜炖羊肉（白萝卜150g，羊肉50g，生姜1g，橘皮1g） 芹菜香干（香干60g，芹菜100g） 菌菇汤（白玉菇5g，虫草花3g，金针菇5g，枸杞子2g）

	冬季食谱2
加餐	苹果（100g），烤红薯（红薯80g）
晚餐	玉米饼（玉米面30g，面粉30g） 蒸南瓜（南瓜100g） 鸭血炒韭菜（鸭血50g，韭菜150g） 醋熘白菜（白菜150g） 山药枸杞小米稀饭（山药20g，枸杞子3g，小米20g）
油、盐	全天总用量：植物油25g，盐5g

注：本季食谱可提供能量1600~2000kcal。蛋白质82~92g，碳水化合物232~261g及脂肪53~72g；宏量营养素占总能量比为：蛋白质15%~20%，碳水化合物45%~60%，脂肪20%~35%。

（3）华北地区食谱举例（表1-17）

表1-17　　　　　　　　　华北地区食谱举例

	春季食谱1
早餐	全麦面包（全麦面粉80g） 黑豆豆浆（300ml） 煮鸡蛋（50g） 炝拌双色甘蓝（圆白菜100g，紫甘蓝100g）
中餐	杂粮饭（大米50g，青稞50g） 酱爆鸭胸肉（鸭胸肉50g，洋葱100g，柿子椒50g） 蒜蓉鸡毛菜（鸡毛菜200g） 芙蓉鲜蔬汤（油菜50g，鸡蛋15g）
加餐	梨（100g）
晚餐	蒸玉米（玉米100g） 熘肉片山药木耳（猪里脊肉50g，山药100g，木耳50g） 海米冬瓜（海米5g，冬瓜200g） 虫草花炖乌鸡（虫草花10g，乌鸡肉50g）
油、盐	全天总用量：植物油25g，盐3g
	春季食谱2
早餐	燕麦核桃包（面粉60g，燕麦15g，核桃5g） 纯牛奶（250ml） 煮鸡蛋（50g） 拌三丁（豆腐干25g，莴笋75g，胡萝卜50g）
中餐	杂粮饭（大麦50g，糙米50g） 虾仁西芹白果百合（虾仁50g，西芹75g，白果10g，百合15g） 姜汁菠菜（生姜5g，菠菜200g） 紫菜蛋花汤（紫菜10g，鸡蛋15g）

	春季食谱2	
加餐	苹果（100g）	
晚餐	蒸芋头（芋头100g） 酿苦瓜（苦瓜100g，猪里脊肉20g，猪五花肉5g，口蘑25g） 扒菜心（菜心200g） 天麻炖乳鸽（天麻5g，乳鸽50g）	
油、盐	全天总用量：植物油20g，盐5g	

注：本食谱可提供能量1600~2000kcal。蛋白质86~100g，碳水化合物220~266g及脂肪50~67g；宏量营养素占总能量比为：蛋白质15%~20%，碳水化合物45%~60%，脂肪20%~35%。

	夏季食谱1	
早餐	紫米发糕（紫米面15g，面粉30g） 纯牛奶（200ml） 煮鸡蛋（50g） 桃仁菠菜（核桃仁10g，菠菜100g）	
中餐	小烧肉杂粮面（猪里脊肉15g，杂粮面50g，油菜25g） 老玉米（玉米50g） 蒸山药（山药50g） 西红柿口蘑豆腐（西红柿50g，口蘑50g，南豆腐100g） 蒜蓉空心菜（空心菜150g）	
加餐	樱桃（100g）	
晚餐	小窝头（玉米面20g，面粉50g） 韭菜炒蛏子（蛏子50g，韭菜100g，生姜5g） 清炒油麦菜（油麦菜200g） 瑶柱冬瓜汤（瑶柱10g，冬瓜30g）	
油、盐	全天总用量：植物油25g，盐4g	
	夏季食谱2	
早餐	三明治（全麦面包切片100g，鸡蛋50g，奶酪20g，西红柿25g，生菜20g） 豆浆（300ml） 蓑衣黄瓜（黄瓜100g）	
中餐	杂粮饭（高粱米30g，大米60g） 蒸芋头（芋头50g） 清炖牛肉萝卜（牛肉50g，白萝卜75g，西红柿50g，生姜5g） 荷兰豆木耳白果（木耳50g，荷兰豆150g，白果10g） 茯苓猪骨汤（茯苓5g，猪棒骨50g，生姜3g）	
加餐	葡萄（100g）	
晚餐	菜团子（玉米面50g，面粉65g，小白菜100g，香菇25g，豆腐干25g） 清蒸鲈鱼（鲈鱼80g） 清炒盖菜（盖菜200g） 虫草花老鸭汤（虫草花15g，鸭肉30g）	

续 表

	夏季食谱2
油、盐	全天总用量：植物油25g，盐4g

注：本食谱可提供能量1600~2000kcal。蛋白质84~100g，碳水化合物200~285g及脂肪56~62g；宏量营养素占总能量比为：蛋白质15%~20%，碳水化合物45%~60%，脂肪20%~35%。

	秋季食谱1
早餐	紫米面馒头（紫米面15g，面粉35g） 纯牛奶（250ml） 煮鸡蛋（50g） 凉拌白菜豆丝（白菜70g，豆腐丝20g，香菜10g）
中餐	杂粮饭（绿豆20g，大米50g） 蒸南瓜（50g） 蒸酿香菇（猪里脊肉40g，香菇40g，生姜10g，葱20g） 蒜蓉地瓜叶（红薯叶200g） 紫菜蛋花汤（紫菜10g，鸡蛋20g）
加餐	圣女果（100g）
晚餐	金银卷（玉米面20g，面粉50g） 虾仁芦笋虫草花（虾仁60g，芦笋75g，虫草花10g，生姜10g） 蒜香秋葵（秋葵200g） 银耳莲子汤（银耳10g，莲子10g）
油、盐	全天总用量：植物油25g，盐5g

	秋季食谱2
早餐	蒸肉笼（面粉50g，猪里脊肉20g） 豆浆（250ml） 大拌菜（柿子椒50g，紫甘蓝40g，苦菊40g，黄瓜20g）
中餐	杂粮饭（藜麦30g，大米60g） 蒸山药（山药100g） 蒸时蔬卷（鸡胸肉40g，胡萝卜70g，莴笋70g，豆腐皮15g，木耳5g） 蒜蓉西蓝花白果（西蓝花200g，白果10g） 花蛤盖菜汤（花蛤20g，盖菜50g，生姜10g）
加餐	火龙果（120g）
晚餐	摊玉米面鸡蛋饼（玉米面45g，面粉50g，鸡蛋40g） 清蒸鳕鱼（鳕鱼50g，生姜10g，葱10g，柿子椒20g） 烩西红柿圆白菜（西红柿150g，圆白菜150g） 枸杞冬瓜汤（枸杞子10g，冬瓜50g）
油、盐	全天总用量：植物油25g，盐5g

注：本食谱可提供能量1600~2000kcal。蛋白质80~120g，碳水化合物220~300g及脂肪46~58g；宏量营养素占总能量比为：蛋白质15%~20%，碳水化合物45%~60%，脂肪20%~35%。

冬季食谱1	
早餐	玉米面蔬菜包（玉米面 20g，面粉 30g，油菜 75g，木耳 25g，鸡蛋 50g） 纯牛奶（250ml） 炝拌黄瓜金针菇（黄瓜 100g，金针菇 50g，花生 15g）
中餐	杂粮饭（玉米糁 25g，大米 40g） 蒸山药（山药 50g） 清炖羊肉西红柿（羊瘦肉 50g，西红柿 100g，生姜 5g） 烩菜花豌豆（菜花 150g，豌豆 25g，胡萝卜 25g） 紫菜豆腐汤（紫菜 10g，豆腐 25g）
加餐	梨（100g）
晚餐	紫米面发糕（紫米面 25g，面粉 40g） 清蒸鳕鱼（鳕鱼 80g，生姜 10g，葱 10g） 醋熘白菜木耳（白菜 200g，木耳 50g） 西红柿蛋花汤（西红柿 15g，鸡蛋 10g）
油、盐	全天总用量：植物油 25g，盐 4g
冬季食谱2	
早餐	核桃仁全麦面包（全麦面包 100g，核桃仁 15g） 纯牛奶（200ml） 煮鸡蛋（50g） 凉拌豆芽胡萝卜丝（绿豆芽 80g，胡萝卜 15g）
中餐	紫米饭（紫米 30g，大米 60g） 蒸南瓜（50g） 豉汁蒸扇贝（扇贝 180g） 什锦砂锅（娃娃菜 50g，香菇 50g，豆腐 70g，魔芋 50g，海带 25g） 棒骨萝卜汤（猪棒骨 50g，白萝卜 25g，生姜 2g）
加餐	猕猴桃（120g）
晚餐	全麦馒头（全麦面粉 85g） 汆丸子冬瓜（猪肉 30g，荸荠 25g，鸡蛋 50g，冬瓜 75g，生姜 2g） 手撕包菜（圆白菜 200g）
油、盐	全天总用量：植物油 25g，盐 4g

注：本食谱可提供能量 1600~2000kcal。蛋白质 78~94g，碳水化合物 220~282g 及脂肪 54~62g；宏量营养素占总能量比为：蛋白质 15%~20%，碳水化合物 45%~60%，脂肪 20%~35%。

（4）华东地区食谱举例（表 1-18）

表 1-18　　　　　　　　　　华东地区食谱举例

春季食谱1	
早餐	全麦馒头（全麦面粉 35g） 豆浆（300ml） 煮鸡蛋（50g） 凉拌金针菇（金针菇 50g）

	春季食谱1
中餐	杂粮饭（绿豆25g，大米60g） 盐水大头虾（虾100g） 油醋汁香菇西葫芦（香菇50g，西葫芦100g） 清炒豆苗（豆苗150g） 荠菜豆腐羹（荠菜15g，内酯豆腐50g）
加餐	樱桃（100g）
晚餐	杂粮饭（赤小豆25g，大米60g） 油面筋塞肉（油面筋35g，猪肉50g） 马兰头香干（马兰头100g，香干25g） 清炒油麦菜（油麦菜150g） 菌菇汤（香菇25g，口蘑25g）
油、盐	全天总用量：植物油20g，盐3g
	春季食谱2
早餐	菜包（50g） 纯牛奶（250ml） 茶叶蛋（鸡蛋50g） 凉拌黄瓜（黄瓜25g）
中餐	二米饭（小米25g，大米75g） 葱油鲳鱼（鲳鱼100g） 香椿炒蛋（香椿150g，鸡蛋50g） 冬瓜毛豆（冬瓜100g，毛豆15g） 西红柿蛋花汤（西红柿50g，鸡蛋25g）
加餐	橙子（100g）
晚餐	杂粮饭（糙米25g，大米75g） 花雕鸡（鸡肉100g） 黑木耳炒苦瓜（木耳20g，平菇30g，苦瓜100g） 蚝油生菜（生菜150g） 紫菜虾皮汤（紫菜5g，虾皮5g）
油、盐	全天总用量：植物油20g，盐5g

注：本食谱可提供能量1600~2000kcal。蛋白质65~99g，碳水化合物227~295g及脂肪50~62g；宏量营养素占总能量比为：蛋白质15%~20%，碳水化合物45%~60%，脂肪20%~35%。

	夏季食谱1
早餐	三明治（鸡蛋20g，芝士5g，西红柿25g，生菜30g，全麦面粉20g） 豆浆（250ml） 凉拌金瓜丝（南瓜50g）

	夏季食谱1
中餐	杂粮饭（玉米糁25g，大米75g） 清蒸鲈鱼（鲈鱼80g） 木耳刀豆（木耳25g，刀豆角100g） 韭黄豆干（韭黄100g，豆腐干25g） 西红柿蛋汤（西红柿50g，鸡蛋25g）
加餐	鲜西梅（100g）
晚餐	杂粮饭（黑米25g，大米50g） 五味鸡腿（鸡腿肉50g，生姜3g） 清炒芦笋（芦笋100g） 芹菜香干（芹菜150g，香干50g） 菌菇汤（香菇20g，白玉菇20g）
油、盐	全天总用量：植物油20g，盐4g
	夏季食谱2
早餐	黑米馒头（50g） 纯牛奶（250ml） 煮鸡蛋（50g） 凉拌黄瓜（黄瓜50g）
中餐	杂粮饭（绿豆25g，大米75g） 手撕鸡（鸡肉100g） 青椒茭白丝（青椒50g，茭白100g） 凉拌生菜（生菜150g） 丝瓜汤（丝瓜50g）
加餐	水蜜桃（150g）
晚餐	杂粮饭（薏苡仁25g，大米75g） 清蒸黄辣丁（黄辣丁100g） 凉拌秋葵（秋葵100g） 黄豆芽油豆腐（黄豆芽150g，油豆腐50g） 鸡毛菜汤（鸡毛菜50g）
油、盐	全天总用量：植物油20g，盐4g

注：本食谱可提供能量 1600~2000kcal。蛋白质 88~103g，碳水化合物 220~263g 及脂肪 52~73g；宏量营养素占总能量比为：蛋白质 15%~20%，碳水化合物 45%~60%，脂肪 20%~35%。

	秋季食谱1
早餐	全麦面包（50g） 豆腐花（豆腐50g） 煮鸭蛋（50g）

	秋季食谱1	
中餐	杂粮饭（玉米碴 25g，大米 35g） 茭白鳝丝（茭白 160g，黄鳝 75g） 蚝油双菇（香菇 50g，平菇 50g） 蒜泥空心菜（空心菜 150g） 酸辣汤（香菇 25g，豆腐 25g）	
加餐	梨（100g）	
晚餐	杂粮饭（黑米 25g，大米 35g） 黑椒牛柳（牛里脊肉 60g） 韭菜绿豆芽（韭菜 50g，绿豆芽 100g） 四喜烤麸（黄花菜 50g，花生 25g，木耳 25g，烤麸 50g） 鲫鱼汤（鲫鱼 50g）	
油、盐	全天总用量：植物油 20g，盐 5g	
	秋季食谱2	
早餐	纯牛奶（250ml） 茶叶蛋（鸡蛋 50g） 蒸玉米（100g） 乳黄瓜（25g）	
中餐	杂粮饭（绿豆 25g，薏苡仁 25g，大米 50g） 豉油鸡（鸡肉 50g） 皮蛋擂茄子（皮蛋 25g，茄子 100g） 醋熘白菜（白菜 150g） 紫菜蛋花汤（紫菜 5g，鸡蛋 10g）	
加餐	猕猴桃（100g）	
晚餐	杂粮米饭（赤小豆 25g，大米 50g） 清蒸梭子蟹（梭子蟹 100g，生姜 10g） 韭菜炒豆干（韭菜 100g，豆腐干 25g） 炒茼蒿（茼蒿 150g） 玉米排骨汤（玉米 50g，猪排骨 50g）	
油、盐	全天总用量：植物油 15g，盐 5g	

注：本食谱可提供能量 1600~2000kcal。蛋白质 86~106g，碳水化合物 223~276g 及脂肪 46~58g；宏量营养素占总能量比为：蛋白质 15%~20%，碳水化合物 45%~60%，脂肪 20%~35%。

	冬季食谱1	
早餐	杂粮馒头（玉米面 25g，面粉 30g，大枣 5g） 纯牛奶（250ml） 茶叶蛋（鸡蛋 50g） 凉拌西芹（西芹 25g）	

	冬季食谱1
中餐	杂粮饭（绿豆15g，薏苡仁25g，大米30g） 红烧羊肉（羊肉100g） 塔菜冬笋（塔菜100g，冬笋50g） 酸辣白菜（白菜100g） 山药菌菇汤（山药50g，香菇25g，白玉菇25g）
加餐	苹果（100g）
晚餐	杂粮饭（赤小豆15g，藜麦20g，大米35g） 雪菜蒸黄鱼（雪里蕻50g，黄鱼60g） 葱油花菜（菜花100g，葱10g） 清炒菠菜（菠菜100g，枸杞子5g） 海带豆腐汤（海带25g，豆腐20g）
油、盐	全天总用量：植物油20g，盐4g
	冬季食谱2
早餐	法棍面包（100g） 豆浆（250ml） 煮鸡蛋（50g） 凉拌木耳（木耳50g）
中餐	杂粮粥（大米30g，芡实15g，薏苡仁25g，花生10g） 葱油扇贝（扇贝100g） 鱼香茄子（茄子100g） 清炒豌豆苗（豌豆苗150g） 罗宋汤（西红柿25g，土豆25g，牛肉25g）
加餐	柚子（100g）
晚餐	杂粮饭（糙米20g，藜麦20g，大米40g） 咖喱牛肉（牛肉100g） 九层塔干烧杏鲍菇（九层塔10g，杏鲍菇100g） 清炒蓬蒿（茼蒿150g） 玉米浓汤（玉米50g）
油、盐	全天总用量：植物油25g，盐4g

注：本食谱可提供能量1600~2000kcal。蛋白质80~100g，碳水化合物210~265g及脂肪50~68g；宏量营养素占总能量比为：蛋白质15%~20%，碳水化合物45%~60%，脂肪20%~35%。

（5）华中地区食谱举例（表1-19）

表1-19   华中地区食谱举例

	春季食谱1
早餐	煮面条（肉丝25g，荞麦面条75g，菜心50g） 煮鸡蛋（50g）

春季食谱1	
中餐	杂粮饭（大米 70g，黑米 30g） 红烧黄鸭叫（柿子椒 15g，紫苏 10g，老姜 10g，黄辣丁 70g） 西芹炒百合（西芹 100g，木耳 20g，百合＊15g） 剁椒芽白（芽白 150g） 老母鸡汤（大枣 10g，玉竹 10g，鸡肉 50g，生姜 3g）
加餐	火龙果（150g）
晚餐	杂粮饭（大米 70g，燕麦 30g） 花菜炒肉（菜花 100g，猪瘦肉 70g） 木耳香菇肉丸汤（木耳 5g，香菇 5g，猪瘦肉 30g，香菜 15g） 小炒油菜（油菜 150g）
油、盐	全天总用量：植物油 25g，盐 5g
春季食谱2	
早餐	虾米馄饨（馄饨皮 60g，虾仁 15g） 凉拌菜心（菜心 50g） 煮鸡蛋（50g）
中餐	杂粮饭（大米 50g，玉米粒 30g） 干椒豆豉蒸排骨（猪排骨 75g） 银耳海参汤（银耳 25g，水发海参 50g，菠菜 20g） 莴笋丝炒韭菜（莴笋 200g，韭菜 50g）
加餐	橙子（100g）
晚餐	杂粮饭（大米 50g，绿豆 25g） 豌豆酸菜炒肉末（豌豆 75g，酸菜 10g，猪瘦肉 25g） 薏仁藕香汤（薏苡仁 15g，莲藕 50g） 香菇菜心（香菇 25g，菜心 125g）
油、盐	全天总用量：植物油 20g，盐 5g

注：本食谱可提供能量 1600~2000kcal。蛋白质 83~98g，碳水化合物 242~279g 及脂肪 46~60g；宏量营养素占总能量比为：蛋白质 15%~20%，碳水化合物 45%~60%，脂肪 20%~35%。

夏季食谱1	
早餐	全麦馒头（全麦面粉 100g） 低脂牛奶（200ml） 煮鸡蛋（50g） 小黄瓜（50g）
中餐	杂粮饭（大米 50g，荞麦 20g） 蒜炒空心菜（空心菜 100g） 酸菜苦瓜炒肉（青椒 25g，苦瓜 75g，酸菜 10g，猪瘦肉 75g） 黄花菜猪肝汤（黄花菜 50g，猪肝 25g）

夏季食谱1	
加餐	猕猴桃（100g）
晚餐	杂粮饭（大米70g，黑米30g） 三味茄子（茄子100g，香菜20g，猪瘦肉50g） 老姜肉片汤（木耳5g，姜10g，猪瘦肉25g） 清炒福瓜（福瓜150g）
油、盐	全天总用量：植物油20g，盐5g

夏季食谱2	
早餐	煮面条（猪里脊肉25g，荞麦面条75g，菜心50g） 煮鸡蛋（50g）
中餐	杂粮饭（大米80g，燕麦30g） 黄焖鳝鱼（黄瓜50g，紫苏10g，姜10g，黄鳝150g） 茄子炒豆角（茄子75g，豆角75g） 白灼生菜（生菜100g）
加餐	圣女果（100g）
晚餐	杂粮饭（大米70g，黑米25g） 红椒荭瓜牛肉丝（柿子椒10g，荭瓜75g，牛肉70g） 豆腐酸菜肉末汤（豆腐50g，酸菜10g，猪瘦肉25g） 清炒丝瓜（丝瓜150g）
油、盐	全天总用量：植物油25g，盐5g

注：本食谱可提供能量1600~2000kcal。蛋白质84~108g，碳水化合物234~292g及脂肪42~52g；宏量营养素占总能量比为：蛋白质15%~20%，碳水化合物45%~60%，脂肪20%~35%。

秋季食谱1	
早餐	虾仁水饺（饺子皮60g，猪瘦肉10g，虾仁20g） 煮鸡蛋（50g） 拍黄瓜（黄瓜100g）
中餐	杂粮饭（大米60g，燕麦30g） 青椒炒香干（香干60g，青椒25g） 大片冬瓜（青椒15g，冬瓜150g，猪瘦肉15g） 黄芪猴头菇汤（黄芪10g，猴头菇50g，鸡肉50g，生姜3g）
加餐	橙子（100g）
晚餐	杂粮饭（大米60g，赤小豆30g） 胡萝卜炒肉丝（青椒10g，胡萝卜100g，猪瘦肉55g） 山药炖排骨（山药50g，猪排骨25g） 小炒空心菜（空心菜100g）

续 表

秋季食谱1	
油、盐	全天总用量：植物油20g，盐5g

秋季食谱2	
早餐	煮面条（猪肉25g，荞麦面条75g，油菜45g） 煮鸡蛋（50g） 水萝卜（100g）
中餐	杂粮饭（大米70g，燕麦20g） 红椒火焙鱼（柿子椒50g，火焙鱼50g） 清炒藕尖（藕尖100g，猪瘦肉25g） 青菜钵（小白菜125g，生姜10g）
加餐	柚子（120g）
晚餐	杂粮饭（大米70g，黑米30g） 青椒老姜炒鸡（青椒25g，姜20g，鸡肉50g） 干煸四季豆（四季豆150g，猪瘦肉30g） 参芪排骨汤（黄芪3g，党参5g，猪排骨50g，生姜3g）
油、盐	全天总用量：植物油25g，盐5g

注：本食谱可提供能量1600~2000kcal。蛋白质78~93g，碳水化合物240~298g及脂肪47~57g；宏量营养素占总能量比为：蛋白质15%~20%，碳水化合物45%~60%，脂肪20%~35%。

冬季食谱1	
早餐	虾米馄饨（馄饨皮60g，虾仁15g） 荷包蛋（鸡蛋50g） 凉拌西芹（西芹150g）
中餐	杂粮饭（大米50g，荞麦15g，燕麦15g） 蒜香排骨（猪排骨75g，生姜5g，蒜苗15g） 心里美炒肉（心里美100g，猪瘦肉25g） 莲子汤（莲子6g）
加餐	苹果（100g）
晚餐	杂粮米饭（大米50g，荞麦30g） 红椒韭黄炒牛肉（柿子椒10g，韭黄100g，牛肉50g，生姜5g） 海带炖肉（海带20g，猪瘦肉25g，姜10g） 粉丝芽白（白菜125g，粉丝5g）
油、盐	全天总用量：植物油18g，盐5g

冬季食谱2	
早餐	青菜煮面（牛肉25g，荞麦面条75g，生菜50g，鸡蛋50g）

	冬季食谱 2
中餐	杂粮饭（大米 70g，燕麦 30g） 萝卜丝煮鲫鱼（白萝卜 50g，鲫鱼 150g，姜 10g，柿子椒 10g） 青椒莴笋条（莴笋 100g，蒜头 25g，青椒 15g） 小炒齐心白（齐心白 100g）
加餐	火龙果（100g）
晚餐	杂粮饭（大米 50g，藜麦 30g） 血鸭（鸭肉 80g，鸭血 20g，青椒 10g，八角 3g，姜 10g） 大片冬瓜（冬瓜 120g，青椒 15g） 小炒菠菜（菠菜 125g） 黑豆黄芪汤（黑豆 20g，黄芪 5g）
油、盐	全天总用量：植物油 20g，盐 5g

注：本食谱可提供能量 1600～2000kcal。蛋白质 76～101g，碳水化合物 229～290g 及脂肪 50～55g；宏量营养素占总能量比为：蛋白质 15%～20%，碳水化合物 45%～60%，脂肪 20%～35%。

（6）西南地区食谱举例（表 1-20）

表 1-20　　　　　　　　　西南地区食谱举例

	春季食谱 1
早餐	牛奶燕麦粥（纯牛奶 250ml，燕麦 60g） 煮鸡蛋（50g） 凉拌黄瓜（黄瓜 150g）
中餐	杂粮饭（大米 40g，荞麦 30g） 子姜炒肉（猪瘦肉 100g，子姜 25g） 拌苦瓜（苦瓜 200g）
加餐	苹果（150g）
晚餐	杂粮饭（大米 40g，荞麦 30g） 甜椒牛柳（柿子椒 150g，牛里脊肉 100g） 凉拌菜（莴笋 100g，木耳 100g，山药 100g）
油、盐	全天总用量：植物油 25g，盐 5g
	春季食谱 2
早餐	全麦馒头（全麦面粉 60g） 低脂牛奶（250ml） 香椿炒鸡蛋（鸡蛋 50g，香椿 100g）
中餐	杂粮饭（大米 50g，薏苡仁 15g） 芦笋炒肉（芦笋 100g，猪瘦肉 100g） 炝炒菜心（菜心 150g）

	春季食谱 2	
加餐	草莓（150g）	
晚餐	杂粮饭（大米 40g，糙米 25g） 凉拌鸡（西芹 75g，鸡肉 75g） 酸辣刀豆丝（刀豆角 150g）	
油、盐	全天总用量：植物油 20g，盐 5g	

注：本食谱可提供能量 1600~2000kcal。蛋白质 86~112g，碳水化合物 232~275g 及脂肪 41~61g；宏量营养素占总能量比为：蛋白质 15%~20%，碳水化合物 45%~60%，脂肪 20%~35%。

	夏季食谱 1	
早餐	煮玉米（150g） 低脂牛奶（250ml） 煮鸡蛋（50g） 凉拌马齿苋（马齿苋 100g）	
中餐	杂粮饭（大米 40g，赤小豆 30g） 胡萝卜烧肉（胡萝卜 100g，猪瘦肉 75g） 烩冬瓜（冬瓜 150g） 双花饮（菊花 5g，金银花 5g，山楂 5g）	
加餐	草莓（200g）	
晚餐	杂粮饭（大米 40g，紫米 30g） 紫苏焖鸭（紫苏叶 5g，鸭肉 85g） 清炒凤尾（莴笋叶 150g）	
油、盐	全天总用量：植物油 20g，盐 5g	

	夏季食谱 2	
早餐	玉米粑（玉米面 35g，全麦面粉 35g） 低脂牛奶（250ml） 煮鸡蛋（50g） 凉拌木耳（木耳 150g）	
中餐	二米饭（大米 50g，小米 40g） 蒜薹炒肉（蒜薹 100g，猪瘦肉 100g） 虎皮青椒（青椒 150g）	
加餐	黄桃（200g）	
晚餐	绿豆南瓜粥（绿豆 30g，大米 30g，南瓜 50g） 藿香鲫鱼（藿香 10g，鲫鱼 100g） 素炒菠菜（菠菜 150g）	
油、盐	全天总用量：植物油 25g，盐 5g	

注：本食谱可提供能量 1600~2000kcal。蛋白质 78~90g，碳水化合物 210~278g 及脂肪 54~58g；宏量营养素占总能量比为：蛋白质 15%~20%，碳水化合物 45%~60%，脂肪 20%~35%。

	秋季食谱 1	
早餐	南瓜饼（南瓜 50g，全麦面粉 50g） 低脂牛奶（250ml） 木瓜蒸蛋（木瓜 150g，鸡蛋 50g）	
中餐	杂粮饭（大米 50g，荞麦 50g） 青椒炒肉（青椒 100g，猪瘦肉 100g） 素炒小白菜（小白菜 100g）	
加餐	猕猴桃（120g）	
晚餐	杂粮饭（大米 50g，玉米糁 50g） 洋葱牛柳（洋葱 100g，牛里脊肉 100g） 凉拌萝卜丝（白萝卜 150g）	
油、盐	全天总用量：植物油 25g，盐 5g	

	秋季食谱 2	
早餐	蒸玉米（150g） 低脂牛奶（250ml） 煮鸡蛋（50g） 凉拌鱼腥草（鱼腥草 150g）	
中餐	杂粮饭（大米 70g，绿豆 30g） 白果炖鸡（白果 10g，鸡 110g） 虎皮青椒（青椒 150g）	
加餐	石榴（150g）	
晚餐	杂粮饭（大米 50g，黑米 25g） 清蒸鲈鱼（鲈鱼 150g） 炝炒莲白（圆白菜 150g）	
油、盐	全天总用量：植物油 20g，盐 5g	

注：本食谱可提供能量 1600~2000kcal，蛋白质 83~105g，碳水化合物 230~270g 及脂肪 45~60g；宏量营养素占总能量比为：蛋白质 15%~20%，碳水化合物 45%~60%，脂肪 20%~35%。

	冬季食谱 1	
早餐	牛奶燕麦粥（低脂牛奶 250ml，燕麦 60g） 煮鸡蛋（50g） 拌生菜（生菜 150g）	
中餐	杂粮饭（大米 50g，荞麦 50g） 粉蒸肉（土豆 100g，猪瘦肉 90g） 凉拌鱼腥草（鱼腥草 100g）	
加餐	橘子（150g）	

续 表

	冬季食谱1	
晚餐	杂粮饭（大米50g，高粱米50g） 白灼基围虾（基围虾100g） 清炒凤尾（莴笋叶200g） 莲子汤（莲子6g）	
油、盐	全天总用量：植物油25g，盐5g	

	冬季食谱2	
早餐	蒸山药（200g） 纯牛奶（250ml） 煮鸡蛋（50g） 水煮西蓝花（160g）	
中餐	杂粮饭（大米50g，藜麦50g） 羊肉汤（白萝卜150g，羊肉100g） 清炒紫甘蓝（紫甘蓝150g）	
加餐	柚子（150g）	
晚餐	茯苓红豆薏米粥（茯苓10g，赤小豆30g，薏苡仁20g，大米30g） 蚂蚁上树（泡发粉丝40g，猪瘦肉50g） 烩冬瓜虾仁（冬瓜150g，虾仁100g）	
油、盐	全天总用量：植物油25g，盐5g	

注：本食谱可提供能量1600~2000kcal，蛋白质80~95g，碳水化合物244~280g及脂肪45~60g；三大营养素占总能量比为：蛋白质15%~20%，碳水化合物45%~60%，脂肪20%~35%。

（7）华南地区食谱举例（表1-21）

表1-21　　　　　　　　　华南地区食谱举例

	春季食谱1	
早餐	韭菜鸡蛋炒面（韭菜50g，鸡蛋55g，面条50g） 纯牛奶（250ml） 松子（10g）	
中餐	米饭（大米100g） 彩椒胡萝卜粒炒瘦肉（柿子椒40g，胡萝卜80g，猪瘦肉30g） 盐水菜心（菜心100g） 海带豆腐汤（海带60g，豆腐80g）	
加餐	樱桃（150g）	
晚餐	杂粮饭（大米50g，红米25g） 春笋炒鸡（鸡肉30g，春笋50g） 清炒圆白菜（圆白菜100g）	
油、盐	全天总用量：植物油25g，盐5g	

	春季食谱2
早餐	三丝炒苔粉（油菜30g，鸡肉50g，柿子椒10g，鸡蛋20g，苔粉60g） 纯牛奶（250ml） 榛子（10g）
中餐	米饭（大米100g） 清蒸鲈鱼（鲈鱼100g） 韭菜炒牛肉（韭菜50g，牛肉80g） 西红柿豆腐排骨汤（西红柿50g，豆腐50g，猪排骨15g）
加餐	苹果（150g）
晚餐	杂粮饭（大米60g，玉米糁40g） 香菇木耳蒸肉饼（香菇10g，木耳10g，猪瘦肉30g） 洋葱炒蛋（洋葱25g，鸡蛋40g） 黑豆黄杞子汤（黄芪10g，黑豆10g，枸杞子10g，生姜3g）
油、盐	全天总用量：植物油25g，盐5g

注：本食谱可提供能量1600~2000kcal。蛋白质70~102g，碳水化合物213~240g及脂肪55~72g；宏量营养素占总能量比为：蛋白质15%~20%，碳水化合物45%~60%，脂肪20%~35%。

	夏季食谱1
早餐	牛肉炒粿条（牛肉50g，湿米粉条100g，芥蓝50g） 纯牛奶（250ml） 葵花子（10g）
中餐	米饭（大米100g） 盐水菜心（菜心100g） 香煎带鱼（带鱼100g） 西红柿冬瓜豆腐鸡蛋汤（西红柿100g，冬瓜80g，鸡蛋45g，豆腐60g）
加餐	火龙果（200g）
晚餐	杂粮饭（大米80g，玉米粒150g） 苦瓜炒木耳（苦瓜100g，木耳75g） 腐乳通菜（空心菜40g） 石斛西洋参瘦肉汤（猪瘦肉50g，铁皮石斛5g，西洋参2g，大枣8g）
油、盐	全天总用量：植物油25g，盐5g

	夏季食谱2
早餐	牛奶煮麦片（纯牛奶250ml，燕麦片45g） 洋葱菜肉包（面粉50g，猪肉30g，洋葱3g，白菜20g，虾米2g） 煮鹌鹑蛋（15g）
中餐	米饭（大米100g） 豇豆炒鸡胸肉（长豆角70g，鸡胸肉50g） 水煮芥菜（芥菜40g） 冬瓜焖筒骨汤（冬瓜60g，猪筒骨80g）

续　表

	夏季食谱2
加餐	橙子（200g）
晚餐	杂粮饭（大米70g，黑米30g） 黄瓜炒肉片（黄瓜50g，猪瘦肉40g） 豉汁鲮鱼（鲮鱼40g） 蒜蓉炒生菜（生菜60g） 灵芝山药猪骨汤（猪骨150g，灵芝10g，山药30g，生姜3g）
油、盐	全天总用量：植物油25g，盐5g

注：本食谱可提供能量1600~2000kcal。蛋白质71~102g，碳水化合物215~240g及脂肪62~72g；宏量营养素占总能量比为：蛋白质15%~20%，碳水化合物45%~60%，脂肪20%~35%。

	秋季食谱1
早餐	鸡蛋茗粉（鸡蛋55g，茗粉80g，生菜50g） 纯牛奶（250ml） 花生（5g）
中餐	米饭（大米100g） 莲藕胡萝卜排骨汤（莲藕50g，胡萝卜30g，猪排骨20g） 香煎马鲛鱼（60g） 水煮白菜（100g）
加餐	梨（200g）
晚餐	杂粮饭（大米55g，燕麦粒15g） 白斩清远鸡（鸡肉30g） 四季豆炒牛肉（四季豆40g，牛肉30g） 玉米须芡实赤小豆煲猪胰汤（玉米须5g，芡实7g，赤小豆5g，猪胰50g，茯苓7g，生姜3g）
油、盐	全天总用量：植物油25g，盐5g

	秋季食谱2
早餐	玉米菜肉饺（面粉90g，白菜30g，山药15g，玉米粒20g，虾米3g，猪肉40g） 纯牛奶（300ml）
中餐	米饭（大米100g） 金针菇炒黄豆芽（金针菇30g，黄豆芽60g） 深井烧鹅（鹅肉100g） 丝瓜鸡蛋汤（丝瓜40g，鸡蛋55g）
加餐	桃（200g）
晚餐	米饭（大米100g） 煮玉米（100g） 西芹百合花生炒鸡肉（西芹30g，百合15g，花生8g，鸡肉40g） 蒸鱼（鲩鱼80g） 竹荪山药煲冬菇鸡（竹荪10g，山药30g，冬菇15g，胡萝卜30g，鸡肉50g，生姜3g）

续　表

	秋季食谱2
油、盐	全天总用量：植物油 25g，盐 5g

	冬季食谱1
早餐	切片面包夹煎蛋（切片面包 40g，鸡蛋 55g） 燕麦粥（燕麦 25g） 纯牛奶（250ml） 核桃仁（12g）
中餐	米饭（大米 90g） 土豆鸡肉（土豆 60g，鸡肉 60g） 大骨汤煮芥菜（芥菜 100g） 萝卜羊排汤（白萝卜 100g，羊排 60g）
加餐	猕猴桃（200g）
晚餐	杂粮饭（大米 55g，玉米糁 35g） 炒圆白菜（圆白菜 100g） 冬笋焖牛肉（冬笋 100g，牛肉 30g）
油、盐	全天总用量：植物油 25g，盐 5g

	冬季食谱2
早餐	紫米面发糕（50g） 菜包子（面粉 30g，白菜 40g） 纯牛奶（250ml） 开心果（12g）
中餐	米饭（大米 90g） 草菇圆白菜炒鸡杂（草菇 30g，圆白菜 100g，鸡肝 8g，鸡胗 8g，鸡肠 8g，鸡心 8g） 鱼头豆腐汤（白萝卜 100g，豆腐 100g，鳙鱼头 80g）
加餐	柚子（200g）
晚餐	二米饭（大米 55g，小米 25g） 蒜蓉菜花炒瘦肉末（菜花 40g，猪瘦肉 20g） 萝卜牛腩（白萝卜 100g，牛腩 30g） 鸽肉山药玉竹汤（鸽肉 50g，山药 30g，玉竹 12g，生姜 3g）
油、盐	全天总用量：植物油 25g，盐 5g

注：本食谱可提供能量 1600~2000kcal，蛋白质 72~92g，碳水化合物 211~262g 及脂肪 61~74g；宏量营养素占总能量比为：蛋白质 15%~20%，碳水化合物 45%~60%，脂肪 20%~35%。

思政课堂　　思维导图

扫码查看
课程资源

课程二 特殊饮食护理

单元 1 识别老年人进食、进水困难的基本原因

 案例导入

张爷爷，79 岁，左侧肢体活动不灵，卧床为主，可以从床上转移到轮椅上坐位进餐，爱吃肉，右手能拿食品，需要协助喂菜、喂汤，近期存在大便干结。今天，午餐是素包子，张爷爷咬了一口后，把包子放在一边，不想吃了。假如您是护理员，如何应对老年人进食困难？除此之外，还存在哪些老年人常见的进食困难原因，您知道应该如何应对吗？

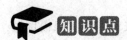 **教学目标**

1. 能识别老年人常见的进食、进水困难的表现
2. 熟悉老年人常见的进食、进水困难的原因
3. 养成以老年人的生命安全为中心的职业素养

知识点

一、老年人进食、进水困难概述

老年人由于身体衰老或疾病的原因容易出现进食、进水困难，无法正常摄取足够的营养和水分，进而影响老年人的健康，护理员准确识别老年人进食、进水困难的原因，能够及时发现影响老年人健康的因素，从而采取相应措施，保证老年人的健康。

1. 老年人进食、进水困难的表现

（1）进食困难

①咀嚼困难：食物进入口腔内首先被咀嚼，若由于某些原因，老年人无法咀嚼，只是将食物含在嘴里，或咀嚼费力，无法将食物顺利咀嚼成食团，出现咀嚼障碍，则影响老年人正常进食。此时，老年人喜欢咀嚼蛋糕、面包、面条等较软的食物，或喜欢将食物在稀饭里泡软后食用。

②吞咽障碍：食物进入口腔经咀嚼与唾液混合形成食团后，由舌运动将食物通过口腔运送至咽部，到咽部经吞咽动作进入食管、运送至胃内，吞咽困难是指食物从口腔至胃的运送过程中受阻而产生咽部、胸骨后或剑突部位的梗阻停滞感。老年人常主

诉"黏住""停住""挡住""下不去"等症状,或出现强烈咳嗽、突然喷出食物的呛咳症状。

（2）进水困难

水无须咀嚼,但吞咽水的难度较吞咽食物的难度大,进水困难是指无法正常、顺利地将水从口腔运送至胃内,在吞咽水的过程中出现呛咳的现象。

2. 老年人进食、进水困难的原因

（1）精神、心理因素

老年人精神差、情绪不佳、食物不合胃口,均影响老年人正常进食,此时咀嚼、吞咽功能均无异常,且未出现呛咳,仅仅表现为老年人不愿进食。

（2）体位因素

有利于老年人进食、进水的体位是端坐位、半坐位,其次是侧卧位,容易引起进食、进水困难的体位是仰卧位。老年人出现呛咳或主诉吞咽异物感,但当变换体位后症状消失、无不良主诉,即表示进食、进水困难与体位有关。

（3）生理因素

老年人由于牙齿松动或缺失导致咀嚼困难,无法咀嚼较硬的食物,无法顺利将食物变成食团,造成进食困难。

（4）疾病因素

①抑郁症或失智症:患有抑郁症时,老年人情绪低落或烦躁,不愿进食、进水,患有失智症时,有些老年人仅仅将食物、水含在嘴里,不咀嚼、不吞咽,且护理人员与老年人无法正常沟通,劝解后无反应。

②口咽部疾病:口咽部损伤会使老年人咀嚼、吞咽困难,在咀嚼和吞咽过程中,老年人主诉有疼痛感,如口咽炎、咽肿瘤、咽后壁脓肿等。

③食管疾病:食管炎、食管良性肿瘤、食管癌、食管肌功能失调、甲状腺极度肿大等可使老年人主诉食管某部位有异物感,食物、水无法顺利通过食管到达胃内,或过程延长。其中,食管癌是重要病因。

④神经、肌肉疾病:患有脑血管疾病的老年人出现面瘫、舌无力,可导致咀嚼困难、食物无法顺利经口腔运送至咽部,有流涎、言语不清的症状,延髓麻痹、重症肌无力、有机磷杀虫药中毒、多发性肌炎、皮肌炎等也会造成老年人吞咽困难、饮水呛咳。

⑤全身性疾病:狂犬病、破伤风、肉毒中毒、缺铁性贫血等,也可引起老年人吞咽困难。

二、识别老年人进食、进水困难原因的方法

了解老年人进食、进水困难的表现后,通过恰当的方法识别生活中老年人进食、进水困难的原因,以下介绍常用的识别方法。

1. 观察老年人进食、进水的表现

识别老年人进食、进水困难的基本原因,首先应观察老年人的异常表现,老年人是仅为不愿进食、进水,还是仅将食物或水含在嘴里;是否伴有无法与老年人沟通现

象；出现呛咳或吞咽困难，经变换体位后是否可消除；是仅咀嚼困难，还是吞咽困难；咀嚼或吞咽何种食物困难、呛咳，饮水是否呛咳等。

2. 询问老年人进食、进水的情况

询问老年人"不喜欢这些食物吗？""有什么不顺心的事情吗？""吃东西呛，还是喝水呛？还是吃东西喝水都呛？""吃馒头、油条费力吗？还是吃蛋糕、面包也费力？""什么体位时呛？坐起来后喝水还呛吗？""吃东西时有什么不舒服吗？疼吗？"通过询问老年人，以获得老年人的主诉，了解老年人饮食、饮水的情况。

3. 判断原因

依据老年人的表现和主诉，判断老年人进食、进水困难的表现及原因（表1-22）。

表1-22 老年人进食、进水困难的表现及原因

表现	主诉	基本原因
不愿进食、进水，精神、情绪不佳	烦闷，不开心，没心情	精神、心理因素、抑郁症
不愿进食、进水，无精神、情绪不佳	不爱吃或不爱喝	食物不合胃口
仰卧位吞咽困难、呛咳，变为侧卧位、端坐位或半坐位后症状消失	无不良主诉	与体位有关
仅将食物或水含在嘴里，且伴有无法与老年人沟通	无主诉，无法正常回答问题	失智
仅有咀嚼困难	咀嚼馒头、油条太费力了，咀嚼面包、蛋糕会好些	牙齿松动或稀疏
咀嚼、吞咽困难	嚼东西时口腔内疼，或咽东西时咽部疼	口咽部疾病
咀嚼顺利，有吞咽困难，吞咽时有停顿、不顺畅	吞咽食物过程中某部位有异物感，有东西黏住了，咽的东西停住了，有东西挡住了，咽的东西觉得下不去	食管疾病
吞咽困难，或饮水呛咳	言语不清或未诉其他不适，进食时吞咽困难或仅为饮水呛咳等	神经肌肉疾病、全身性疾病

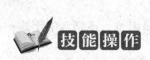 技能操作

识别老年人进食、进水困难的基本原因

一、操作规程

步骤	流程	操作步骤	备注
步骤1	操作前评估	(1) 护理员站在床前，身体前倾，微笑面对老年人。 (2) 评估老年人的神志、病情，配合程度。老年人吞咽情况等	收集资料，了解老人的基本状况
步骤2	工作准备	(1) 环境准备：使谈话环境整洁、无异味，房间干净、整洁。 (2) 护理员准备：着装整齐，用七步洗手法洗净双手，戴口罩。 (3) 物品准备：适量食物、温水、餐勺、毛巾、纸巾、手电筒、压舌板、小餐桌、轮椅、笔和记录单、免洗洗手液	
步骤3	沟通核对	(1) 将护理车摆放在床头。 (2) 再次核对房间号。 (3) 为老年人摆放进食体位。 (4) 向老年人告知准备进食	进食体位有轮椅坐位、床上坐位、半卧位
步骤4	观察表现	(1) 护理员再次洗手。 (2) 物品摆放合理。 (3) 在老年人的颌下垫毛巾。 (4) 协助老年人进食，观察老年人进食表现。 (5) 观察发现张爷爷进食、饮水时速度慢，无呛咳，吞咽有停顿	毛巾覆盖前胸，观察老年人进食速度、进食量、吞咽情况
步骤5	询问主诉	"张爷爷，您最近怎么饭量少了？是饭菜不合胃口吗？" "不是，是吃东西越来越费劲了。" "是嚼东西费劲吗？" "不是，嚼东西没问题，就是咽东西的时候费劲，总觉得咽下的东西到胸口这儿就被堵着似的，总是感觉不顺畅。" "是吃所有东西都这样吗？" "不是，吃硬的不行，像鸡蛋、油条、馒头都不行，喝水还好，喝粥也还行，就是喝下去后跟黏着似的，有点下不去。" "喝水呛吗？" "不呛，现在也只有喝水时最顺畅了，稍稍在胸口这儿有点挡了一下的感觉。" "咽东西时觉着疼吗？" "不疼，就是觉着东西到胸口处下得特别不顺畅。"	态度和蔼，语言亲切； 逐项评估，寻找原因

续 表

步骤	流程	操作步骤	备注
步骤6	判断原因	根据张爷爷的表现，无咀嚼困难及饮水呛咳，有吞咽困难，吞咽不顺畅，主诉咽东西时胸口部有异物感，初步判断张爷爷有食管疾病的可能	
步骤7	记录并报告	(1) 记录下老年人的表现及主诉。 (2) 报告家属或医护人员。 (3) 及时就医，以做进一步检查、确诊	规范记录
注意事项		1. 语言亲切，态度和蔼，操作全过程体现耐心、尊重和人文关怀。 2. 进食、进水过程中要预防老年人噎食和呛咳的发生。 3. 当老年人出现不良情绪时，可暂时停止询问并及时疏导。 4. 进食体位的摆放尽量选取老年人日常进食的体位。 5. 必要时可借助用物检查老年人口腔	

二、操作风险点

1. 评估结果错误：评估时未按照标准流程进行或护理员自身专业知识缺乏造成评估结果错误。

2. 烫伤：进食前未测试食物温度。

3. 呛咳：进水过程太快，进食、进水体位摆放不合理。

4. 食物反流：进食后未保持原体位30min。

三、操作关键点

1. 操作前了解老年人基本情况，如疾病史、饮食爱好等。

2. 进食体位的摆放要求与老年人日常体位一致，确保结果的准确性。

3. 识别询问时逐项询问，不可打断老年人表达，规范记录评估结果。

4. 护理员要做好应对噎食、呛咳等的发生。

单元2 鼻饲饮食法

案例导入

刘爷爷，67岁，因脑出血入院治疗1周后，病情得到控制，目前意识清醒，但体质较弱，仍不能正常说话及正常吞咽，因无法正常进食，遵医嘱给予鼻饲饮食。请护理员为老年人实施鼻饲饮食。

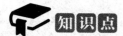

教学目标

1. 能说出插鼻饲管的操作风险点和操作关键点
2. 学会为老年人插鼻饲管
3. 养成尊老、敬老、维护老年人自尊的职业素养

知识点

一、管饲饮食分类

管饲饮食是将导管插入胃肠道，注入营养丰富的流质食物、营养液、水分和药物，管饲饮食相对副作用小、更接近正常生理状态，是一种安全、经济的营养支持方法，根据导管插入的途径可分为：

鼻胃管：导管经鼻腔插入胃内。

口胃管：导管经口腔插入胃内。

鼻肠管：导管由鼻腔插入小肠。

胃造瘘管：导管经胃造口插入胃内。

空肠造瘘管：导管经空肠造口插入空肠内。

二、鼻饲法及其适应范围

鼻饲法是指将导管经鼻腔插入胃内，从管内输注流质食物、水和药物，以达到维持营养和治疗目的的方法。

鼻饲法主要适应于不能由口进食者，如昏迷、消化道肿瘤等引起吞咽困难、食管狭窄、口腔疾病、口腔术后的老年人，危重老人，拒绝进食的老年人，如精神异常者。

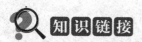

知识链接

鼻饲食谱举例及配制方法

（1）适合鼻饲的食物：米汤、米粉、稀饭、面汤；鸡蛋、牛奶、豆浆、各种瘦肉、鱼、虾；各类果汁；各类蔬菜汁。

（2）鼻饲食谱举例：

7：00（早餐）

①鸡蛋 50g、牛奶 200ml、白糖 50g、盐 2g

②鸡蛋 50g、米汤 200ml、白糖 50g、盐 2g

9：30（加餐）

混合奶 150ml（鲜牛奶 100ml、浓米汤 50ml）

12：00（中餐）

①牛奶150ml、猪瘦肉75g、豆腐125g、胡萝卜100g、青菜100g、白糖50g、盐2g

②浓肉汤或鸡汤150ml、鸡肉75g、豆腐125g、胡萝卜100g、青菜100g、白糖50g、盐2g

14：30（加餐）

①果汁150ml

②蔬菜汁150ml

17：30（晚餐）

①米粉200ml、鸡肉75g、猪肝30g、胡萝卜100g、青菜100g、白糖50g、盐2g

②牛奶200ml、虾肉75g、豆腐125g、胡萝卜100g、青菜100g、白糖50g、盐2g

21：00

混合奶150ml

23：00

水150ml

（3）配制方法：根据配方要求选择特定食物称量备用，如固体食物瘦猪肉、鸡肉、鱼、虾、蔬菜等必须先洗干净去骨、去皮、去刺，切成小块煮熟，鸡蛋煮熟去壳分成块，牛奶、米粉、肉汤等煮沸加糖，然后将每餐所需食物全部混合，一起装入电动搅拌机内磨碎搅拌成无颗粒糊状即可，以上配方应根据病情的具体情况不断进行调整。

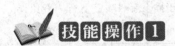 技 能 操 作 1

插鼻饲管操作规程

一、操作规程

步骤	流程	操作步骤	备注
步骤1	操作前核对评估	（1）护理员站在床前，身体前倾，微笑面对老年人，核对医嘱，对照床头卡、腕带核对老年人姓名、床号。 （2）根据老年人的神志、病情，配合程度，向老年人解释操作的任务和目的，询问是否需工作人员协助或给予保护性约束。 （3）检查老年人鼻腔是否通畅，口腔内有无义齿，若有义齿需先取下义齿，并妥善放置，询问老年人有无其他需求，是否可以开始操作	（1）严格查对，确认老年患者。 （2）减轻老年患者的焦虑和不安全感，取得合作。 （3）取下义齿可防止脱落、误咽

步骤	流程	操作步骤	备注
步骤2	工作准备	（1）环境准备：房间干净、整洁，光线明亮；温湿度适宜，空气清新、无异味。 （2）护理人员准备：着装整齐，用七步洗手法洗净双手，戴口罩。 （3）物品准备：普通橡胶胃管或硅胶胃管、治疗碗、镊子、纱布、压舌板、治疗巾、50ml注射器。 （4）治疗盘（操作时用）内备：鼻饲流质饮食（38~40℃）、温开水、听诊器、胶布、夹子或橡皮圈、液状石蜡、棉签、餐巾纸、别针、吸管、手电筒、弯盘、无菌手套、水温计	
步骤3	安置体位	（1）携用物至床旁，根据医嘱核对床号、姓名及腕带。 （2）根据病情，协助老年人取坐位或半坐卧位，不能坐起者取右侧卧位，昏迷者采取去枕平卧位，头向后仰。 （3）铺治疗巾于老年人颌下，弯盘置于口角旁，餐巾纸放于便于取用处。 （4）选择通畅侧鼻腔，用棉签清洁鼻腔，如有鼻腔疾患，应选择健侧鼻腔，并备好胶布便于插管后固定胃管	（1）半坐卧位或坐位可减轻胃管通过鼻咽部时的呕吐反射，利于胃管插入；如果老年人呕吐，也可防止窒息。 （2）根据解剖位置，右侧卧位利于胃管插入。 （3）头向后仰便于胃管沿咽喉壁下行，避免误入气管
步骤4	插鼻饲管	（1）测长标记（见下图）： 打开鼻饲包，戴无菌手套，用注射器向胃管内注入少量空气检查胃管是否通畅，关闭胃管末端管盖。测量胃管插入的长度，并做标记。 ①前额发际至胸骨剑突； ②鼻尖经耳垂至胸骨剑突，长度为45~55cm。 （2）润滑胃管： 用液状石蜡润滑胃管前段减少插管时的摩擦力。	（1）关闭末端以防止胃内容物较多时发生反流，插管时动作要轻稳，镊子尖端勿碰及患者鼻黏膜，以免造成损伤。 （2）吞咽动作便于胃管顺利进入食管，减轻不适，护理员可让老年人随"咽"的口令边咽边插，不能配合做吞咽动作的老年人可饮少量温开水。 （3）下颌靠近胸骨柄，可增加咽喉部通道的弧度，便于胃管顺利通过会厌部

步骤	流程	操作步骤	备注
步骤4	插鼻饲管	（3）插入胃管： ①清醒老年人： 左手持纱布托住胃管，右手持镊子夹住胃管前端，沿选定侧鼻孔先稍向上平行，再向后下方缓缓插入； 插入至 10~15cm（咽喉部）时，嘱老年人做吞咽动作，顺势将胃管向前推进，至预定长度。 ②昏迷老年人： 胃管插入约 15cm（会厌部）时，左手将老年人头部托起，使下颌靠近胸骨柄，便于胃管沿后壁滑行插入至预定长度。见下图： a　　　　　　　　b 注意：插管过程中若老年人出现恶心、呕吐，可暂停插入，嘱其深呼吸或张口呼吸，可缓解紧张；若出现呛咳、呼吸困难或发绀，表明胃管误入气管，应立即拔管，休息片刻后重新插入；若插管不畅时应检查口腔，了解胃管是否盘在口咽部，或将胃管抽出少许，再小心插入	
步骤5	验证胃管是否在胃内	验证胃管是否在胃内有三种方法： （1）抽：在胃管末端连接注射器回抽，见胃液或胃内容物。 （2）听：置听诊器于老年人胃部，同时用注射器快速向胃内注入 10ml 空气，听到气过水声。 （3）看：将胃管末端置于盛水的治疗碗中，无气泡逸出	
步骤6	固定胃管	确认胃管在胃内后，用胶布固定胃管于鼻翼及面颊部，脱去手套	防止胃管移动或滑出
步骤7	灌注食物	（1）灌注食物后将胃管末端反折，或关闭胃管末端管盖并用纱布包好，用橡皮圈或夹子夹紧，贴胃管标识。 （2）用别针将胃管固定于大单、枕旁或患者衣领处	防止食物反流

续　表

步骤	流程	操作步骤	备注
步骤8	整理用物	（1）清洁老年人口腔、鼻腔，撤去用物，整理床单位，嘱老人维持体位30min。 （2）冲洗注射器，放于治疗盘内，用纱布盖好备用。 （3）洗手，记录插管时间、老年人反应、鼻饲液种类和量等	维持原卧位可防止食物反流，鼻饲用物应每日更换、消毒
注意事项		1. 操作动作要轻稳，注意食管解剖特点，在通过食管三个狭窄处时（环状软骨水平处、平气管分叉处、食管通过膈肌处）要特别小心，避免损伤食管黏膜。 2. 食管静脉曲张、食管梗阻的老年人禁忌鼻饲	

二、操作风险点

1. 呛咳或窒息：插管过程中误入气管，应立即拔管，休息片刻后重新插入。
2. 食物反流：推注食物后未保持体位30min。
3. 感染：插管过程中违反无菌原则，污染鼻胃管，灌注食物过程中推注器污染等。

三、操作关键点

1. 操作前做好评估与沟通，检查老年人鼻腔是否通畅和口腔内有无义齿。
2. 插管时需取坐位或半坐位，嘱老年人深呼吸，减少插管过程中的不适感。
3. 插管至10~15cm长度，即至咽喉部时嘱做吞咽动作，便于胃管顺利插入食管。
4. 胃管插入至所需长度时，须检查胃管是否在胃内。
5. 插管成功后，须妥善处理胃管末端开口处，并正确固定。

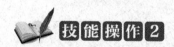

拔鼻饲管操作规程

一、操作规程

步骤	流程	操作步骤	备注
步骤1	核对评估	携用物至老年人床旁，核对床号、姓名及腕带，告知拔管原因。 （1）护理员站在床前，身体前倾，微笑面对老年人，核对医嘱，对照床头卡核对老年人姓名、床号。 （2）老年人的神志、病情，配合程度，向老年人解释操作的任务和目的，询问是否需工作人员协助或给予保护性约束。 （3）询问老年人有无其他需求，是否可以开始操作	停止鼻饲或长期鼻饲需更换胃管时

步骤	流程	操作步骤	备注
步骤2	工作准备	（1）环境准备：房间干净、整洁，光线明亮，温湿度适宜。 （2）护理员准备：着装整齐，用七步洗手法洗净双手，戴口罩。 （3）物品准备：治疗盘内备：弯盘、纱布、治疗巾、餐巾纸、棉签、松节油、无菌手套、乙醇、漱口或口腔护理用物	
步骤3	铺巾置盘	铺治疗巾于老年人颌下，将弯盘置于口角旁，最后一次喂食毕，夹紧胃管末端置弯盘内，轻轻揭去固定的胶布	
步骤4	呼气拔管	（1）护理员戴手套，用纱布包裹近鼻孔处胃管，嘱老年人深呼吸，在其呼气时拔管，边拔边用纱布擦胃管，至咽喉处快速拔出。 （2）擦净口鼻，置胃管于弯盘内，撤去弯盘	
步骤5	清洁整理	（1）清洁老年人口、鼻、面部，擦去胶布痕迹，协助漱口。 （2）脱去手套，安置舒适卧位，整理床单位，清理用物	可用松节油擦净胶布痕迹，再用乙醇擦除松节油
步骤6	洗手记录	洗手，记录拔管的时间和患者反应	
注意事项		1. 长期鼻饲者应定期更换胃管，晚间拔管，次晨再从另一侧鼻孔插入。 2. 拔管至咽喉部时嘱老年人做深呼吸，在呼气时快速拔出，防止残留的液体滴入气管	

二、操作风险点

误吸：在拔管时未嘱老年人深呼吸，或在老年人吸气时拔出胃管，胃管残留液体易误入气管。

三、操作关键点

1. 操作前做好评估与沟通，确保老年人理解拔管的目的，并愿意配合操作。

2. 拔除鼻饲管时应选择在最后一次鼻饲结束后，长期鼻饲需更换胃管时在入睡前拔除。

3. 拔管时嘱老年人深呼吸，边拔边用纱布擦胃管，至咽喉处时，在老年人呼气时快速拔管。

4. 操作结束后做好老年人口、鼻、面部的清洁工作，必要时使用松节油去除胶布粘贴痕迹，维护老年人自尊。

单元3 为带鼻饲管的老年人进行饮食照料

案例导入

崔奶奶，79岁，现入住养老院3年，5年前因脑梗死导致左侧瘫痪，右侧肢体能活动，但是不能坐稳，长期卧床，因吞咽困难，医嘱给予鼻饲，请护理员通过鼻饲管协助崔奶奶进食。

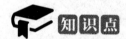

教学目标

1. 熟悉鼻饲液的种类、成分及特点
2. 掌握留置胃管的护理要点
3. 能为老年人进行鼻饲饮食照料
4. 服务过程中要细心、耐心，避免呛咳等安全事件的发生

知识点

一、鼻饲液的种类、成分及特点

根据老年人的消化能力、身体需要，鼻饲饮食分为混合奶、匀浆混合奶和要素饮食三类。

1. 混合奶

①适用于身体虚弱，消化功能差的鼻饲老年人。

②主要成分：牛奶、豆浆、鸡蛋、藕粉、米粉、豆粉、浓肉汤、鸡汤、奶粉、麦乳精、新鲜果汁、蔬菜汁（如青菜汁、西红柿汁）等。

③主要特点：营养丰富，易消化、吸收。

2. 匀浆混合奶

①适用于消化功能较好的鼻饲老年人，匀浆混合奶是将混合食物（类似正常膳食内容）用电动搅拌机进行搅拌打碎成均匀的混合浆液。

②主要成分：牛奶、豆浆、豆腐、煮鸡蛋、瘦肉末、熟肝、煮蔬菜、煮水果、烂饭、稠粥、去皮馒头、植物油、白糖和盐等。

③主要特点：营养平衡，富含膳食纤维，口感好、易消化、配制方便。

3. 要素饮食

①适用于患有非感染性严重腹泻、消化吸收不良、慢性营养不良、慢性消耗性疾病，免疫功能低下的老年人。

②要素饮食是一种精制鼻饲液，含有人体所需的易于消化吸收的营养成分，是一种由人工合成的化学精制食物，含有人体所必需的易于吸收的各种营养成分，以各种营养素的单体为基础、由无渣小分子物质组成的水溶性营养合成剂。

③主要成分：人体所需的游离氨基酸、单糖、主要脂肪酸、维生素、无机盐类和微量元素等营养素。

④主要特点：无须经过消化过程即可直接被肠道吸收和利用，为人体提供热能及营养。

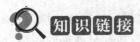 知识链接

鼻饲混合奶配制

1. 一般混合奶的配方

牛奶800ml，藕粉20g，鸡蛋4个，白糖100g，芝麻油15ml，食盐5g，奶粉25g，米汁100ml，温开水适量。配成后约1000ml。

2. 配制方法

将所需食物备好待用，先将牛奶煮沸，把藕粉和糖混合后，以少量温米汁调成糊状，再用剩下的米汁煮沸冲成熟藕粉状，并搅匀，将鸡蛋打匀，慢慢倒入温和的牛奶及已冲好的藕粉中，随加随搅，使之不成块状，最后加入食盐、芝麻油，再倒入已消毒的大口瓶中，此配方含蛋白质约50g、糖182g、脂肪69g。每100ml供热可达648kJ（155kcal），应用此方，先计算出老年人出入量和需要的总热量，按1日4~6次给予鼻饲。

如老年人有消化不良并引起腹泻者，应调换食谱，可选用下列配方：米汤500ml，牛奶400ml，熟鸡蛋120g，白糖100g，食盐、酵母各5g，藕粉20g，维生素$B_1$100mg，加水至1000ml，每毫升可供热556kJ（133kcal）。

3. 配制混合奶注意事项

（1）给混合奶加温时，不可在火炉上直接加热，应连瓶放在热水中搅拌，否则出现凝块后，容易阻塞鼻饲管。

（2）灌注混合奶每次200~400ml，奶温40~45℃，灌入速度以10~15min注完为宜，每次灌注混合奶后，应以少量温水冲管。

（3）混合奶中原则上不加入其他药物，因病情必须由鼻饲管给药时，可在灌入混合奶后15min，再以20~30ml温开水灌入；中药最好在灌注混合奶1h后再给。因灌入量过多，胃内容物过多，容易逆流、呛咳。

二、鼻饲饮食主要用物

1. 胃管

胃管是通过鼻腔插入胃内，为不能经口摄取食物的老年人补充营养用的鼻饲用具。

2. 灌注器

灌注器是用来将鼻饲液推注到胃管内的工具，有多种型号规格，由带刻度外套、芯杆、活塞、嘴口、防尘帽组成；如图1-1所示，进行鼻饲时，应将灌注器的嘴口插入胃管的末端管口，使其连接紧密。

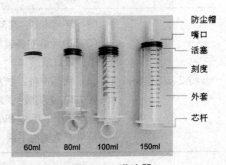

图1-1　灌注器

三、留置胃管护理要点

①向老年人及家属解释留置胃管饮食的目的、方法及注意事项，鼻饲老年人须加强口腔护理，2次/天，每日清洗鼻腔及鼻周围皮肤，保持清洁。

②妥善固定胃管，防止意外拔管，做好管道标识，在管道末端用胶布标注插入长度，每班须观察、记录插入长度，胃管插入的长度一般为鼻尖经耳垂至剑突的距离，为45～55cm，为保障胃管前端充分在胃内，可增加插入长度5～10cm。

③按照老年人的身体营养状况选择食物的种类，配制成鼻饲流质食物。

④鼻饲前回抽胃液，如果残留胃内容物超过200ml，需暂停2h后再评估。

⑤评估老年人并准确记录鼻饲量、大小便、营养状况等情况，如发现摄入量和消耗不平衡时，应及时与营养师联系，调整饮食护理方案。

⑥对烦躁失智老年人进行鼻饲饮食照料时，注意做好解释工作，获取老年人信任和配合，必要时给予适当保护性约束或工作人员配合。在夜间照护员较少的情况下，避免老年人拔管，可使用约束带约束，须注意观察约束肢体血液循环情况，保证约束安全。

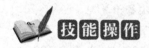 技能操作

为戴鼻饲管的老年人进行饮食照料

一、操作规程

步骤	流程	操作步骤	备注
步骤1	操作前评估	（1）护理员站在床前，身体前倾，微笑面对老年人，核对医嘱、对照床头卡核对老年人姓名、床号。 （2）老年人的神志、病情，配合程度，是否需工作人员协助或给予保护性约束，老年人消化情况，大小二便情况，有无腹胀、便秘或腹泻等。 （3）检查胃管的留置时间、插入长度、胃管固定周围的皮肤情况、口腔内有无胃管盘旋与折叠	如有胃管滑脱，应立即通知医护人员处理
步骤2	工作准备	（1）环境准备：房间干净、整洁；空气清新、无异味。 （2）护理员准备：着装整齐，用七步洗手法洗净双手，戴口罩。 （3）物品准备：核对老年人配餐单，包括餐碗（内盛200L鼻饲液）、水杯（内盛温水）、推注器1个、弯盘2个、毛巾和餐巾纸、无菌纱布1块、笔和记录单、免洗洗手液	鼻饲液现用现配，温度为38～40℃，鼻饲量不超过200ml/次

步骤	流程	操作步骤	备注
步骤3	沟通核对	(1) 将护理车摆放在床头。 (2) 再次核对房间号、床号、姓名、性别。 (3) 核对饮食种类和量。 (4) 向老年人告知准备进食,取得老年人配合	态度和蔼,语言亲切
步骤4	摆放体位	(1) 护理员将床头摇高或使用软枕垫起,与床水平线呈30°角,使老年人呈半坐位。 (2) 协助老年人头部右侧位,身体右侧卧30°	护理员向老年人解释需摇高床头;注意老年人反应及沟通
步骤5	进食前准备	(1) 护理员再次洗手。 (2) 物品摆放合理。 (3) 在老年人的颌下垫毛巾。 (4) 颌下放弯盘。 (5) 打开别针,打开胃管末端纱布。 (6) 胃管末端放在颌下弯盘内,纱布放在治疗车污物碗内。 (7) 检查胃管是否在胃内的三种方法: ①回抽胃液,确认无胃潴留。抽吸见胃液,推回,断开连接,盖好盖帽置入颌下弯盘内,推注器放入床头桌弯盘内。 ②将胃管放入温水中看胃管有无气泡溢出。 ③用鼻饲注射器向胃内注入10ml空气,听胃脘部有无气过水声	(1) 毛巾覆盖前胸和右侧面肩部。 (2) 最常用的是回抽见胃液的方法
步骤6	鼻饲饮食	(1) 护理员手持灌注器从水杯中抽取20ml温开水,将少量温开水滴在手腕内侧感受水温,温热不烫手为宜,用毛巾一角擦拭水痕。 (2) 连接胃管末端缓慢推注少量温开水,起到润滑管腔,刺激胃液分泌的作用,查看并询问老人感受,无不适,断开连接,盖好胃管末端盖帽。 (3) 抽取鼻饲液(每次50ml/管),先将少量滴在手腕内侧感受水温,温热不烫手为宜,用毛巾一角擦拭干净。 (4) 在水杯中轻涮灌注器乳头处的鼻饲液残渣,打开胃管末端盖帽连接紧密,以10~13ml/min速度缓慢推注,推注后立即盖好胃管盖帽。 (5) 剩余鼻饲液重复抽吸、推注,直至鼻饲液全部推注完毕,推注过程中观察并询问老年人有无不适。 (6) 从水杯中抽取适量温水,冲洗推注器内食物残渣后注入污物碗内,护理员再次抽取30~50ml温开水缓慢注入胃管。 (7) 冲洗胃管末端:断开推注器与胃管连接,一只手提起胃管使水分充分流入胃内,另一只手将推注器放入床头桌弯盘内。	(1) 手腕内侧感到温热,不烫手为宜,温度为38~40℃。 (2) 确定胃管通畅,同时润滑管腔,刺激胃液分泌。 (3) 每次鼻饲量不超过200ml,以脉冲式方法,冲洗胃管内壁食物残渣。避免鼻饲液积存于管腔中变质引起胃肠炎或堵塞管腔

步骤	流程	操作步骤	备注
步骤6	鼻饲饮食	(8) 将胃管末端冲洗干净，盖好盖帽。 (9) 用新的无菌纱布包好胃管末端，固定在老年人头部上方	
步骤7	整理用物	(1) 撤下弯盘和毛巾。 (2) 保持进食体位30min，避免食物反流引起窒息。 (3) 清洗用物，推注器在流动水下清洗干净，开水浸泡消毒后放入碗内，上面覆盖纱布备用。 (4) 洗手，准确记录鼻饲时间和鼻饲量。 (5) 30min后协助放平，整理床单位，并询问有何不适	(1) 防止食物反流引起误吸，推注器更换频率为1次/周，预防消化道疾病发生。 (2) 重点观察老年人鼻饲后有无腹胀、腹泻等不适症状并记录
注意事项		1. 对需要吸痰的老年人，应在鼻饲前30min给予吸痰；鼻饲前、后30min之内禁止吸痰，避免引起反流及误吸，如老年人有气管内插管或气管切开插管留置胃管鼻饲时，保证气囊处于充气状态。 2. 鼻饲老年人需要遵医嘱服用口服药物时，应咨询医护人员片剂是否可以研碎，允许后研碎并溶解再从胃管推注，防止胃管堵塞。 3. 随时观察老年人胃管固定处皮肤的情况，发现异常时应及时通知医护人员处理。 4. 老年人鼻饲过程中，如果出现恶心、呕吐等情况，应立即停止鼻饲，并立即通知医护人员。 5. 在鼻饲前，护理员应抽吸胃内容物，确定胃管在胃内，如果发现胃内容物呈深棕色或老年人感觉异常，应立即通知医护人员。 6. 每次鼻饲量不应超过200ml，推注速度以15~20min为宜，两餐间隔不少于2h。 7. 保持管道通畅，避免折叠、扭曲	

二、操作风险点

1. 误吸：未确认胃管在胃内，最直接判断方法为胃液或胃内容物被抽出，表明胃管在胃内。

2. 烫伤：推注食物或温水时未测温。

3. 呛咳：推注速度过快，（一般10~13ml/min），一次推注进食量过多（一般每次50ml/管，每次鼻饲量不超过200ml）。

4. 食物反流：进食前未根据情况安置合适的体位，进食后未保持原体位30min。

5. 感染：推注器无清洗消毒，或更换不及时，鼻饲饮食液未遵循现配现用，未用完未放在冰箱保存，或储存时间超过24h。

三、操作关键点

1. 操作前做好评估与沟通，确保老年人胃管安全，确保老年人无腹胀等不适。

2. 鼻饲饮食体位安置合理，需摇高床头30°，避免平卧位进餐。

3. 鼻饲中应做到"三避免"：避免注入速度过快，避免鼻饲液过冷或过热，避免灌入过多空气。因此，推注温水及鼻饲液前均需检查温度是否合适，以10~13ml/min的速度缓慢推注，避免引起老年人不适，每次断开推注器时均需反折鼻饲管末端，盖好盖帽，避免空气进入。

4. 操作结束后冲洗胃管及胃管末端，保持鼻饲管道清洁通畅。

单元4 鼻肠管照护

 案例导入

李爷爷，61岁，主诉午饭后2h左右出现急性腹痛难耐，急诊以"急性胰腺炎"收入院，现意识清楚，精神萎靡，医嘱给予鼻肠管胃肠内营养供给。请护理员为老年人提供鼻肠管照护。

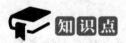 **教学目标**

1. 熟悉鼻肠管的定义及目的
2. 熟悉鼻肠管的适应证及禁忌证
3. 能识别鼻肠管管饲中的不良事件，并学会处理
4. 能为老年人进行鼻肠管照护
5. 照护过程中养成自律、慎独的工作作风

知识点

一、鼻肠管的定义及目的

1. 定义

鼻肠管是指经鼻腔留置导管至十二指肠甚至空肠，将机体所需的营养物质及其他各种营养素输入肠道的营养支持方法。

2. 目的

通过鼻肠管供给食物和药物，保证老年人摄入足够的热能、蛋白质等多种营养素，满足其对营养和治疗的需要，促进康复，这种幽门后喂养途径，可减少误吸、反流。

二、鼻肠管的适应证及禁忌证

1. 适应证

①长期卧床；②吞咽障碍、咀嚼困难；③意识障碍或昏迷；④有反流或高误吸风险；⑤急性胰腺炎早期；⑥高代谢状态；⑦经胃营养不耐受、恶心呕吐。

2. 禁忌证

绝对禁忌证：①未明确诊断的头面部、颅底骨折等；②消化道：肠梗阻、出血、坏死、穿孔等。

相对禁忌证：①上消化道手术史：食管、胃、十二指肠等；②高出血风险：出凝血较大异常如食管胃底静脉曲张、胃溃疡等；③意识障碍：躁动、不配合、昏迷等。

知识链接

我国《重症患者早期肠内营养临床实践专家共识》[1]（2018）建议对经胃喂养不能耐受、胃排出梗阻、胃瘫或者有高误吸风险的患者，采用幽门后喂养途径，如鼻肠管等。[推荐强度：（8.6±0.8）分]

胃瘫、严重胃食管反流、高误吸风险、十二指肠梗阻、胃瘘、十二指肠瘘、重症胰腺炎等患者，都不适合通过鼻胃管行 EN 治疗；对于不适合鼻胃管营养的患者，需要放置鼻肠管经空肠 EN（胃肠内营养）支持；一项针对 13 个 RCT 的荟萃分析显示，经小肠喂养组肺炎发生率[相对危险度（RR）= 0.75，95%可信区间（95%CI）= 0.60 - 0.93，$P = 0.01$] 及呼吸机相关性肺炎（VAP）发生率（RR = 0.72，95% CI = 0.55 - 0.93，$P = 0.01$）显著低于经胃喂养组，且有更好的耐受性，国内有研究显示，鼻肠管在减少并发症（特别是避免胃潴留和误吸发生）方面优于鼻胃管，但两者在病死率、ICU 住院时间、总住院时间、机械通气时间、达到的目标喂养量等方面差异均无统计学意义；所以，目前尚无确切的证据证明两者在危重患者 EN 中孰优孰劣，但对于经胃喂养不能耐受、胃排出梗阻、胃瘫或者有吸入高风险的患者，建议使用幽门后喂养途径。

拓展

鼻肠管床旁盲插方法

物品准备：复尔凯螺旋型鼻肠管，手套，口罩，石蜡油，纱布，棉签，听诊器，50ml 注射器，利多卡因胶浆，治疗碗 2 个，生理盐水，鼻贴，胃复安。

操作流程：

①告知老年人鼻肠管的作用，取得老年人同意和配合，签署知情同意书，禁食 4～6h 后，清理口鼻分泌物，给予肌注胃复安。

②肌注胃复安 5～10min 后，嘱老年人口服利多卡因胶浆，平卧位，告知老年人在操作中需要配合吞咽，并嘱其吞咽一次，戴口罩，手套。

③打开导管盒，取出导管，一只手抓住导管头端，并将导管上举，另一只手帮助导丝末端下垂，避免与地面接触，将导丝完全插入导管，导丝头端连接柄与导管连接头固定，向导管内注射 10～20ml 空气，确认导管通透无侧漏，将导管末端浸入生理盐水中同时用手指轻捏导管末端以激活末端亲水功能。

④测定耳垂至鼻尖再至胸骨剑突的距离，然后在离末端同样距离的导管处做标记 1（约 45cm 处），另外在该标记外 25cm 和 50cm 处分别做标记 2（约 70cm 处）和标记 3（约 95cm 处）。

⑤在装有石蜡油的治疗碗中充分润滑导管，检查老年人两侧鼻孔通透性，选择通畅的一侧鼻孔，用生理盐水清洁，将导管缓缓插入患者鼻孔，14～16cm 时嘱患者吞咽，直

---

① 孙仁华，江荣林，黄曼，等．重症患者早期肠内营养临床实践专家共识［J］．中华危重病急救医学，2018，30（8）：715-721.

至到达标记 1 处，判断导管是否在胃内，向导管内快速注入 20ml 空气，助手用听诊器在胃区听气过水声，并用注射器回抽，测回抽液 pH 值，pH4~6 则证明导管在胃内。

⑥嘱老年人右侧斜位，继续进入导管，到达标记 2 时，即到达幽门，拔出导丝 1~2cm，使导管末端弯曲有利于通过幽门，嘱咐老年人吞咽，有轻微突破感时大致可以判断导管进入十二指肠。向导管内注入约 20ml 空气，同时插导管至标记 3，用注射器回抽，测回抽液 pH 值，pH 大于 7 为小肠液，或者分别在脐上 10cm 的腹部左侧、正中及右侧听诊气过水声（正中大于左侧，位于胃内，正中小于左侧，位于空肠）。

⑦缓慢拔出导丝，鼻贴固定导管，向导管内注射 20ml 温开水，操作完毕，整理物品，书写操作记录。

⑧24h 后拍胸腹部立卧位 X 线片证实胃肠管位置（金标准）。

三、鼻肠管护理要点

①妥善固定鼻肠管，防止移位或滑脱，每日更换固定贴，观察周围皮肤。

②定期更换鼻肠管，最长 42d 更换一次，更换时从另侧鼻孔插入，标注置入时间及下次更换时间。

③至少每 4h 使用 25ml 温水脉冲式冲管，用纱布块包裹鼻肠管末端。

④鼻肠管阻力较大时，可用碳酸氢钠注射液 15ml 抽吸推注交替（但不可浸泡）。

⑤注入药物时应碾细，前后冲，封管，尽量不注入家属送的流质。

⑥床头抬高 30°，观察有无腹泻、腹胀、误吸等并发症。

四、鼻肠管管饲中常见不良事件及处理

1. 误吸

（1）原因

①胃肠的排空延迟导致胃潴留。

②贲门括约肌功能减弱至贲门闭锁不全导致反流。

③人工气道吸痰时，刺激老年人咳嗽腹压增加。

④反流液若未及时吸出可导致误吸。

（2）处理措施

①将床头抬高 30°~45°。

②输注的营养液量、速度、浓度逐渐增加。

首日输注量 500ml/d，由少到多，尽早达到全量 1000~1500ml/d；输注速度从慢到快：即首日 50ml/h，次日 80~100ml/h，有条件情况下，可用营养输注泵控制输注速度。

③每次输注营养液前，要检查鼻肠管留在外面的长度，防止鼻肠管滑脱，并检查胃潴留情况。

具体检测方法：可以抽吸胃内容物，若自上一次管饲后 2h 胃内容物有 100ml 或 1h 后约有 50%管饲物残留在胃内时即存在胃潴留，应立即停止营养液输入，根据情况改变管饲途径或管饲方式。

2. 腹泻

（1）原因

①营养液输注速度过快。

②管饲物品不洁净等原因导致的污染等。

③营养液配方不当。

④抗生素原因导致菌群失调。

（2）应对措施

①使用营养泵从50ml/h逐渐提高到匀速泵至80～100ml/h。

②定时冲洗管道，避免营养液悬挂，开盖时间过久，严格执行无菌操作。

③合理应对不耐受乳糖、膳食纤维不足、脂肪吸收不良、渗透压过高等情况。

④根据病情，遵医嘱使用双歧杆菌、地衣芽孢或抗真菌药物等。

3.腹胀

（1）原因

①肠道排空障碍。

②感染时毒素作用引起肠麻痹。

③应用广谱抗生素，使肠道正常菌群失调。

④与气管食管瘘有关。

（2）处理措施

①定时按摩腹部，活动肢体，促进胃肠蠕动。

②定时听诊肠鸣音，观察腹胀变化。

③合理应用抗生素。

④加强排便的观察。

⑤必要时进行胃肠减压或肛管排气。

4.管道堵塞

（1）原因

①导管管径过细。

②注入药物。

③营养液稠厚。

④冲洗不充分。

（2）处理措施

①一冲：用20ml空针抽吸温开水冲管。

②二抽：用空针尽量把管道中残留的营养液抽吸出来。

③三推注：用碳酸氢钠或可乐推注到管道中，尽量多注。

④四等待：等待30～60min。

⑤五重复：如果不通继续重复以上操作。

如果连续两次冲不通，汇报医生后再处理。

（3）预防措施

①定时冲洗，输注完毕后冲洗管路直至无附着。

②不要在肠内营养液中加药。

③喂药时，药物应充分碾碎，不同药物间隔开，注意配伍禁忌。

④与肠内营养液间隔30min才能给药。

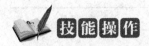

经鼻肠管进行肠内营养护理

一、操作规程

步骤	流程	操作步骤	备注
步骤1	操作前评估	(1) 核对医嘱后，护理员至老年人床前做好操作前评估工作。 ①评估老年人病情（意识、呼吸、血压、血氧饱和度、心率、心律、凝血功能）、合作程度。 ②评估老年人鼻腔情况有无分泌物及呕吐物。 ③查看老年人鼻肠管刻度，避免脱出和移位。 ④评估老年人有无腹痛、腹胀等情况。 (2) 向老年人解释鼻肠管管饲的目的和注意事项，取得老年人配合	若有分泌物或呕吐物，及时清理并报告医生
步骤2	工作准备	(1) 环境准备：房间干净、整洁，温湿度适宜，空气清新、无异味。 (2) 护理员准备：着装整齐，用七步洗手法洗净双手，戴口罩。 (3) 物品准备：治疗盘、输液泵、肠内营养液、一次性肠内营养泵管、棉签、安尔碘、污物罐、洗手液	
步骤3	肠内营养液输注	(1) 携用物至床旁，双向核对，解释操作任务及目的，取得老年人配合。 (2) 协助老年人安置舒适的卧位：半卧位。 (3) 再次检查鼻肠管是否在位，有无滑脱。 (4) 滴入前用生理盐水20ml脉冲式冲洗管道，将鼻肠管末端关闭，妥善固定，长度适宜。 (5) 营养液放入网套内连接一次性肠内营养泵管并排气，肠内营养泵管与鼻肠管连接。 (6) 调节滴速：前15min要求速度缓慢（15滴/min），无不适后可根据老年人的耐受适当调整速度，酌情使用加温器加温。 (7) 滴注完毕后，拆开输注装置；用20~50ml生理盐水冲洗鼻肠管。 (8) 将鼻肠管末端关闭，妥善固定，再次核对，协助取舒适卧位	(1) 鼻肠管不能打折或被压住，翻身时需小心观察老年人在营养液滴注过程中、滴注后的反应。 (2) 指导老年人如有腹痛、腹胀、腹泻、恶心、呕吐等不适症状及时告知医护人员

续 表

步骤	流程	操作步骤	备注
步骤4	整理用物	（1）整理用物，按垃圾分类原则有效处置。 （2）洗手记录	
注意事项		1. 妥善固定，防止打折，避免脱出，随时注意观察肠内营养管有无扭曲、受压、堵塞，脱落等情况。 2. 告知老年人留置鼻肠管期间禁止饮水和进食，保持口腔清洁。 3. 保证营养液温度合适，一般保持在37℃左右，春、秋、冬季可使用加温器。 4. 根据老年人情况每日更换肠内营养输液器一次。 5. 保持口腔清洁，每天给予口腔护理2次，为防止误吸应当抬高床头30°～45°，采用专用营养泵输注并及时清除口腔分泌物， 6. 进行肠内营养时注意浓度、容量与速度，浓度应从低到高，容量由少到多，滴速逐渐加快，开始时40～60ml/h，以后每12～24h增加25ml，最大速度为100～125ml/h。 7. 保证营养液及输注用具清洁无菌，营养液要在无菌环境下配制，放置于4℃以下的冰箱内暂时存放，并于24h内用完。 8. 定期检查肝、肾功能及白蛋白的变化，准确留24h尿测定氨平衡以评价肠内营养效果，观察老年人的血糖、血脂的变化	

二、操作风险点

1. 误吸：胃肠排空延迟导致反流，人工气道吸痰时，刺激老年人咳嗽腹压增加，反流液若未及时吸出可导致误吸。

2. 管道脱出：固定不当，老年人自己拖拽等。

3. 管道堵塞：管饲前后管道冲洗不充分，营养液稠厚等。

4. 感染：管饲时未洗手，营养液输注器未及时更换，输注24h内未用完的营养液。

5. 固定处皮肤损伤。

三、操作关键点

1. 操作前做好评估与沟通，确保老年人鼻肠管安全通畅，鼻腔及口腔内无反流。

2. 营养液输注前需冲洗管道，保证管道通畅。

3. 营养液输注速度调节要根据老年人的耐受程度循序渐进调节，以不引起老年人不适为宜。

4. 操作结束后用20～50ml生理盐水冲洗鼻肠管。

5. 输注结束后妥善固定鼻肠管末端，防止滑脱、污染等。

思政课堂　　　　思维导图

模块二　排泄照护

扫码查看
课程资源

单元 1　帮助老年人如厕

案例导入

　　王奶奶，78 岁，能自行走路，有时会有尿裤现象，心情低落，不愿意出门与人交往，现入住养老院，护理员定期提醒并引导其如厕。现在王奶奶如厕时间到了，请护理员协助王奶奶如厕。

✏️ 教学目标

1. 熟悉异常排泄的分类和表现
2. 掌握老年人如厕用物
3. 掌握帮助老年人如厕的护理要点、风险点、操作关键点
4. 能为老年人提供如厕帮助

📖 知识点

一、异常排泄

1. 排尿异常

（1）膀胱刺激征

主要表现为尿频、尿急、尿痛，出现膀胱刺激征时常伴有血尿，常见于膀胱及尿道感染或机械性刺激。

（2）尿失禁

排尿失去意识控制或不受意识控制，尿液不自主地流出。

（3）尿潴留

在膀胱内大量存留尿液而不能自主排出，当尿潴留时，膀胱容积可增至 3000～4000ml，高度膨胀，可达脐部。老年人主诉下腹胀痛，排尿困难，体检可见耻骨上膨隆，扣及囊样包块，叩诊呈实音，有压痛。

2. 排便异常

（1）便秘

正常的排便形态改变，排便次数减少，排出过干过硬的粪便，且排便困难。

（2）粪便嵌塞

粪便持久滞留堆积在直肠内，坚硬不能排出，常发生于慢性便秘的老年人。

（3）腹泻

正常排便形态改变，频繁排出松散稀薄的粪便或水样便，排便次数明显超过平日频率，每日排便量超过 200g，或含未消化食物、脓血、黏液等。

（4）排便失禁

肛门括约肌不受意识控制而出现不自主的排便。

（5）肠胀气

胃肠道不通畅或梗阻引起胃肠道的气体不能随胃肠蠕动排出体外，老年人有胀气感，常伴有恶心、嗳气、腹胀、腹痛、肛门排气增多等症状。

二、如厕环境要求及主要用物

1. 环境要求

卫生间应设在卧室附近，从卧室至卫生间之间的通道不要有台阶，应有夜灯，卫生间宜采用外开门或推拉门，门宽度应在 80cm 以上，以便轮椅通过，地面防滑，马桶旁应装有扶手，并配备紧急呼叫系统。

2. 坐便器

适用于能够行走和坐轮椅的老年人。

3. 床旁坐便椅

适用于卫生间距离卧室较远或腿脚不灵活的老年人。如图 2-1 所示。

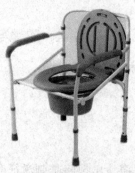

图 2-1　坐便椅

三、帮助老年人如厕的护理要点

第一，鼓励老年人养成良好的排便习惯，选择适合老年人的固定时间排便，并选取舒适的排便姿势。

第二，为老年人设置合适的排便环境。

第三，向老年人及家属解释如厕的目的、方法及注意事项。

第四，根据老年人的肢体活动情况选择合适的如厕设施。

第五，评估老年人并准确记录排便次数、性质、量等情况，如发现异常，应及时与医护人员联系。

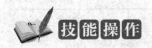

帮助老年人如厕

一、操作规程

步骤	流程	操作步骤	备注
步骤1	操作前评估	（1）护理员站在床前，身体前倾，微笑面对老年人，核对医嘱、对照床头卡核对老年人姓名、床号。 （2）评估老年人的神志、病情，配合程度，是否需工作人员协助，老年人大小便情况，有无腹胀、便秘或腹泻等	态度和蔼，语言亲切
步骤2	工作准备	（1）环境准备：卫生间干净、整洁，地面无水渍，温湿度适宜、无异味。 （2）护理员准备：着装整齐，用七步洗手法洗净双手，戴口罩。 （3）物品准备：笔和记录单、免洗洗手液，卫生间坐便器表面光滑、扶手牢固、卫生纸	确保老年人安全
步骤3	沟通核对	（1）再次核对床号、姓名。 （2）向老年人告知准备如厕，取得老年人配合	
步骤4	协助如厕	（1）能行走的老年人自己行走或由护理员搀扶进卫生间；不能行走或行走能力差的老年人，在护理员的协助下，使用床旁坐便椅或使用轮椅推行如厕。 （2）护理员协助老年人转身，背向坐便器，护理员一只手搂抱老年人的腋下（或腰部），另一只手协助老年人或老年人自己脱下裤子，嘱老年人扶住坐便器扶手。 （3）护理员双手环抱老年人腋下，协助老年人坐在便器上，嘱老年人坐稳，双手扶稳扶手进行排便，关好厕所门，注意保护隐私。 （4）对上肢功能良好的老年人，护理员鼓励其便后自行擦干净肛门，对于无法自行完成的老年人，由护理员戴一次性手套，嘱其扶住扶手，身体前倾，护理员将卫生纸绕在手上，把手绕至臀后，由前至后协助擦净肛门。 （5）老年人自己借助扶手支撑身体或护理员协助老年人起身，老年人自己或护理员协助穿好裤子。 （6）观察老年人大小便情况，询问老年人排便是否通畅，按压坐便器开关冲水，护理员脱手套，协助老年人洗手。 （7）搀扶老年人回房间休息	（1）门外挂标识牌，不锁门，注意老年人反应及沟通。 （2）擦拭时由前至后，由会阴到肛门，防止交叉感染。 （3）老年人起身速度要慢，以免跌倒。嘱老年人站稳，询问有无头晕、腿麻等

续 表

步骤	流程	操作步骤	备注
步骤 5	整理用物	（1）卫生间开窗通风或排气扇清除异味后关闭。 （2）使用坐便椅排便后，倾倒污物，清洗消毒便盆，晾干备用。 （3）洗手记录	重点观察老年人大小便的量、颜色、性状有无异常并记录
注意事项		1. 护理员应经常检查老年人的便器、坐垫是否稳固、边缘有无破损。 2. 卫生间地面应保持干燥无杂物，便器扶手牢固，防止老年人跌倒。 3. 卫生用品应放到老年人触手可及的位置。 4. 患有高血压、心脏病的老年人如厕时，护理员应告知老年人避免用力排便，以免发生意外	

二、操作风险点

1. 跌倒：卫生间地面有水渍或有杂物，老年人鞋底不防滑，未嘱咐老年人扶好扶手。

2. 擦伤：马桶表面有破损，擦伤老年人臀部皮肤。

3. 感染：排便后擦拭方法不正确，导致老年人泌尿道感染。

三、操作关键点

1. 操作前护理员应做好评估与沟通，确保老年人安全。

2. 护理员协助老年人坐于便器上时，叮嘱老年人身体不可前倾，以免重心不稳发生安全隐患。

3. 老年人排便后起身速度要慢，扶好扶手，以免跌倒。

4. 护理员应叮嘱老年人或协助老年人从前往后擦拭肛门，避免交叉感染。

单元 2 帮助卧床老年人床上使用便器

案例导入

李奶奶，76 岁，两天前扭伤了脚，需要卧床休息，为满足李奶奶的排泄需求，请护理员协助李奶奶床上使用便器。

教学目标

1. 熟悉影响老年人排尿、排便的因素

2. 能说出帮助卧床老年人床上使用便器的护理要点、操作风险点、操作关键点

3. 能帮助卧床老年人床上使用便器

4. 以老年人为中心，具有吃苦耐劳的工作精神

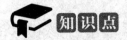 知识点

一、影响老年人正常排尿的因素

1. 生理因素

老年人肾脏浓缩功能降低、盆底肌松弛、膀胱括约肌萎缩、膀胱容积减小，女性老年人常会出现因括约肌松弛导致的尿失禁，男性老年人常会出现因前列腺增生而导致的尿频。

2. 心理因素

老年人受焦虑、紧张、恐惧等情绪影响时，可出现尿频、尿急，有时也会出现尿潴留。另外，排尿还可受到暗示的影响，如听到流水声就想排尿。

3. 个人习惯

大多数老年人在日常生活中有自己的排尿习惯，如一般会清晨起床后及睡前排尿，当老年人排尿的环境不适宜、排尿的姿势更换或时间不够充裕时，会影响老年人正常排尿。

4. 饮食的摄入

老年人的液体摄入量可以直接影响尿量，液体摄入量多，尿量就增多。咖啡、茶类等饮品有利尿作用，可使老年人尿量增加，排尿次数增多，有些食物也会影响排尿，如进食西瓜等含水量多的水果，可使尿量增多；老年人摄入含盐较高的饮料或食物会造成水钠潴留，导致尿量减少。

5. 气候变化

夏季炎热，老年人身体出汗较多，体内水分减少，导致尿液浓缩和尿量减少；冬季寒冷，外周血管收缩，循环血量增加，体内水分相对增多，反射性地抑制抗利尿激素的分泌，而使尿量增加。

6. 疾病与药物

老年人肾脏病变对尿液的生成形成障碍，出现少尿或无尿；泌尿系统感染常会引起尿频、尿急、尿痛等膀胱刺激征；泌尿系统的肿瘤、结石或狭窄也可导致排尿障碍，出现尿潴留；神经系统的损伤和病变常可引起尿失禁，某些药物可直接影响排尿，如使用利尿剂可使尿量增加，而使用止痛剂、镇静剂与麻醉剂等可影响神经传导，对排尿造成干扰。

二、影响老年人正常排便的因素

1. 生理因素

老年人胃肠道分泌消化液减少，胃肠蠕动减慢，腹壁肌肉张力下降，容易发生便秘；老年人肛门括约肌松弛，肠道控制能力下降，易发生排便失禁，此外，一些高龄老年人常因认知障碍失去排便反射。

2. 心理因素

老年人容易受到情绪的影响，精神抑郁时，身体活动减少，导致肠蠕动减少，易

造成便秘；情绪紧张、焦虑时，可导致迷走神经兴奋，肠蠕动增加，从而导致吸收不良、腹泻。

3. 个人习惯

通常老年人有自己的排便习惯，如果在排便时间、环境、姿势等方面发生改变，则可影响正常排便，老年人每日定时排便有助于养成规律的排便习惯。

4. 活动

老年人保持适当的活动可维持肌肉的张力，刺激肠道蠕动，维持正常的排便功能，长期卧床的老年人，可因缺乏活动而导致排便困难。

5. 饮食

若老年人进食量少、液体摄入不足，可导致粪便干硬不易排出，另外，老年人牙齿脱落，喜吃低渣精细的食物，导致粪便体积缩小、黏滞度增加、在肠内运动减慢、水分过度吸收而导致便秘，含膳食纤维高的食物能促进肠蠕动，减少水分的重吸收，使粪便柔软顺利排出。

6. 疾病与药物

老年人患肠道疾病或其他系统疾病均可影响正常排便，如结肠炎会使肠蠕动增加而导致腹泻；腹部和肛门处伤口疼痛可抑制便意；神经系统损伤可导致排便失禁，缓泻剂可刺激肠蠕动，促进老年人排便，但是长期服用刺激性泻剂，会损伤结肠、直肠肌肉和肠道黏膜，降低肠道肌肉的张力，反而会导致严重便秘；麻醉剂、止痛药物可使胃肠蠕动减弱导致便秘；长期服用抗生素可干扰肠道内正常菌群的功能，导致腹泻。

三、床上使用便器主要用物

1. 便盆

适用于因疾病等原因不能下床如厕的老年人在床上排便，常见便盆多为搪瓷、塑料及不锈钢材质。搪瓷便盆价格适中，但易破损，易损伤皮肤；塑料便盆轻便且价格低，易于更换，性价比高；不锈钢便盆结实耐用，可采用高温消毒，比较耐用，但自重较重。

2. 尿壶

适用于因疾病等原因不能下床如厕的老年人在床上排尿，尿壶分为男用、女用两类，女用尿壶使用较少，常以便盆代替，如图 2-2 所示。

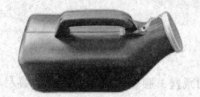
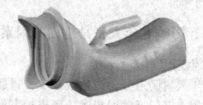

（a）男用尿壶　　　　　　　　　　（b）女用尿壶

图 2-2　尿壶

四、帮助卧床老年人床上使用便器的护理要点

①向老年人解释床上使用便器的目的、方法及注意事项。

②为老年人提供安静、隐蔽的排便环境，保护老年人个人隐私。

③评估老年人的腰部活动情况，并根据活动状况选择放置便器的方法。

④在排便过程中，护理员不可催促老年人。

⑤观察老年人大小便的量、颜色、性状有无异常并记录，如有异常，须及时报告医护人员。

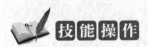 技能操作

一、操作规程

操作1 帮助卧床老年人床上使用便盆

步骤	流程	操作步骤	备注
步骤1	操作前评估	(1) 护理员站在床前，身体前倾，微笑面对老年人，核对医嘱、对照床头卡核对老年人姓名、床号。 (2) 评估老年人的神志、病情，配合程度、肢体及腰部活动情况、是否需工作人员协助，询问老人是否有便意	态度和蔼，语言亲切
步骤2	工作准备	(1) 环境准备：房间干净、整洁，温湿度适宜、无异味。 (2) 护理员准备：着装整齐，用七步洗手法洗净双手，戴口罩。 (3) 物品准备：笔和记录单、免洗洗手液、便盆（加温或加垫）、一次性尿垫、卫生纸，必要时备水盆、温水、毛巾	
步骤3	沟通核对	(1) 再次核对床号、姓名。 (2) 向老年人告知准备床上使用便器排便，取得老年人配合	注意老年人反应及沟通
步骤4	协助排便	(1) 关闭门窗，遮挡屏风，放下近侧床挡。 (2) 根据老年人的肢体活动能力采取合适的方法： ①仰卧位放置便盆法：适用于下肢活动能力较好、能配合且腰部力量较好的老年人。 a. 掀开下身盖被，协助老年人取仰卧位，一只手托起老年人臀部，另一只手将一次性尿垫垫于老年人腰部及臀下。	(1) 过程中注意防止便盆与老年人皮肤之间过度摩擦造成损伤。 (2) 擦拭时由前至后，由会阴到肛门，防止交叉感染

步骤	流程	操作步骤	备注
步骤4	协助排便	b. 护理员协助老年人将裤子褪至膝部，嘱老年人屈膝抬臀，同时一只手托起老年人臀部，另一只手将便盆放于老年人臀下（便盆窄口朝向足部）。 ②侧卧位放置便盆法：适用于下肢活动能力差、腰部力量较差且不能配合的老年人。 a. 协助老年人将裤子褪至膝部，双手分别扶住老年人对侧的肩部及髋部，老年人面向护理员翻身侧卧。 b. 掀开下身盖被，暴露臀部，将一次性尿垫垫于老年人臀下。 c. 将便盆紧贴老年人臀部竖扣（便盆窄口朝向足部）并扶稳，将老年人及便盆同时恢复呈平卧位。 （3）询问老年人便盆放置是否合适，为防止尿液飞溅，在女性老年人会阴部上方覆盖一次性尿垫或卫生纸；男性老年人放上尿壶，膝盖并拢，并为老年人盖好盖被。 （4）老年人排便后，护理员戴一次性手套，撤去覆盖在会阴部的尿垫，一只手扶稳便盆一侧，另一只手协助老年人侧卧，取出便盆。 （5）护理员取卫生纸为老年人擦净肛门，从会阴部向肛门的方向擦拭，必要时用温热毛巾擦洗会阴部及肛门。 （6）协助老年人穿上裤子，撤下一次性尿垫，取舒适卧位，盖好盖被，拉上床挡	
步骤5	整理用物	（1）开窗通风，清除异味后关闭。 （2）倾倒污物，清洗消毒便盆，晾干备用。 （3）洗手记录	重点观察老年人大小便的量、颜色、性状有无异常并记录
注意事项		1. 使用便盆前检查便盆是否洁净完好。 2. 冬季便器较凉时，可将温水倒入便器，温暖便器，倒出水后，给老年人使用。 3. 放置便盆时不可硬塞，以免损伤老年人皮肤。 4. 协助老年人排便，避免长时间暴露老年人身体导致受凉	

操作 2 帮助卧床老年人床上使用尿壶

步骤	流程	操作步骤	备注
步骤 1	操作前评估	(1) 护理员站在床前，身体前倾，微笑面对老年人，核对医嘱、对照床头卡核对老年人姓名、床号。 (2) 评估老年人的神志、病情，配合程度，肢体活动情况，是否需工作人员协助，询问老年人是否有尿意	态度和蔼，语言亲切
步骤 2	工作准备	(1) 环境准备：房间干净、整洁，温湿度适宜、无异味。 (2) 护理员准备：着装整齐，用七步洗手法洗净双手，戴口罩。 (3) 物品准备：笔和记录单、免洗洗手液、清洁尿壶（男用、女用）、一次性尿垫、卫生纸、一次性手套、记录单、洗手液，必要时备温水、水盆、毛巾	
步骤 3	沟通核对	(1) 再次核对床号、姓名。 (2) 告知老年人准备床上使用便器排尿，取得老年人配合	注意老年人反应及沟通
步骤 4	协助排尿	(1) 关闭门窗，遮挡屏风，放下近侧床挡。 (2) 护理员戴手套，根据老年人的性别采取合适的方法： ①协助女性老年人放置尿壶 掀开下身盖被，护理员协助老年人取仰卧位，褪下裤子至膝部。嘱老年人屈膝抬高臀部，一只手托起老年人的臀部，另一只手将一次性尿垫垫于老年人臀下，嘱老年人屈膝，双腿呈八字分开，手持尿壶，将开口边缘贴紧会阴部固定，盖好盖被。 ②协助男性老年人放置尿壶 a. 老年人呈仰卧位，护理员掀开下身盖被折向远侧，解开裤扣，暴露阴茎，将阴茎对准尿壶接尿口，手握尿壶把手固定，接取尿液。 b. 老年人呈侧卧位，护理员掀开下身盖被折向远侧，解开裤扣，暴露阴茎，嘱老年人双膝并拢，将阴茎对准尿壶接尿口，手握尿壶把手固定，接取尿液。 (3) 老年人排尿后，撤下尿壶，用卫生纸擦干老年人会阴部，为女性老年人撤下一次性尿垫。 (4) 协助老年人穿上裤子，撤下一次性尿垫，取舒适卧位，盖好盖被，拉上床挡	(1) 女性老年人使用尿壶时，要贴紧会阴部，防止尿液溢出。 (2) 擦拭时由前至后，由会阴到肛门，防止交叉感染

续 表

步骤	流程	操作步骤	备注
步骤5	整理用物	（1）开窗通风，清除异味后关闭。 （2）倾倒污物，清洗消毒尿壶，晾干备用。 （3）洗手记录	重点观察老年人小便的量、颜色、性状有无异常并记录
注意事项		1. 为老年人使用尿壶时，应注意遮盖老年人，防止受凉，保护老年人隐私。 2. 尿壶专人专用，及时倾倒尿液，保持清洁，定期消毒。 3. 使用后的尿壶应在流动水下充分清洗，每周对尿壶进行去垢、消毒	

二、操作风险点

1. 受凉：暴露老年人时间过长引起受凉。

2. 损伤：便器表面有破损，或护理员动作粗暴，使用便器时拖、拉、拽等，擦伤老年人皮肤。

3. 压伤：为老年人使用尿壶时，贴紧皮肤压力过大导致局部皮肤受压损伤。

4. 感染：擦拭方法不正确，导致老年人泌尿道感染。

5. 坠床：操作过程中未及时拉上床挡，翻身时未保护好老年人，造成老年人坠床。

三、操作关键点

1. 操作前护理员应做好评估与沟通，确保老年人安全。

2. 使用尿壶时，应注意压力适当，特别是女性老年人使用尿壶时，要贴紧会阴部，防止尿液溢出。

3. 护理员为老年人擦拭时由前至后，由会阴到肛门，防止交叉感染。

4. 护理员为老年人用温湿毛巾擦拭时，注意水温是否适宜。

单元 3 为卧床老年人更换尿垫

案例导入

刘奶奶，75岁，不能控制大小便，排便后不自知，刘奶奶卧床时需要使用尿垫，护理员照护刘奶奶的时候，发现尿垫已经渗湿，准备为刘奶奶更换尿垫。

教学目标

1. 熟悉大小便失禁老年人的照护

2. 能说出为卧床老年人更换尿垫的护理要点、操作风险点、操作关键点

3. 能为卧床老年人更换尿垫

4. 保护老年人隐私，具备慎独的职业素养

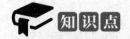

一、老年人尿失禁分类

根据临床表现老年人尿失禁可分为充溢性尿失禁、无阻力性尿失禁、反射性尿失禁、急迫性尿失禁及压力性尿失禁5类。

1. 充溢性尿失禁

由于下尿路有较严重的机械性（如前列腺增生）或功能性梗阻引起尿潴留，当膀胱内压上升到一定程度并超过尿道阻力时，尿液不断地自尿道中滴出。

2. 无阻力性尿失禁

由于尿道阻力完全丧失，膀胱内不能储存尿液，老年人在站立时尿液全部由尿道流出。

3. 反射性尿失禁

由完全的上运动神经元病变引起，排尿依靠脊髓反射，老年人不自主地间歇排尿（间歇性尿失禁），排尿没有感觉。

4. 急迫性尿失禁

可由部分性上运动神经元病变或急性膀胱炎等强烈的局部刺激引起，老年人有十分严重的尿频、尿急症状，由于强烈的逼尿肌无抑制性收缩而发生尿失禁。

5. 压力性尿失禁

当腹压增加时（如咳嗽、打喷嚏、上楼梯或跑步时）即有尿液自尿道流出，引起这类尿失禁的病因很复杂，需要作详细检查。

二、尿失禁老年人的照护

1. 了解尿失禁原因

观察尿液的颜色、性质、量，必要时应记录，加强巡视，观察老年人表情、动作，通过询问了解他们是否有尿意、便意，提醒老年人如厕或给予便器，并观察尿液有无异常。

2. 皮肤照护

尿液的浸渍会导致老年人的臀部、会阴部皮肤出现湿疹、压疮等。护理员可根据老年人情况使用一次性尿垫、纸尿裤等，勤换尿垫、衣裤、床单，经常用温水清洗会阴部、臀部皮肤，保持局部皮肤清洁干燥。

3. 重建正常的排尿功能

（1）摄入适量液体

如病情允许，护理员指导老年人每日白天摄入2000～3000ml液体，增加对膀胱的刺激，促进排尿反射的恢复，预防泌尿系统感染，注意老年人入睡前应限制饮水，以减少夜间尿量，以免影响休息。

（2）盆底肌锻炼

护理员指导老年人进行盆底肌肉锻炼，增强控制排尿的能力，老年人取立、坐或卧位，试做排尿动作，先慢慢收紧盆底肌肉，再缓慢放松，每组 10s 左右，连续 10 次，每日进行 5~10 组，以不感觉疲乏为宜。

（3）膀胱功能训练

观察老年人的排尿反应，定时使用便器，开始时白天每隔 1~2h，夜间每隔 4h 使用便器一次，以后逐渐延长间隔时间，建立起规律的排尿习惯，促进排尿功能的恢复。

（4）留置导尿照护

对长期尿失禁的老年人，为避免尿液浸渍皮肤可协助护理人员采用留置导尿，护理员可根据老年人的情况定时夹闭或排放尿液，以锻炼膀胱壁肌肉张力，重建膀胱储存尿液的功能。

4. 心理照护

尿失禁的老年人会感到困窘、自卑，甚至自我厌恶等反应，同时尿失禁也会给老年人的社交和生活带来许多不便，护理员应尊重和理解老年人，给予安慰和鼓励，减轻因尿失禁造成的不良心理影响。

三、排便失禁老年人的照护措施

1. 心理照护

排便失禁的老年人容易出现紧张、焦虑、自卑的负面情绪，护理员应该理解和尊重老年人，提供必要的帮助，给予心理安慰和支持。

2. 皮肤护理

保持肛门周围和臀部皮肤的清洁、干燥，便后用温水清洗，必要时，肛门周围涂擦软膏以保护皮肤；保持床褥和衣服的清洁，可使用一次性尿垫或纸尿裤，一经污染，应立即更换。

3. 排便功能训练

护理员应了解老年人的排便时间，掌握排便规律，适时给予便器，促进按时排便，对于排便无规律的老年人，可定时给予便器，帮助建立起排便反射，指导老年人进行肛门括约肌和盆底肌肉收缩锻炼。

4. 保持室内空气清新

定时开窗通风，以除去不良气味，保持室内空气清新。

四、为卧床老年人更换尿垫的护理要点

第一，向老年人解释更换尿垫的目的、方法及注意事项。

第二，为老年人提供安静、隐蔽的环境，更换后及时开窗通风，保持空气清新。

第三，每隔 2h 查看一次尿垫浸湿情况，根据尿垫的锁水能力和表层干爽度决定是否更换。

第四，操作过程中，观察老年人皮肤有无发红、破溃或压疮、排泄物的性质、量、颜色，如有异常，及时报告医护人员。

五、尿垫

1. 一次性尿垫

一次性尿布又称为尿垫，包括纸尿垫和纸尿片，用于卧床的尿失禁老年人。如图 2-3 所示。

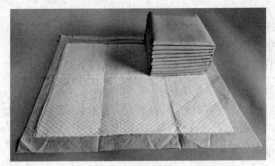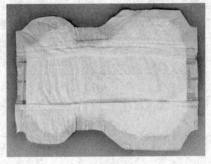

（1）纸尿垫 　　　　　　　　　　　　　（2）纸尿片

图 2-3　一次性纸尿垫或纸尿片

2. 隔尿垫（如图 2-4 所示）

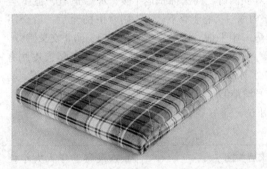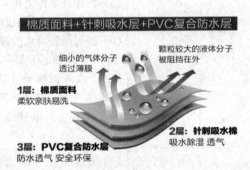

图 2-4　隔尿垫

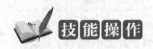 技能操作

为卧床老年人更换尿垫

一、操作规程

步骤	流程	操作步骤	备注
步骤 1	操作前评估	（1）护理员站在床前，身体前倾，微笑面对老年人，采取询问老年人姓名、住址、查看腕带、任务单等任何两种有效方式核对身份。 （2）评估老年人的神志、病情，配合程度，肢体活动情况，是否需工作人员协助，询问老年人是否有尿意	态度和蔼，语言亲切

续　表

步骤	流程	操作步骤	备注
步骤2	工作准备	(1) 环境准备：房间干净、整洁，温湿度适宜、无异味。 (2) 护理员准备：着装整齐，用七步洗手法洗净双手，戴口罩。 (3) 物品准备：笔和记录单、免洗洗手液、一次性手套、一次性尿垫或防水尿垫、卫生纸，必要时备水盆、温水、毛巾	
步骤3	沟通核对	(1) 再次核对床号、姓名。 (2) 向老年人告知准备床上更换尿垫，取得老年人配合	注意老年人反应及沟通
步骤4	协助更换尿垫	(1) 关闭门窗，遮挡屏风，放下近侧床挡。 (2) 打开老年人下身盖被，上身盖好盖被保暖。 (3) 护理员戴手套，用温热毛巾擦拭会阴部，按照从会阴到肛门的顺序擦洗。 (4) 护理员协助老年人对侧侧卧，同法擦拭老年人臀部，将污染的尿垫内面对折卷于臀下。 (5) 护理员将清洁的尿垫一半平铺，一半卷折于臀下，协助老年人平卧，从另一侧撤下污染的尿垫，放入污物桶（防水尿垫放在治疗车下层）。脱手套，整理并拉平清洁的尿垫。 (6) 为老年人取舒适卧位，盖好盖被，拉上床挡	(1) 老年人下肢可用浴巾或老年人衣裤遮挡保暖，水温适宜，擦拭会阴时由前至后，由会阴到肛门，防止交叉感染。 (2) 观察老年人皮肤有无湿疹、压疮等情况，动作轻柔，勿拖、拉、拽
步骤5	整理用物	(1) 开窗通风，清除异味后关闭。 (2) 清洗防水隔尿垫，晾干备用。 (3) 洗手并记录	重点观察老年人大小便的量、颜色、性状有无异常并记录
注意事项		1. 更换尿垫时，应注意保暖和保护老年人隐私。 2. 观察老年人会阴部及臀部皮肤情况并保持清洁干燥，避免出现湿疹、压疮。 3. 保持尿垫平整，避免损伤皮肤。 4. 操作过程中注意保护老年人安全，及时拉起床挡，防止坠床。 5. 操作过程中应动作轻柔，及时观察老年人反应，如有不适应立刻停止并给予处理	

二、操作风险点

1. 受凉：暴露老年人时间过长引起受凉。

2. 皮肤损伤：未及时更换尿垫，尿液长期刺激皮肤导致受损；护理员动作粗暴，出现拖、拉、拽等现象，导致皮肤损伤。

3. 烫伤：为老年人擦拭时，未测试水温，水温过高导致烫伤。

4. 感染：擦拭方法不正确，导致老年人泌尿道感染。

5. 坠床：操作过程中未及时拉上床挡，造成老年人坠床。

三、操作关键点

1. 操作前护理员应做好评估与沟通，确保老年人安全。

2. 护理员为老年人擦拭时由前至后，由会阴到肛门，防止交叉感染。

3. 护理员为老年人用温热毛巾擦拭时，注意水温是否适宜。

单元 4　为老年人更换纸尿裤

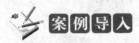 **案例导入**

夏爷爷，72 岁，现入住养老院，左侧肢体活动不便，右侧肢体活动基本正常，目前老人以卧床为主，大小便时有失禁，穿着纸尿裤，请护理员为卧床老年人更换纸尿裤。

 教学目标

1. 了解尿裤的种类

2. 能为老年人更换纸尿裤

3. 具有细心、耐心、不怕脏、不怕苦的职业情怀

知识点

对不能自我控制排尿及需要外出活动的老年人，可以使用尿垫和纸尿裤（拉拉裤），并及时更换。

一、一次性尿裤

一次性尿裤包括纸尿裤和拉拉裤（裤衩），用于需要活动（或躁动）的尿失禁老年人，如图 2-5 所示。

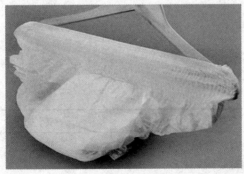
拉拉裤（裤衩）

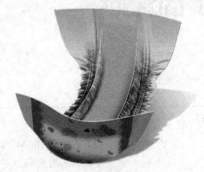
纸尿裤

图 2-5　一次性尿裤

二、成人布尿裤

布尿裤，包括防漏片、吸水片、口袋、松紧带、边袋、压扣、栓扣，其特征是在防漏片内侧面的两个侧边分别布置有松紧带和栓扣，在防漏片的前后部分别装有适当数量的压扣，在防漏片两端靠压扣内侧的相应位置处分别布置有口袋，其通过所述压扣和两侧的松紧带分别调节布尿裤腿部和腰部的尺寸，防漏片和吸水片相互独立布置，吸水片可更换，吸水片两端由所述的口袋固定，如图2-6所示。

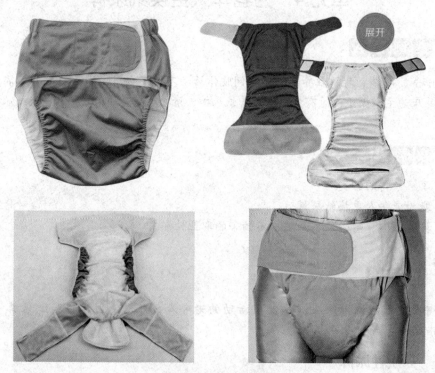

图2-6　成人布尿裤

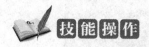 技 能 操 作

为老年人更换纸尿裤

一、操作规程

步骤	流程	操作步骤	备注
步骤1	操作前评估	（1）护理员站在床前，身体前倾，微笑面对老年人，核对医嘱，对照床头卡核对老年人姓名、床号。 （2）评估老年人的神志、病情，配合程度，自理能力及心理需求，皮肤状况	

步骤	流程	操作步骤	备注
步骤2	工作准备	（1）环境准备：房间干净、整洁，空气清新、无异味。 （2）护理员准备：着装整齐，用七步洗手法洗净双手，戴口罩。 （3）物品准备：核对老年人护理单，包括纸尿裤、水盆（内盛温水）、毛巾、卫生纸、笔和记录单、免洗洗手液	根据老年人自身情况选择纸尿裤尺寸
步骤3	沟通核对	（1）将护理车摆放在床头；关闭门窗，遮挡屏风。 （2）再次核对房间号、床号、姓名、性别。 （3）核对护理单。 （4）向老年人告知准备更换纸尿裤，取得老年人配合	态度和蔼，语言亲切，尊重老年人，注意保护老年人隐私
步骤4	撤下纸尿裤	（1）护理员协助老年人取平卧位，解开尿裤粘扣，展开两翼至老年人身体两侧，将前片从两腿间后撤。 （2）协助老年人侧卧，将污染纸尿裤内面对折于臀下，用卫生纸擦拭尿便污渍	注意老年人反应及沟通
步骤5	观察皮肤	（1）观察老年人会阴部和臀部皮肤情况。 （2）盆内倒入清水。 （3）用温热毛巾擦拭会阴部和臀部皮肤	仔细查看，注意皮肤褶皱处。如皮肤发红破溃，应立即通知医护人员处理。控制水温在38～40℃，擦拭动作轻柔
步骤6	更换纸尿裤	（1）护理员取清洁纸尿裤，再次检查纸尿裤型号。 （2）将纸尿裤前后两片纵向（贴皮肤面朝内）对折，开口朝外铺于老年人臀下，上片压于老年人身下，后面展平，纸尿裤中线对齐。 （3）协助老年人呈平卧位，从近侧撤下被污染的纸尿裤，放入污物桶。 （4）拉平身下清洁纸尿裤，从两腿间向上兜起尿裤前片。 （5）将前片两翼向两侧拉紧，后片粘扣粘贴于纸尿裤前片粘贴区。 （6）整理大腿内侧纸尿裤边缘至服帖，将大腿内侧尿裤边缘整理服帖，防止侧漏	更换纸尿裤时，观察排泄物的性质、量、颜色、气味，如有异常，及时报告医务人员
步骤7	整理用物	（1）整理床单位，为老年人盖好被子。 （2）整理用物，用过的毛巾清洗、消毒、晾干以备下次使用，并刷洗水盆。 （3）洗手，记录。 （4）开窗通风	记录会阴部及臀部皮肤情况，排泄物的情况等

步骤	流程	操作步骤	备注
	注意事项	1. 更换尿裤时，将大腿内侧尿裤边缘整理服帖，防止侧漏。 2. 根据老年人胖瘦情况选择尺寸适宜的纸尿裤。 3. 纸尿裤被污染后应及时更换，以提高老年人舒适度，减轻异味，保持皮肤清洁卫生。 4. 当老年人患有传染性疾病时，其用过的纸尿裤应作为医用垃圾集中回收处理	

二、操作关键点

1. 操作前做好评估与沟通，取得老年人配合。

2. 观察老年人会阴部皮肤情况，评估老年人皮肤有无湿疹等情况发生。

3. 纸尿裤被污染后应及时更换，以提高老年人舒适度，减轻异味，保持皮肤清洁卫生。

4. 指导老年人进行膀胱功能性训练，建立规则的排尿习惯，促进排尿功能的恢复。

单元 5　留置导尿术（拓展）

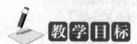 案例导入

王奶奶，67 岁，现入住养老院，目前老人以卧床为主，尿潴留。请护理员遵医嘱为老人进行留置导尿。

教学目标

1. 熟悉留置导尿术的目的

2. 识别留置导尿术的适应证及禁忌证

3. 能说出留置导尿术的操作关键点

4. 能为老年人进行留置导尿术

5. 具备无菌观念，并将之贯穿照护全程

知识点

导尿术是在严格无菌操作下，用无菌导尿管经尿道插入膀胱引流尿液的方法，留置导尿是在导尿后将导尿管保留在膀胱内持续引流出尿液的方法。

一、留置导尿术目的

第一，直接从膀胱导出不受污染的尿标本，做细菌培养，测量膀胱容量、压力及检查残余尿量，鉴别尿闭及尿潴留，以助诊断。

第二，为尿潴留老年人放出尿液，以减轻痛苦。

第三，盆腔内器官术前，为老年人导尿，以排空膀胱，避免术中误伤。

　　第四，昏迷、尿失禁或会阴部有损伤时，保留导尿管以保持局部干燥，清洁，某些泌尿系统疾病术后，为促使膀胱功能的恢复及切口的愈合，常需做留置导尿术。

　　第五，抢救休克或垂危老年人，正确记录尿量、比重，以观察肾功能情况。

二、留置导尿术适应证

①各种下尿路梗阻所致尿潴留。
②危重老年患者抢救。
③膀胱疾病诊断与治疗。
④进行尿道或膀胱造影。
⑤留取未受污染的尿标本做细菌培养。
⑥膀胱内药物灌注或膀胱冲洗。
⑦探查尿道狭窄与否，了解少尿或无尿原因。

三、留置导尿术禁忌证

①急性尿道炎。
②急性前列腺炎。
③急性附睾炎。
④骨盆骨折、尿道损伤试插尿管失败者。

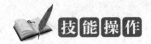 技能操作

为老年人进行留置导尿术

一、操作规程

步骤	流程	操作步骤	备注
步骤 1	操作前评估	(1) 护理员站在床前，身体前倾，微笑面对老年人，核对医嘱，对照床头卡核对老年人姓名、床号。 (2) 评估老年人的神志、病情，配合程度，自理能力及心理需求，皮肤状况	如皮肤发红破溃，应立即通知医护人员处理
步骤 2	工作准备	(1) 环境准备：房间干净、整洁，空气清新、无异味。 (2) 护理员准备：着装整齐，用七步洗手法洗净双手，戴口罩。 (3) 物品准备：①无菌导尿包：内有治疗碗 1 个，尿管 2 根，小药杯一个，血管钳 2 把，石蜡油棉球 1 个，标本瓶 1 个，孔巾 1 块，纱布数块，20ml 注射器 1 个（内有生理盐水 20ml）。②外阴初步消毒用物：无菌治疗碗一个（内盛消毒液棉球 10 余个，血管钳 1 把），清洁手套 1 只，无菌持物钳，无菌手套，消毒溶液（碘伏），中单，便盆，笔和记录单，免洗洗手液	

步骤	流程	操作步骤	备注
步骤 3	沟通核对	（1）将护理车摆放在床头；关闭门窗，遮挡屏风。 （2）再次核对房间号、床号、姓名、性别。 （3）核对护理单。 （4）向老年人告知准备留置导尿管，取得老年人配合	态度和蔼，语言亲切，尊重老年人，注意保护老年人隐私
步骤 4	摆放体位	护理员站在老年人右侧，协助老年人取仰卧位，屈髋屈膝，双腿略向外展，脱去对侧裤腿，盖在近侧腿上，对侧大腿用盖被遮盖，露出会阴	注意老年人反应及沟通
步骤 5	留置导尿管	（1）护理员将一次性治疗巾垫于老人臀下，打开导尿包，将第一次消毒物品放于两腿之间，戴手套，右手持止血钳夹碘伏或 0.1% 新洁尔灭棉球擦洗外阴（阴阜及大阴唇），再以左手拇指、食指分开大阴唇，擦洗小阴唇及尿道口，自外向内，由上而下，每个棉球限用一次，擦洗尿道口时，在尿道口轻轻旋转向下擦洗，共擦洗两次，第二次的棉球向下擦洗至肛门，将污棉球放于弯盘内，撤去换药碗，弯盘置于床尾。 （2）取下无菌导尿包中第二次消毒用物置于老人两腿之间，打开导尿包，戴无菌手套，铺孔巾，使孔巾与导尿包包布形成一无菌区。 （3）取一弯盘置于老人左侧孔巾口旁，用石蜡油棉球润滑导尿管前端后放于孔巾口旁的弯盘内，以左手分开并固定小阴唇，右手用止血钳夹新洁尔灭棉球自上而下、由内向外分别消毒尿道口（在尿道口轻轻旋转消毒后向下擦洗，共两次）及小阴唇，每个棉球限用一次。擦洗完毕将止血钳丢于污弯盘内。 （4）弯盘、导尿管靠近孔巾口，取另一血管钳，导尿管对准尿道口轻轻插入尿道 4~6cm，见尿液流出，再插入 1cm 左右，左手固定尿管，引出尿液，若需作尿培养，用无菌试管接取尿液5ml，盖好瓶盖。 （5）向导尿管气囊内注入生理盐水，用血管钳夹闭导尿管尿液出口的末端，将导尿管与引流袋连接，并固定好导尿管，导尿管与引流袋穿过孔巾口，松开血管钳，先将引流袋从大腿底部穿过之后固定在床旁，再用别针将引流袋的连接管固定在床单上，注明置管日期	（1）仔细查看，注意皮肤褶皱处。 （2）注意不能跨越无菌区。扔棉球和镊子时，手离弯盘 10~15cm，防止污染。过程中指导患者深呼吸放松

步骤	流程	操作步骤	备注
步骤6	整理用物	（1）导尿毕，脱去手套，放于弯盘内，撤下孔巾，擦洗外阴，协助患者穿裤。 （2）整理床铺，清理用物，做好记录后送验标本	记录会阴部及臀部皮肤情况，排泄物的情况等
注意事项		1. 对膀胱过度充盈者，排尿宜缓慢以免骤然减压引起出血或晕厥，对膀胱高度膨胀且又极度虚弱的老年人，第一次导尿量不可超过1000ml，以防大量放尿，导致腹腔内压突然降低，大量血液滞留于腹腔血管内，造成血压下降，产生虚脱，亦可因膀胱突然减压，导致膀胱黏膜急剧充血，引起尿血。 2. 测定残余尿时，嘱老年人先自行排尿，然后导尿。残余尿量一般为5~10ml，如超过100ml，则应留置导尿。 3. 留置导尿时，应经常检查尿管固定情况，是否脱出，必要时以无菌药液每日冲洗膀胱一次；每隔5~7d更换尿管一次，再次插入前应让尿道松弛数小时，再重新插入。 4. 膀胱过度充盈老年人导尿时速度不能过快，否则可产生休克或膀胱出血，应缓慢分次地放出尿液，每次150~200ml，反复多次，逐渐使膀胱放空	

二、操作关键点

1. 严格无菌操作，预防尿路感染。

2. 插入尿管动作要轻柔，以免损伤尿道黏膜，若插入时有阻挡感可更换方向再插，见有尿液流出时再插入2cm，勿过深或过浅，尤忌反复抽动尿管。

3. 选择导尿管的粗细要适宜，对疑有尿道狭窄老年人，尿管宜细。

单元6 留置尿管老年人尿液的观察及报告

案例导入

王奶奶，67岁，现入住养老院，目前以卧床为主，因小便失禁，留有尿管。请护理员观察王奶奶的尿量、颜色并记录。

教学目标

1. 熟悉老年人正常尿液的性状

2. 能识别老年人尿量和尿液颜色异常并会记录

3. 养成细心、耐心的职业素养

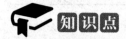知识点

一、老年人正常尿液的性状

正常情况下，留置导尿的老年人每日尿量应为1000~2000ml，尿液呈淡黄色，清澈透明。

二、老年人异常尿液的性状

1. 尿量异常

留置导尿老年人的尿袋上有刻度，可以通过读取尿液液面正对尿袋上刻度数来评估老年人尿量。

（1）多尿

24h尿量超过2500ml，多尿提示糖尿病、尿崩症或肾功能衰竭等情况。

（2）少尿

24h内尿量少于400ml或1h尿量少于17ml，常见于发热、液体摄入过少或休克等老年人。

（3）无尿或尿闭

24h尿量少于100ml或12h内无尿，常提示出现严重血液循环不足，严重休克、急性肾衰竭或药物中毒等情况。

2. 尿液颜色异常

尿液颜色异常常提示一些泌尿系统的疾病，不同颜色其意义不同，常见颜色有深黄色、红色、咖啡色、乳白色等，当尿液浑浊，即有絮状物时也为异常。

（1）深黄色

常提示老年人摄入水分不足，应增加摄水量。

（2）红色

常提示有活动性出血，泌尿系统感染或其他膀胱疾病。

（3）咖啡色

常提示有出血、泌尿系统疾病。

（4）乳白色

尿液呈米汤样，常提示丝虫病等。

（5）絮状物

尿液浑浊，见絮状物，常提示泌尿系统感染。

3. 尿液气味异常

正常尿液久置后可出现氨臭味，如新鲜尿液即有氨味，则提示慢性膀胱炎及尿潴留；糖尿病酮症酸中毒时，尿液有烂苹果气味；有机磷农药中毒时，尿液有蒜臭味；进食较多葱、蒜后，尿液也会有特殊气味。

三、观察留置尿管的老年人尿量及颜色的要求

第一，护理员发现老年人尿量少时，应首先查看导尿管是否通畅，有无反折情况。

第二，护理员发现老年人尿量异常时，应检查老年人的饮食、饮水状况、输液量等记录情况。

第三，服用食物和某些特殊药物时，尿液颜色也会出现异常变化，护理员在观察时应结合药物说明书或咨询医护人员，加强分辨。

第四，如果不是上述因素引起的尿量及颜色的改变，则需立即记录并报告相关人员，并留取标本，以备送检。

第五，长期留置尿管的老年人，尤其是女性，有时会出现尿液渗漏的现象，护理员应加以辨别。

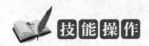技能操作

留置尿管老年人尿液的观察及报告

操作规程

步骤	流程	操作步骤	备注
步骤1	操作前评估	（1）护理员站在床前，身体前倾，微笑面对老年人，核对医嘱，对照床头卡核对老年人姓名、床号。 （2）老年人的神志、病情，配合程度，自理能力及心理需求，导尿管及周围皮肤状况	态度和蔼，语言亲切
步骤2	工作准备	（1）环境准备：房间干净、整洁，空气清新、无异味。 （2）护理员准备：着装整齐，用七步洗手法洗净双手，戴口罩。 （3）物品准备：笔和记录单、免洗洗手液，必要时备好量杯和便盆	
步骤3	沟通核对	（1）推护理车摆放在床头，关闭门窗，遮挡屏风。 （2）再次核对房间号、床号、姓名、性别。 （3）核对护理单。 （4）护理员询问老年人有无腹胀等不适，并观察老年人的精神状态是否有异常情况，取得老年人配合	尊重老年人，注意保护老年人隐私
步骤4	观察尿量	护理员视线与尿袋中尿液液面平齐，读取液面所对刻度即为尿量	护理员视线与尿袋刻度平齐
步骤5	观察尿液颜色	将尿袋平对白色或无色背景，观察尿液颜色	
步骤6	记录报告	将尿量、尿液颜色登记于登记表上；若有异常，应及时报告相关人员，必要时及时就医	

单元 7　为留置导尿管的老年人更换尿袋

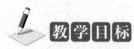

案例导入

王爷爷，70 岁，因不能自行排尿 3 天入住医院，情绪紧张，医嘱给予施行导尿术。现请护理员每日为王爷爷更换尿袋。

教学目标

1. 了解留置导尿管的相关知识
2. 能说出更换尿袋的护理要点、操作风险点、操作关键点
3. 熟悉影响排尿的因素
4. 能为留置导尿管的老年人更换尿袋
5. 照护过程中将无菌观念贯穿始终

知识点

机体通过排尿活动可将其代谢的终末产物、有毒物质和药物等排出体外，同时调节水、电解质及酸碱平衡，以维持人体内环境的相对稳定，护理员在工作中应密切观察老年人的排尿活动，了解其身心需要，提供恰当的护理措施，解决老年人存在的排尿问题，促进身心健康。

一、尿液的观察

1. 正常尿液的观察

正常情况下排尿受意识支配，无障碍，无痛苦，可自主随意进行。

（1）尿量与次数

正常成人 24h 尿量 1000~2000ml，平均约 1500ml；一般日间排尿 3~5 次，夜间排尿 0~1 次，每次尿量 200~400ml。

（2）颜色、透明度

新鲜尿液呈淡黄色、澄清、透明，静置后因磷酸盐析出沉淀而呈浑浊状。

（3）比重、酸碱性

尿比重波动在 1.015~1.025，pH 值 5~7，平均为 6，呈弱酸性。

（4）气味

新鲜尿液的气味来自尿中的挥发性酸，静置后因尿素分解产生氨，故有氨臭味。

2. 异常尿液的观察

（1）尿量与次数

①尿量异常。（见单元 6）

②膀胱刺激征：主要表现为尿频、尿急、尿痛，常见于膀胱及尿路感染等病人。

（2）颜色（见单元 6）

（3）透明度

尿中有脓细胞、红细胞和大量上皮细胞、管型时新鲜尿液即为浑浊状，常见于泌尿系统感染等病人。

（4）比重

如尿比重经常固定于 1.010 左右的低水平，提示肾功能严重障碍。

（5）气味

泌尿道感染时，新鲜尿液有氨臭味；糖尿病酮症酸中毒时，尿液呈烂苹果味。

二、影响排尿的因素

1. 性别

老年人因膀胱肌肉张力减弱，会出现尿频，老年男性会因前列腺增生压迫尿道而造成尿滴沥和排尿困难。

2. 饮食与气候

食物中含水量多和大量饮水均可增加尿量，饮用咖啡、浓茶及酒类饮料可利尿，食用含钠多的食物可导致机体水钠潴留，气温高时，人体大量出汗，可使尿量减少。

3. 治疗与检查

术中使用麻醉剂会导致尿潴留，某些诊断性检查要求老年患者暂时禁食禁水，因而体液减少影响尿量，某些泌尿道的检查可能造成水肿、损伤或不适，导致排尿形态的改变。

4. 疾病

泌尿系统的结石、肿瘤或狭窄，均可导致泌尿道阻塞，出现尿潴留，泌尿系统感染可引起尿频、尿急、尿痛，神经系统的损伤或病变会导致尿失禁。

5. 排尿习惯

排尿的时间、排尿的环境、姿势也会影响排尿活动。

6. 心理因素

情绪紧张、焦虑、恐惧可引起尿频、尿急，有时也会抑制排尿出现尿潴留，排尿还受暗示的影响，如听觉、视觉或身体其他感觉的刺激可诱导排尿。

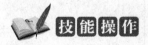 技能操作

为留置导尿管的老年人更换尿袋

一、操作规程

步骤	流程	操作步骤	备注
步骤1	操作前评估	（1）护理员站在床前，身体前倾，微笑面对老年人，核对医嘱，对照床头卡核对老年人姓名、床号。 （2）护理员向老年人解释操作目的，以取得老年人配合。 （3）评估老年人的神志、病情，肢体活动度、评估导尿管有无脱落并保持管路通畅	如有导尿管滑脱，应立即通知医护人员处理

步骤	流程	操作步骤	备注
步骤2	工作准备	（1）环境准备：房间干净、整洁，空气清新、无异味，拉好窗帘必要时用屏风遮挡。 （2）护理员准备：着装整齐，用七步洗手法洗净双手，戴口罩。 （3）物品准备：尿袋、碘伏、棉签、别针、一次性垫巾、止血钳、一次性手套、笔、记录单	检查尿袋有效期是否到期，有无破损，所使用的碘伏和棉签是否在有效期内
步骤3	沟通核对	（1）将护理车摆放在床头。 （2）再次核对房间号、床号、姓名、性别。 （3）告知老年人准备更换尿袋，询问是否还有其他需要	态度和蔼，语言亲切
步骤4	观察尿液	以纯白床单为背景，仔细观察尿液颜色、性状、尿量	观察尿量时护理员视线应与刻度保持水平；尿袋不能高于耻骨联合水平高度，防止尿液逆流
步骤5	更换尿袋	（1）打开尿袋放尿端口排空尿袋内余尿，关闭放尿端口，夹闭尿袋引流管上的开关。 （2）铺垫巾于尿管下，撕开备好的尿袋外包袋，内面朝上平铺在留置尿管和尿袋连接处下面。 （3）戴手套，用止血钳夹住留置尿管开口上端3~5cm处，分离留置尿管与尿袋。 （4）取下尿袋，将连接尿管口端置于尿袋上卷起放置一旁。 （5）用碘伏消毒尿管端口及外周，检查并旋紧待更换尿袋的放尿端口，取下新尿袋引流管端口盖帽，将引流管端口插入导尿管内。 （6）松开止血钳，观察尿液引流情况，引流通畅，夹闭尿袋引流管上的开关，每2h放尿一次，用别针将尿袋固定在床旁，撤去垫巾及原尿袋置于护理车下层医用废物袋内	（1）护理员将引流管端口插入导尿管内时手不可触及两端口及周围。 （2）尿袋固定在低于耻骨联合的高度
步骤6	整理用物	（1）棉签、手套、更换下来的尿袋及可能被尿液污染的用物置于医用黄色垃圾袋中，按医用垃圾处理，脱去手套。 （2）洗手，整理老年人床单位。 （3）做好更换记录，发现异常情况时及时报告医护人员	脱手套时不要污染其他物品

续 表

步骤	流程	操作步骤	备注
	注意事项	1. 尿袋应定期更换，更换的周期可参照不同种类尿袋的使用说明，一般情况下每天更换一次。 2. 更换尿袋时应注意观察尿液的性状、颜色和尿量。 3. 保持导尿管通畅，避免受压、扭曲、反折、阻塞导致引流不畅。 4. 妥善固定尿袋，随时观察尿管有无脱出、漏尿等情况，一旦发现问题应及时报告医护人员。 5. 更换尿袋时应避免污染，引流管末端高度要始终低于老年人会阴的高度，避免尿液逆流造成感染。 6. 注意观察留置尿管接触部位的皮肤，如发现局部有红肿、破溃等情况应及时报告医护人员	

二、操作风险点

1. 受凉：过长时间暴露老年人。

2. 污染：污染老年人衣物或床单。

3. 逆行性感染：尿袋固定位置高于耻骨联合水平位或操作中消毒不规范。

4. 管路脱落：因为操作不当造成的管路脱落或折损。

三、操作关键点

1. 操作前做好评估与沟通，确保老年人尿管无脱落等异常情况。

2. 端口开闭顺序，先打开尿袋放尿端口排空尿袋内余尿，关闭放尿端口，夹闭尿袋引流管上开关，最后用止血钳夹住留置尿管开口上端。

3. 消毒的方法，用棉签蘸取碘伏先消毒尿管端口内面再消毒端口及外周，重复消毒两次。

单元 8　二便标本采集

案例导入

汪奶奶，89 岁，1 年前因脑梗死导致左侧偏瘫，右侧肢体活动正常，但是不能坐稳，长期卧床，因居家照护困难现入住医养结合机构。请护理员为汪奶奶采集二便标本。

教学目标

1. 了解正常大小便的性状、颜色
2. 熟悉老年人排泄物异常的观察方法
3. 掌握采集大小便标本的原则
4. 能采集老年人的二便标本
5. 养成实事求是、认真负责的工作态度

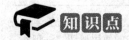

知识点

一、大小便标本采集的目的

第一，采集老年人的大小便标本，通过实验室检查，可达到协助疾病诊断，制定合理治疗方案及观察病情变化的目的。

第二，采集老年人的尿标本常用于常规体检，检查有无泌尿系统感染、出血，有无内分泌、免疫系统及肾脏等器官病变。

第三，采集老年人的便标本常用于常规体检，检查有无消化道系统感染、出血、肠道寄生虫及肠道传染性疾病等。

二、标本采集的原则

第一，依据医嘱采集各种标本。

第二，采集前根据检验的目的选择合适的容器。

第三，各种标本的采集量、时间、方法要准确。

第四，采集标本前后要认真核对。

第五，标本采集后要及时送实验室检查。

三、老年人排泄物异常的观察

1. 尿液异常的观察

见单元6、单元7。

2. 粪便异常的观察

（1）排便次数

通常每天排便超过3次或每周少于3次，为排便异常。

（2）形状与软硬度

便秘时粪便坚硬、成栗子样，消化不良或急性肠炎可为稀便或水样便，肠道部分梗阻或直肠狭窄，粪便常呈扁条形或带状，布里斯托大便分类法如图2-7所示。

（3）颜色

柏油样便提示上消化道出血；白陶土色便提示胆道梗阻；暗红色血便提示下消化道出血；果酱样便见于肠套叠、阿米巴痢疾；粪便表面粘有鲜红色血液见于痔疮或肛裂；白色"米泔水"样便见于霍乱、副霍乱。

（4）内容物

被肠道寄生虫感染的老年人的粪便中可查见蛔虫、绦虫节片等。

（5）气味

严重腹泻老年人因未消化的蛋白质与腐败菌作用，粪便呈碱性反应，气味极恶臭；下消化道溃疡、恶性肿瘤老年人粪便呈腐败臭；上消化道出血的柏油样粪便呈腥臭味；消化不良、乳糖类未充分消化或吸收脂肪酸产生气体，粪便呈酸性反应，气味为酸败臭。

3. 老年人的排泄异常的记录报告

护理员在对老年人进行生活照料的过程中，发现老年人大小便出现异常时，应立即从尿、便的性质、次数、量、颜色、气味等方面进行详细记录，并及时报告给医护人员和家属，并根据医嘱留取标本。

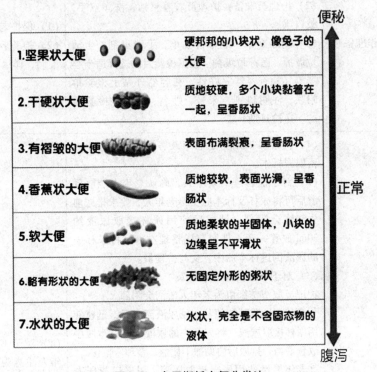

图 2-7 布里斯托大便分类法

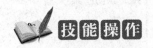 技能操作

一、操作规程

操作1 为老年人留取尿标本

步骤	流程	操作步骤	备注
步骤1	操作前沟通评估	（1）护理员拿到化验单后，及时告知老年人及家属第二天晨起需要采集尿标本以及采集标本的目的、要求，以便取得老年人的配合。 （2）采集前护理员身体前倾，微笑面对老年人，核对医嘱，对照床头卡或腕带核对老年人姓名、床号。 （3）评估老年人的神志、病情，配合程度，是否需工作人员协助或给予保护性约束	（1）取清晨第一次尿的送检结果是最准确的。 （2）态度和蔼，语言亲切

步骤	流程	操作步骤	备注
步骤2	工作准备	（1）环境准备：室内环境干净整洁，温湿度适宜，关闭门窗，屏风遮挡。 （2）护理员准备：护理员衣着整洁，洗净双手，戴口罩。 （3）物品准备：准备检验单、手消毒剂、生活垃圾桶、医疗垃圾桶、根据检验目的选择适当容器等（检查容器完好性，在容器外贴上检验单附联，注明科别、床号、姓名、性别、检验目的、送检日期）	（1）保护老年人隐私。 （2）检验容器记录内容准确、详尽
步骤3	采集尿标本	（1）护理员携用物至老年人房间，协助老年人留取尿标本。 （2）对于能自理的老年人，确认老年人能够理解后可将尿杯及标本瓶交给老年人，要求排尿前先清洁会阴部，见尿后使用尿杯接取尿液约30ml放置一旁，排尿完毕整理衣裤。将尿杯中的尿液倒进标本瓶中，交与护理员。 （3）对于不能自理的老年人： 护理员取清洁纸巾为老年人清洁会阴部。 ①老年女性臀下垫便盆，见尿液流出后，迅速使用尿杯接取尿液。将尿杯中的尿液倒进标本瓶中放置妥当，排尿后协助撤下便盆，整理床单位。 ②老年男性使用尿壶接取尿液，尿道口与尿壶之间保持3～5cm的距离，见尿液流出，使用尿杯接取尿液约30ml放置一旁。至老年人排尿完毕，协助整理衣裤，再将尿杯中的尿液倒进标本瓶中。 ③对于留置尿管的老年人，反折导尿管，关闭尿袋上的放尿开关，分离导尿管与尿袋的衔接处，使用消毒液消毒导尿管末端，便盆放于床上，打开导尿管放出部分尿液至便盆内，再次反折导尿管，将尿标本瓶或尿杯放置在导尿管末端接取尿液至足够量后反折导尿管，标本放置妥当，碘伏消毒导尿管末端及尿袋衔接端，再将尿袋衔接端插入导尿管内，打开尿袋上开关检查导尿管路是否通畅	（1）对于不能自理的老年人注意观察老年人会阴部皮肤。 （2）严格遵守无菌原则，预防感染
步骤4	整理用物	（1）协助老年人取舒适卧位，整理床单位，倾倒便器，刷洗、消毒、晾干备用。 （2）按医疗废物处理条例处置用物，洗手	按照垃圾分类原则处理
步骤5	送检标本	根据"标本采集原则"仔细查对和送检标本，记录	仔细查对，及时送检

续 表

步骤	流程	操作步骤	备注
注意事项		1. 采集标本的容器应清洁干燥，一次性使用。 2. 不可将粪便或其他物质混入尿标本中。 3. 尿液标本收集后要立即送检，以避免发生细菌污染、化学物质及有形成分改变。 4. 自尿管留取尿标本应注意无菌操作，避免污染管路衔接处	

操作 2　为老年人留取便标本

步骤	流程	操作步骤	备注
步骤 1	操作前沟通评估	（1）护理员身体前倾，微笑面对老年人，核对医嘱，对照床头卡核对老年人姓名、床号。 （2）评估老年人的神志、病情，配合程度，是否需工作人员协助或给予保护性约束。 （3）告知老年人及家属需要采集大便标本以及采集标本的目的和要求，以便取得老年人的配合	态度和蔼，语言亲切
步骤 2	工作准备	（1）环境准备：室内环境干净整洁，温湿度适宜，关闭门窗，屏风遮挡。 （2）护理员准备：护理员衣着整洁，洗净双手，戴口罩。 （3）物品准备：准备检验单、手消毒剂、生活垃圾桶、医疗垃圾桶、根据检验目的选择适当容器	保护老年人隐私，检验容器记录内容准确、详尽
步骤 3	采集便标本	屏风遮挡，嘱老年人排空膀胱。 （1）常规标本： ①嘱老年人排便于清洁的便盆中，对不能自理的老年人应协助其排便。 ②用检验匙取中央或黏液脓血部分粪便约 5g，置于标本容器内。 （2）培养标本： ①能下床活动的老年人，排便于消毒的便盆内，用无菌棉签取粪便中央部分或带脓血、黏液的粪便 2~5g 放入培养瓶中，盖紧瓶塞，立即送检。 ②行动不便的老年人，用无菌长棉签蘸无菌生理盐水，由肛门插入直肠 6~7cm，朝一个方向轻轻旋转退出，将棉签置于培养瓶内，塞紧瓶塞	（1）对于不能自理的老年人注意观察老年人会阴部皮肤。 （2）注意动作轻柔避免损伤黏膜

续　表

步骤	流程	操作步骤	备注
步骤4	整理用物	（1）老年人取舒适卧位，整理床单位，倾倒便盆，刷洗、消毒、晾干备用。 （2）按医疗废物处理条例处置用物，洗手	按照垃圾分类原则处理
步骤5	送检标本	再次查对，确认无误后将标本及时送检	标本及时送检确保检查结果准确
注意事项		1. 老年人发生腹泻时，应留取带有黏液或脓血部分的粪便，如为水样便，应使用大口径玻璃容器盛装送检。 2. 如检查项目为寄生虫卵，应取粪便不同部分适量，送检。 3. 如检查项目为阿米巴原虫，在采集标本前几天，不可给老年人服用钡剂、油质或含金属的泻剂等，以免影响阿米巴虫卵或胞囊的显露，在采集前先用热水将便器加温后，再叮嘱老年人排便于盆内，便后立即送检。 4. 采集隐血标本时，在采集标本前三天须禁食肉类、动物肝脏、血及含铁丰富的食物和药物，第四天开始标本的采集，避免造成假阳性	

二、操作风险点

1. 标本污染：尿液留取不准确导致尿液污染，便标本采集失误导致大便污染，产生检查误差。

2. 感染：未按规定执行无菌原则，造成老年人尿路感染。

3. 损伤：动作粗暴导致老年人直肠黏膜受损。

三、操作关键点

1. 采集标本时，护理员做好防护，预防传染性疾病。

2. 采集时注意保护老年人隐私。

3. 采集尿标本时应注意防止阴道分泌物或前列腺液等混入。

4. 采集后应及时送检，避免大便因分解破坏及病原菌死亡等导致结果不准确。

单元9　为老年人更换造口袋

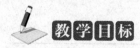 案例导入

刘爷爷，76岁，现入住养老院半年，半年前因脑梗死导致左侧瘫痪，右侧肢体能活动，长期卧床，生活不能自理，一个月前行横结肠造口术。请护理员协助更换造口袋。

教学目标

1. 熟悉肠造口的种类、特点

2. 掌握造口袋更换方法

3. 掌握造口护理用品的种类
4. 掌握常见造口并发症的预防措施
5. 具有严谨求实的工作作风

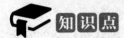知识点

一、肠道造口的种类、特点、护理要点

肠造口俗称为"人工肛门"，它是以医疗为目的，如治疗肠道疾病，而人为造成的肛门改道，建立肠道与腹部体表相通的一个通道，其开口即为造口，使大便通过该造口排出体外，造口表面为肠黏膜，红润有光泽。

造口没有神经组织，无痛觉，由于造口无括约肌及其神经感应器，所以不能感知便意，不能忍耐排便，即不能通过自己的意志控制排便这一生理过程；因此，肠造口的末端常连接于造口袋，主要用于收集粪便。

1. 肠道造口种类

①依据位置分为空肠造口、回肠末端造口、横结肠造口、降结肠及乙状结肠造口。图2-8展示了结肠造口和回肠造口。

②依据方式分为单腔造口、双腔造口、攀式造口。

③依据功能分为临时造口、永久造口。

④一般来说临时造口多为回肠末端造口、攀式造口或双腔造口，永久造口多为单腔造口、乙状结肠造口。

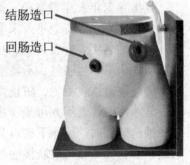

图2-8 肠道造口种类

2. 特点

（1）空肠造口

术后48h后开始排泄，刚开始流出物呈透明或深绿色水样，24h约2400ml，需注意观察老年人的水电解质情况。

（2）回肠造口

术后48~72小时开始排泄，特点：排泄物多、稀、含消化酶；排泄物排出无规律；排泄物无臭味。

（3）横结肠造口

术后3~4天开始排泄，进食后排出物从糊状到柔软，特点：排泄物稀，不成形，气味大；排便无明显感觉；造口直径大，影响衣服穿戴。

（4）降结肠造口和乙状结肠造口

时间较慢，一般需要5天才恢复功能，一旦恢复正常功能，降结肠和乙状结肠造口通常排出柔软成形的大便，特点：排泄物少且成形；长时间后排便较有规律；排泄物气味大。

3. 肠造口护理要点

第一，观察肠造口及周围组织情况，观察肠道功能恢复、排便、排气情况。

①观察造口黏膜的颜色、造口大小，造口是否水肿，有无出血、渗液等，发现异

常应及时报告医护人员，及时处理。

②观察造口周围缝线，缝合线有无脱落、缝合口有无出血或化脓，有无出现皮肤黏膜分离并发症或造口感染情况，发现异常，及时报告医护人员，及时处理。

③观察造口周围皮肤有无瘙痒、疼痛、发红、糜烂、变色，发现造口周围皮炎情况，及时报告医护人员，及时处理。

④观察造口袋的使用情况，造口底盘的溶解状况，有无渗漏，确认造口袋的安全性，掌握更换的频率。

⑤观察造口袋里的排泄物，检查有无渗液、血液，有无排气、排便，检查排泄量及其性状，掌握肠道功能的恢复情况。

第二，老年人在胃肠道功能恢复的情况下，可恢复术前的饮食规律与习惯、饮食宜为柔软易消化的清淡食物，忌食辛辣、刺激性、易产气、易激惹的食物与饮料。

第三，控制臭味的措施：定时排放排泄物并清洁造口袋，气味较大时可使用带有炭片的造口袋，或在造口袋内放入清新剂除味。

第四，日常生活指导。

①指导老年人穿着宽松、柔软衣裤，安装造口袋时动作轻稳，避免摩擦造口，发生出血和感染。保持老年人床单位清洁、干燥，随时更换污染的衣物、被服。

②鼓励老年人少食多餐，摄入易消化、高热量、高蛋白、高维生素食物，避免进食刺激性、易产生胀气、不易消化及有臭味的食物，如蛋类、葱姜蒜、辣椒、芹菜等，忌烟酒，注意饮食卫生，防止饮食不当引起腹泻或便秘。

③沐浴时，老年人可坐于淋浴椅上，佩戴造口袋淋浴，不要在浴缸中浸泡，在需要更换造口袋时，可除下造口袋直接淋浴，淋浴结束后再贴上新的造口袋。使用两件式造口袋，在底盘与皮肤接触处封上一圈防水胶布即可，一件式造口袋可以覆盖清洁食品袋，外周封上一圈防水胶布。

④能活动的老年人应由家属或护理员陪同适当活动，如散步、打太极等，但避免有身体接触类活动，护理员定时用轮椅将不能活动的老年人推出去晒太阳、赏花，与人群接触、聊天等，避免重体力活动，以免形成造口旁疝或造口脱垂。

⑤带老年人外出前要将造口用品准备充足。

第五，与专业造口师或专科门诊建立联系，以便及时沟通和求助。

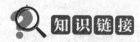 知识链接

造口袋的种类及造口所需产品

1. 一件式造口袋

底盘与袋子是一体的，佩戴方便，但是由于不方便清洗，部分老年人心理上感觉不舒适，由于不能佩戴腰带，部分老年人心理上感觉安全性差。

2. 二件式造口袋

由底盘及带子组成，可以分离，尤其适合术后早期，方便观察造口情况，如有问题及时处理，不用频繁更换底盘，减轻老年人痛苦，后期由于佩戴腰带，老年人安全

感更强，底盘的应用，有效降低了造口周围旁疝的发病率。

3. 造口附件产品

造口粉，皮肤保护膜，防漏膏，防漏条，可塑贴环，腰带，黏胶清除剂等的应用，可以确保造口袋的安全粘贴，有效预防造口常见并发症。

二、肠造口常见并发症及护理

1. 粪水性（刺激性）皮炎

造口周围皮肤出现不规则的片状湿疹、糜烂，有时伴有红、肿、痛、痒。

（1）原因

造口袋安装不当，造口底板修剪过大，造口周边皮肤凹凸不平等引起排泄物长期反复持续刺激皮肤。

（2）预防措施

①选择合适的造口用品，对腹部凹陷不平之处，可用防漏膏或防漏条进行填补。

②掌握正确安装技术，造口袋底板大小修剪合适（底板内圈裁剪直径以大出造口 2~3mm 为宜），更换造口袋时注意彻底清洁造口周围的皮肤，待皮肤干后再贴造口袋，安装造口袋后用手轻轻按压底板，使造口底板与皮肤粘贴得更牢；更换造口袋后嘱老年人休息 10~15min 后再活动。

③造口袋内的排泄物达到 1/3~1/2 满时要及时排放；指导老年人定期更换造口底盘（回肠造口 3~5 天更换，结肠造口 5~7 天更换；如造口底盘渗漏，应及时更换）。

（3）处理流程

造口周围皮肤出现湿疹、糜烂等皮炎→立即检查并去除刺激源→选择生理盐水或温水进行清洗，擦干后使用护肤粉（或亲水性敷料）保护造口周围的皮肤→正确安装造口袋→安抚老年人及其家属，做好健康教育→密切观察病情并记录→做好床旁交接班→必要时报告医生，请皮肤科医生会诊。

2. 造口水肿

造口出现隆起、肿胀和透亮，造口黏膜颜色变苍白。

（1）原因

造口术后早期，患者血红蛋白低下，造口受到外力压迫，血液回流出现障碍。

（2）预防

①加强营养，对血红蛋白低下的老年人及时补充血清蛋白，纠正低蛋白血症。

②造口底板内圈裁剪要合适，不可过小，防止造口出现血运、回流障碍。

③使用腹带松紧适宜，穿宽松衣服，避免造口受压。

（3）处理流程

出现造口水肿→采取相应措施（早期轻度水肿：去除造口周围的油砂，嘱老年人注意卧床休息，加强营养，术后 1 周左右自然恢复；严重水肿：报告医生，遵医嘱采取相应措施，如用 10% 的氯化钠溶液湿敷，每日 3 次；必要时输白蛋白，纠正低蛋白血症）→选择大底盘透明一件式造口袋（底盘裁剪开口大 4~5mm，水肿消退后底盘开口大 2~3mm）→严密观察病情并记录（观察造口黏膜的颜色，及时发现缺血性坏死）→做好床旁交接班。

3. 造口出血

肠造口黏膜及皮肤连接处有血液流出。

（1）原因

①肠造口黏膜及黏膜与皮肤连接处的毛细血管受造口器材摩擦、刺激出血。

②清洁肠造口操作不当，引起黏膜受损出血。

③肠系膜小静脉结扎线脱落引起出血。

④某些引起凝血功能障碍的疾病所致。

（2）预防

①造口护理动作轻柔，避免刺激、摩擦造口黏膜。

②正确修剪处理造口袋内口边缘，防止造口器材摩擦、刺激黏膜出血。

③造口袋内放入适量的空气和油剂（如石蜡油、植物油、麻油等），以免造口袋上薄膜来回摩擦造口引起黏膜出血。

④及时治疗出血性疾病。

（3）处理流程

发现造口出血→立即去除造口袋，用生理盐水棉球或纱布压迫止血→查找原因，做好相应处理（因黏膜摩擦出血时，用护肤粉喷洒压迫出血点止血；出血量多时，立即报告医生，遵医嘱对症处理，可用0.1%肾上腺素溶液浸湿的纱布压迫或云南白药粉外敷后纱布压迫止血；肠系膜小静脉结扎线脱落时，由医生结扎止血；治疗出血性疾病）→安抚老年人，做好健康教育→严密观察病情（观察出血的量及颜色）并记录→做好床旁交接班。

4. 造口狭窄

主要表现为粪便排出不畅、形状变细，患者感腹胀，外观造口皮肤开口缩小，看不见黏膜，或外观正常，但指诊时手指难以进入，肠管周围紧缩。

（1）原因

手术时造口腹壁皮肤开口过小，继发与造口出血、坏死、回缩及造口黏膜皮肤分离等造口周边愈合不良。

（2）预防

①提高造口手术技术，腹壁皮肤开口大小要适宜。

②定期扩张造口，可在术后一周开始，用示指戴指套，涂润滑剂后缓慢插入造口，至第二指关节处，在造口内停留 5~10min，每天 1 次。

（3）处理流程

出现造口狭窄（粪便排出不畅）→立即报告医生，遵医嘱采取相应措施（可用灌肠法、粪便软化剂、泻剂等；小指探查能通过者，可采用手指扩张法；当小指无法通过时，可考虑手术治疗）→安抚老年人及其家属，做好健康教育（合理饮食，适量运动，保持大便通畅）→严密观察病情并做好记录→做好床旁交接班。

5. 造口回缩

造口凹陷低于皮肤表面。

（1）原因

①术后造口黏膜坏死与皮肤分离。

②造口肠管缝合线过早脱落。

③造口术时拉出腹壁外的肠管过短。

④老年人体重增加过快。

⑤造口位置不当。

⑥术后伤口瘢痕形成。

（2）预防

①术后要避免体重增长过快而引起造口周围脂肪组织过多引起造口内陷。

②手术时避免外翻肠管长度过短。

③不宜过早拆除造口黏膜缝合口处的缝线，拆线时间应根据老年人具体情况而定，一般为10天左右，袢式造口支架不宜过早拔除，一般10~14天拔除。

④采取预防造口狭窄发生的所有措施。

（3）处理流程

出现造口回缩→立即报告医生→采取相应措施（造口回缩轻者，可选用凸面底板加腰带固定；过度肥胖者要减轻体重；造口回缩严重者最好手术矫正）→加强造口周边皮肤保护（可用皮肤保护膜、护肤粉、防漏膏）→安抚老年人及其家属→严密观察病情并记录→做好床旁交接班。

6. 造口皮肤黏膜分离

造口处的肠黏膜与腹壁皮肤的缝合处出现分离，形成开放性伤口。

（1）原因

①血液循环不良，开口端肠壁黏膜部分坏死，黏膜缝线脱落。

②造口周围感染、营养不良、糖尿病或长期使用类固醇药物导致肠造口黏膜缝线处愈合不良。

③腹压过高。

（2）预防

①避免引起腹内压增高的因素，如咳嗽、提重物等。

②注意观察造口黏膜的血运情况，如有缺血性坏死要及时处理。

③加强营养，糖尿病患者检测血糖的变化，注意控制好血糖。

④避免服用类固醇药物。

（3）处理流程

出现造口皮肤黏膜分离→立即报告医生→遵医嘱采取相应措施（用棉签轻探分离的深度，根据分离的深度来选择伤口敷料填塞：轻浅层分离者，用生理盐水清洗伤口，擦干创面后用护肤粉，周围涂防漏膏后贴造口袋；较深层分离者，用生理盐水清洗伤口，擦干创面后用藻酸盐敷料充填伤口，再用水胶做敷料覆盖伤口，周围涂防漏膏，正确粘贴造口袋）→加强造口周边皮肤保护（可用皮肤保护膜、护肤粉、防漏膏）→安抚老年人家属→严密观察病情并做好记录→做好康复指导（分离处愈合后要指导扩肛，预防造口狭窄）→做好床旁交接班。

7. 造口脱垂

肠管由造口内向外脱出。

（1）原因

①造口皮肤开口过大。

②腹内压增加。

③造口位置选择不当，老年人造口处腹壁肌肉薄弱。

④消瘦，腹壁肌肉薄弱。

（2）预防

①正确定位，提高造口技术。

②做好宣教，禁止提举重物，保持正常排便，避免引起腹内压力增高的因素。

③加强营养，避免因消瘦使腹壁肌肉薄弱。

（3）处理流程

出现造口脱垂→立即报告医生→遵医嘱采取相应措施（选择一件式大底盘的造口袋；底板内圈剪合适，其大小以突出肠管最大的内径为准，防止肠管血运不良；回纳肠管）→做好健康教育（教会老年人自行回纳脱垂的肠管；嘱老年人戴手套，平卧放松，用生理盐水纱布盖在脱垂的肠管黏膜部位，顺势缓慢将脱垂的肠管推回腹腔内）→在脱垂的肠管回纳后用腹带固定（注意造口勿受压），控制脱垂→安抚老年人及其家属→严密观察老年人病情（注意观察，防止发生嵌顿）并做好记录→必要时手术→做好交接班。

8. 造口缺血性坏死

造口黏膜颜色出现紫色或黑色。

（1）原因

①手术提出肛管时牵拉张力过大、扭曲及压迫肠系膜血管导致供血不足。

②造口水肿造成黏膜组织细胞缺氧、坏死。

③造口腹壁开口太小或缝合过紧，影响肠血供导致造口肠攀血运不佳。

④造口底盘硬，压迫造口造成血液供应不良。

⑤患者伴有严重的动脉硬化。

（2）预防

①提高造口技术。

②密切观察造口黏膜及其周围皮肤的血运情况。

③造口袋底板内圈大小修剪不可过小。

④预防和及时处理造口水肿。

⑤避免造口受压。

（3）处理流程

发现造口缺血性坏死（造口黏膜颜色出现紫色或黑色）→报告医生、护士长→遵医嘱采取相应措施（及时去除造口受压物，将围绕造口的油纱布拆除；正确选择造口器具，避免使用二件式造口袋；用 TDP 灯照射，使用活血药等）→严密观察病情并记录（检查肠管血运情况及坏死的深度和广度；检查时在肠造口内插入一透明小玻璃试管，以小手电筒斜侧照射透明小玻璃试管，观察有无透光，肠造口黏膜是否呈红色；指压造口黏膜，放开后是否恢复红色）→安抚老年人及其家属→做好交接班→严重者需外科手术治疗。

9. 造口旁疝

轻者引起造口基底部或周围组织鼓起，老年人会有局部坠胀不适感，重者会引起嵌顿性腹壁疝或肠梗阻。

（1）原因

①造口处腹壁薄弱。

②体重肥胖。

③腹部持续压力大。

（2）预防

①术前正确定位，尽量选择在腹直肌上。

②使用腹带加强支持；3个月内避免提重物；保持正常排便，预防腹压增加。

③控制体重，避免体重增长过快而引起造口旁疝。

（3）处理流程

出现造口旁疝→嘱老年人平卧→使用腹带加压支持（腹部鼓起的包块消失后使用）→做好健康教育（宜选择底盘柔软的一件式造口袋，避免选用两件式尤其是凸面底盘造口袋；如采用结肠造口灌洗者要停止灌洗；禁止提重物；保持正常排便，减轻腹压，如慢性便秘及时用药治疗、咳嗽时用手压住造口部位等；肥胖者减肥；出现腹痛、腹胀等症状立即就诊）→严重者需外科手术治疗。

三、物品准备

所需的物品如图 2-9 所示。

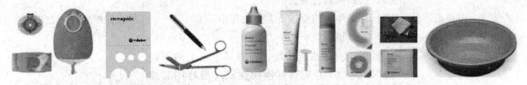

图 2-9 底盘、造口袋、造口尺、弯剪、造口粉、防漏膏、黏胶去除剂、
可塑贴环、皮肤保护膜、湿巾、水盆、棉签等

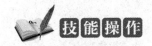 技能操作

为老年人更换造口袋

一、操作规程

步骤	流程	操作步骤	备注
步骤1	操作前评估	（1）护理员站在床前，身体前倾，微笑面对老年人，核对医嘱，对照床头卡核对老年人姓名、床号。 （2）观察老年人的神志、病情，配合程度。 （3）向老年人说明操作的目的，以取得合作。 （4）观察造口情况，评估粪袋内容物超过1/3时应将粪袋取下更换	如有不适，应立即通知医护人员处理

步骤	流程	操作步骤	备注
步骤2	工作准备	（1）环境准备：房间干净、整洁，空气清新、无异味，温度适宜。 （2）护理员准备：着装整齐，用七步洗手法洗净双手，戴口罩。 （3）物品准备：核对老年人医嘱单，包括底盘、造口袋、造口尺、弯剪、造口粉、防漏膏、可塑贴环、黏胶去除剂、皮肤保护膜、湿巾、水盆、棉签、卫生纸、垃圾袋、笔和记录单、免洗洗手液	房间温度一定要适宜，做好保暖，避免受凉
步骤3	沟通核对	（1）将护理车摆放在床边。 （2）再次核对房间号、床号、姓名、性别。 （3）向老年人告知准备更换造口袋，取得老年人配合	态度和蔼，语言亲切
步骤4	更换前准备	（1）护理员将床头摇平。 （2）协助老年人平卧。 （3）护理员再次洗手。 （4）物品摆放合理。 （5）在老年人的身体下方垫治疗巾。 （6）将垃圾袋放于老年人身旁。 （7）用一只手按压皮肤，另一只手自上而下轻柔揭除底盘，并观察排泄物性状（最好用黏胶祛除剂喷一下底盘下方，方便揭除）	注意保护皮肤，以防损伤
步骤5	检查底盘	（1）检查底盘背面黏胶是否被腐蚀，是否有排泄物残留（正常情况底盘应清洁完整）：底盘是否有排泄物残留和/或渗漏，底盘黏胶颜色是否改变；黏胶是否被溶解。 （2）检查造口周围的皮肤是否发红或破损（正常情况皮肤应与对侧腹部皮肤颜色一致，且无损伤）：皮肤颜色是否改变、皮肤上是否有排泄物渗漏的痕迹、皮肤上是否有黏胶的残留，根据更换时造口周围皮肤情况确定造口袋更换频次	决定更换频次
步骤6	更换造口袋	（1）用生理盐水或清水清洗造口及周围皮肤，保持皮肤的干净和干燥，用温开水清洗造口周围皮肤，用棉球由内向外清洁并擦干，在造口周围涂擦氧化锌加以保护，以防止因大便浸渍而出现皮炎。 （2）根据所测量造口的大小，在造口底盘上剪出大小合适的开口，用手捋顺开口内侧，大于造口1~2mm。	

步骤	流程	操作步骤	备注
步骤6	更换造口袋	（3）喷洒少许造口护肤粉在造口周围，均匀涂抹，几分钟后将多余粉末清除。 （4）将皮肤保护膜均匀地涂抹在皮肤上，待干后形成一层无色透明的保护膜。 （5）将可塑贴环贴于造口周围，或将防漏膏均匀涂抹于造口周围，与造口无缝隙。 （6）将底盘底部保护纸撕去，沿着造口紧密地贴在皮肤上，用手从下往上按紧黏胶5~10min。 （7）将造口袋底部的封口对折两次，将两侧的魔术贴向内对折按压密封。 （8）造口袋的扣合——四点操作法：将造口连接环的底部与底盘扣紧（第一点）；一只手向上轻拉造口袋手柄，并压向腹部（第二点）；沿着造口袋连接环在其左右两点向腹部轻压（第三点）；两指捏紧锁扣，听见"咔嗒"声，说明袋子已经与底盘锁好（第四点）。 （9）将双手轻轻地放在造口底盘上，用双手的温热使底盘黏胶与皮肤更贴合，可使用弹力胶贴固定底盘，增加佩戴安全性，最后关闭造口袋底部的排放口	
步骤7	整理用物	（1）将造口袋内粪便倾倒于马桶内，冲洗造口袋至清洁。 （2）粪便如有异常，做好记录	
	注意事项	1. 餐后2~3h内不要更换造口袋，此时肠蠕动较活跃，更换时老年人有可能出现排便情况。 2. 注意造口周围皮肤保持清洁、干净。 3. 操作过程中应注意保暖，并注意保护老年人的隐私。 4. 注意观察老年人排便情况，如果发现有排便困难或造口狭窄等情况，应及时通知医务人员	

二、操作风险点

1. 感染：更换时没有无菌观念，消毒不规范；清洗不彻底。
2. 皮肤损伤：未清洁周围皮肤、观察不到位；揭除造口袋时损伤皮肤。
3. 皮肤过敏：涂抹保护药物等未确认老年人是否存在过敏情况。
4. 污染衣物：粘贴底盘不牢固，脱落导致衣物受到污染。
5. 受凉感冒：更换造口袋时不注意保暖，未调整好室温，长时间暴露老年人。

三、操作关键点

1. 操作前做好评估与沟通，确保老年人造口无出血坏死、脱垂等并发症发生。

2. 更换造口袋前，确保造口周围皮肤无发红、破溃等情况发生，并据此确定造口袋更换频次。

3. 更换造口袋前应清洗造口及周围皮肤，保持皮肤的干净和干燥。

4. 更换造口袋时注意保护好固定底盘部皮肤，并采用四点法有效固定造口袋。

5. 做好造口袋内粪便的观察与记录，并将更换后的造口袋冲洗至清洁。

单元 10　帮助老年人使用开塞露

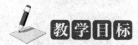 **案例导入**

李爷爷，82 岁，现入住养老院 3 年，既往一直有便秘的情况，现 3 天没有解大便。请护理员帮助李爷爷使用开塞露排便。

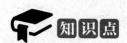 **教学目标**

1. 熟悉老年人便秘的临床表现
2. 熟悉解除便秘的常用方法
3. 学会开塞露的作用机理及适应证
4. 能帮助老年人使用开塞露
5. 以老年人为中心，保护老年人隐私，保证老年人安全

知识点

一、老年人便秘概述

慢性便秘是一种常见的老年综合征，表现为排便次数减少、粪便干结和（或）排便困难，目前主要根据罗马Ⅳ标准和老年人主诉进行诊断，即诊断前症状出现至少 6 个月，其中至少近 3 个月有症状，且至少 1/4 的排便情况符合下列 2 项或 2 项以上：排便费力感、干球粪或硬粪、排便不尽感、肛门直肠梗阻感和（或）堵塞感，甚至需手法辅助排便，且每周排便少于 3 次。

二、老年人便秘的病因

慢性便秘可能是由原发性结直肠功能障碍引起，或继发于若干其他致病因素，而在老年患者中，便秘的病因常常是多因素的。

按照病因，可将老年人慢性便秘分为原发性和继发性，原发性便秘是指结直肠和肛门功能性疾病引起的便秘，继发性便秘是指器质性疾病或药物引起的便秘。

1. 慢性功能性便秘

慢性功能性便秘是老年人最常见的便秘类型，占老年人便秘患者的绝大多数。功能性便秘与老年患者饮食因素、生活习惯、运动、排便习惯、精神情绪等密切相关。

功能性便秘的病理生理学机制尚未完全阐明，根据老年患者的肠道动力和直肠肛门功能改变的特点可将功能性便秘分为 4 个亚型：慢传输型便秘、排便障碍型便秘、混合型便秘和正常传输型便秘。

（1）慢传输型便秘

以大便通过结肠的时间延长为特征，可能是由于原发性结肠平滑肌功能障碍（肌病）或原发性神经支配功能障碍（神经病）引起，或继发于排便运动失调。老年人由于结肠动力减退，容易发生慢传输型便秘，由于结肠传输时间延长，主要表现为排便次数减少、粪便干硬、排便费力。

（2）排便障碍型便秘

也称出口梗阻型便秘，由于在排便过程中老年患者腹肌、直肠、肛门括约肌和盆底肌肉不能有效地协调运动，导致直肠排空障碍，老年患者难以或无法将大便从肛门直肠排出，主要表现为排便费力、排便不尽感、排便时肛门直肠堵塞感、排便费时，甚至需要手法辅助排便等，此型便秘在老年人中亦多见。

（3）混合型便秘

老年患者同时存在结肠传输延缓和肛门直肠排便障碍的双重特点。

（4）正常传输型便秘

与精神心理异常等有关，多见于便秘型肠易激综合征，以腹痛伴排便习惯改变为特征，这些老年患者可能存在或不存在结肠传输缓慢或运动失调，许多老年患者也存在内脏高敏感性，患者腹痛、腹部不适与便秘相关，排便后症状可缓解，老年人较为少见。

2. 器质性疾病相关性便秘

导致老年人产生便秘的器质性疾病很多，肠道疾病、内分泌和代谢疾病、神经系统及肌肉疾病等均可引起便秘（见表 2-1）。

表 2-1　　　　　　　　　导致老年人慢性便秘的常见器质性疾病

分类	疾病
肠道疾病	肿瘤、憩室病、痔疮、肛裂、炎症性肠病、腹壁疝、肠扭转、肠结核、直肠脱垂、直肠膨出、腹腔肿瘤或其他外压性疾病所致肠梗阻，既往有炎症性、外伤性、放射性或手术所致的肠道狭窄、盆腔或肛周手术史等
神经系统疾病	脑血管疾病、多发性硬化、帕金森病、外伤或肿瘤所致脊髓损伤、自主神经病变、认知障碍、失智等
肌肉疾病	淀粉样变性、硬皮病、系统性硬化症等
电解质紊乱	高钙血症、低钾血症、高镁血症等
内分泌和代谢疾病	糖尿病、甲状腺功能减退症、甲状旁腺功能亢进症等
心脏疾病	充血性心力衰竭等

资料来源：《老年人慢性便秘的评估与处理专家共识》。

3. 药物相关性便秘

老年人常多病共存、多药共用，药物可以引起或加重老年人便秘，在遭受慢性疼痛或癌症相关疼痛的患者中，阿片类药物诱发的便秘很常见，许多老年人患有多种心脑血管疾病，需要长期服药治疗，而一些抗高血压药物如钙拮抗剂、利尿药等都可引起便秘；有的老年人患有一种或数种慢性疾病，长期或经常服用地西泮、抗抑郁等药物，会抑制肠道蠕动，引起便秘，除此以外，老年人常用的可引起或加重便秘的药物还有抗胆碱能药物、抗组胺药、抗帕金森病药、抗精神病药、解痉药、神经节阻滞剂、非甾体类抗炎药、含碳酸钙或氢氧化铝的抗酸剂、铋剂、铁剂、止泻药及某些抗菌药物等。

三、老年人便秘的临床表现

便秘是一个包括多种临床特征的综合征，在临床上主要表现为排便不畅、排便次数减少、排便困难，在老年人群中，便秘与粪便嵌塞及大便失禁密切相关，粪便嵌塞可导致粪性溃疡、消化道出血以及贫血。

除了有导致便秘的原发病的相应表现外，便秘老年人在临床上还会有排便障碍的表现及相应的伴发症状，排便障碍表现为大便干硬呈球状、排便次数减少、排便用力、排便不尽感、直肠内梗阻或堵塞感、腹胀/胀气以及需用手法辅助排便；大肠癌引起的便秘可能会伴有黏液血便；肛裂患者会出现排便疼痛及鲜血便；甲状腺功能减退症的患者则伴随有怕冷、黏液水肿等；其他伴发症状还包括腹痛、腹胀，部分患者还伴有焦虑、心情烦躁等不适。

四、解除便秘的常用方法

老年人发生便秘，常常会服用通便药物，但一定要在医护人员的指导下服用，且不宜长期服用，除了口服通便药物，解除便秘的常用方法有开塞露通便法、甘油栓通便法、肥皂栓通便法、腹部按摩法等；其中开塞露通便法较为常用，对于严重便秘且上述方法无效者，宜采用人工取便法、灌肠法等。

1. 开塞露的作用机理及适应证

开塞露分为甘油制剂和甘露醇、硫酸镁复方制剂两种，两种制剂成分不同，但作用机理基本相同，利用甘油或山梨醇的高浓度，即通过高渗作用，软化粪便，刺激肠壁，反射性地引起排便反应，加上其具有润滑作用，使粪便易于排出，常用于对老年体弱便秘者的治疗。

2. 开塞露的用法及用量

将开塞露盖帽打开，挤出少许药液，润滑开塞露细管部分及肛门外周，细管端全部插入肛门，将开塞露球部药液全部挤入直肠内，药液需在肠道内停留 10min 左右效果较好，一次一支。

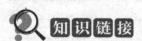
知识链接

按摩通便法

老年人取仰卧屈膝位，操作者洗净并温暖双手，将双手重叠置于老年人腹部，依结肠走向（由升结肠起始部开始向横结肠、降结肠至乙状结肠）顺时针做环形按摩，可起到刺激肠道蠕动的作用，有利于排便。

甘油栓通便法

甘油栓是由甘油和明胶制成的无色透明或半透明的圆锥形栓剂，具有润滑作用，使用甘油栓时，老年人取左侧卧位，操作者戴手套或手垫纱布将甘油栓包装纸剥去，一只手将臀部分开，另一只手捏住栓剂较粗的一端，将尖端部分朝向肛门，叮嘱老年人深呼吸，将栓剂从肛门插入直肠内6~7cm，用卫生纸堵住肛门轻揉数分钟，利用机械刺激和润滑作用而达到通便目的。

肥皂条通便法

将普通肥皂削成圆锥形（底部直径1cm左右、高2~3cm），肛周清洗干净后，戴一次性手套，对肛周进行局部按摩，使肛门括约肌放松，操作者戴一次性手套捏住肥皂条较粗的一端，手持肥皂条底部蘸温水，将尖端朝向肛门，将肥皂条从肛门插入直肠内3~4cm，塞入时动作要轻柔，以免损伤直肠黏膜，塞入后用卫生纸抵住肛门口轻揉数分钟，在肥皂的化学性和机械性刺激作用下引起老年人自主排便，此方法禁用于肛门黏膜溃疡、肛裂及肛门有剧痛者。

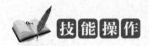 技能操作

帮助老年人使用开塞露

一、操作规程

步骤	流程	操作步骤	备注
步骤1	工作准备	（1）环境准备：房间干净、整洁，温湿度适宜；空气清新、无异味，关闭门窗。 （2）护理员准备：着装整齐，用七步洗手法洗净双手，戴口罩。 （3）物品准备：准备开塞露、卫生纸、一次性护理垫、乳胶手套1个、石蜡油棉球适量、污物碗1个、便盆1个、专用水盆1个、专用毛巾1条、冷水杯1个、暖水瓶1个、笔、记录单，必要时备屏风	老年人的水盆、毛巾要专人专用，操作过程中注意保护老年人隐私
步骤2	沟通与观察	（1）护理员携带用物至老年人房间，核对医嘱，对照床头卡核对老年人姓名、床号。 （2）观察老年人的神志、病情，配合程度，是否需工作人员协助或给予保护性约束。 （3）向老年人说明操作的目的，告诉老年人操作过程中深呼吸可缓解不适感，使老年人获得身心准备	态度和蔼，语言亲切

步骤	流程	操作步骤	备注
步骤3	摆放体位	（1）放下床挡，打开盖被，呈"S"形折叠于对侧。 （2）护理员协助老年人褪下裤子至大腿部，呈左侧屈膝卧位，两腿屈曲成90°，裤子脱至大腿部，移动臀部靠近床边，多人同居一室，应使用屏风遮挡。 （3）臀下垫一次性护理垫，从对侧拉起盖被遮盖身体，仅暴露臀部	注意屏风遮挡，注意防止老年人受凉
步骤4	肛注开塞露	（1）照护员戴上手套，取开塞露打开盖帽，取石蜡油棉球润滑开塞露颈部后，将开塞露放在干净处。 （2）左手握卫生纸，分开老年人肛门，右手取石蜡油棉球润滑肛门，棉球放入污物碗。若无石蜡油棉球可右手持开塞露球部，挤出少量药液润滑开塞露细管部分及肛门外周。 （3）右手持开塞露球部将开塞露颈部通过肛门沿直肠壁缓慢插入，嘱老年人放松、深吸气，用力挤压开塞露球部，将药液一次性挤入直肠内。 （4）撤出开塞露塑料壳，放入污物碗内，同时将左手卫生纸移至肛门口处按压5min。 （5）叮嘱老年人保持体位10min后排便，观察老年人用药后反应，老年人主诉有便意时，指导其深呼吸，提肛（收紧肛门）。 （6）10min后护理员协助老年人如厕或使用便盆排便。 （7）脱手套，取冷水杯将冷水倒入水盆，再取暖水瓶倒入热水，专用毛巾浸湿拧干，包裹右手呈手套状，用左手掌侧腕部测试温度在38～40℃，由外向内螺旋清洁老年人肛门局部。 （8）放毛巾在专用水盆内，撤掉护理垫，恢复老年人舒适体位，盖好盖被，拉起床挡	注意老年人反应及沟通，指导其做深呼吸
步骤5	整理用物	（1）护理员撤去一次性护理垫，整理床单位。 （2）开窗通风。 （3）护理员洗手。记录为老年人使用开塞露的时间、用量及排便情况（量及次数）	
注意事项		1. 使用开塞露前，检查开塞露有效期，包装是否完好。 2. 患有痔疮的老年人使用开塞露时，操作应轻缓并充分润滑。 3. 对本品过敏者禁用，过敏体质者慎用。 4. 开塞露不可长期使用，以免耐受而失去作用。 5. 操作全过程须动作轻柔、准确、熟练、节力、安全，体现人文关怀，沟通交流贯穿操作全过程	

二、操作风险点

1. 局部出血：开塞露操作不当可能会造成肛门黏膜以及直肠黏膜的损伤，引起局部的出血。

2. 感染：操作过程不戴手套有对护理员自身造成感染的可能性，操作过程粗暴有对老年人造成肠黏膜损伤感染的可能性。

三、操作关键点

1. 操作前做好评估与沟通，确保老年人安全，做好屏风遮挡，保护老年人隐私。

2. 体位安置合理，正确暴露，避免受凉。

3. 操作过程熟练，动作轻柔，避免对老年人肠道黏膜造成损伤。

单元 11　帮助老年人人工取便

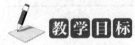 案例导入

李爷爷，82 岁，现入住养老院 3 年，既往一直有便秘的情况，现 1 周没有解大便。请护理员帮助李爷爷进行人工取便。

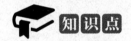 教学目标

1. 掌握人工取便的定义及适用对象
2. 掌握人工取便目的和适应证
3. 能够为老年人人工取便
4. 具有人文关怀精神，具备为老年人解除痛苦的行动自觉

知识点

一、人工取便定义及适用对象

1. 人工取便定义

人工取便是指用手指取出嵌顿在直肠内粪便的方法。

2. 适用对象

对于大便硬结滞留于直肠的老年人，一般泻剂不能刺激粪便顺利排出，必须采用人工取便方法才能解除老年人的痛苦。

二、人工取便的目的

老年人大多患有心脑血管疾病，用力排便会加重疾病过程，如排便时用力过大，会使血压升高，导致脑血流的改变，从而可能引起昏厥；冠状动脉粥样硬化性心脏病因心肌供血不足而致发生心绞痛、心律失常、心肌梗死，甚至猝死，实施人工取便可

以及时解除老年人排便不畅及便秘的痛苦，更可避免心脑血管意外的发生。

三、人工取便的适应证

不能自然排便的老年人、脊髓损伤等情况，直肠内大便蓄积不能自己排出，也包括一些宿便、硬便无法排出等情况。

四、人工取便的注意事项

事先了解大便的潴留情况，最后一次排便时间，腹部状况（腹痛、腹胀），有无恶心和头痛等症状，了解老年人血压、呼吸、脉搏等基本生命体征。

注意禁忌证：重度高血压、脑出血急性期、心脏病、内脏及骨盆内器官手术急性期和急腹症等。

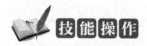 技能操作

帮助老年人人工取便

一、操作规程

步骤	流程	操作步骤	备注
步骤1	工作准备	（1）环境准备：环境安静整洁，温湿度适宜，根据季节关闭门窗。 （2）护理员准备：服装整洁，洗净并温暖双手。戴口罩。 （3）物品准备：准备便盆、一次性无菌手套、润滑液（皂液或开塞露等）、一次性护理垫、污物碗、卫生纸、笔、记录单，必要时备专用水盆、专用毛巾、温水及屏风	老年人的水盆、毛巾要专人专用
步骤2	沟通与观察	（1）护理员携带用物至老年人房间，核对医嘱，对照床头卡核对老年人姓名、床号，关闭门窗，必要时放置屏风遮挡。 （2）观察老年人的神志、病情、配合程度，是否需工作人员协助或给予保护性约束。 （3）向老年人说明操作的目的、方法，消除其恐惧心理，取得合作	操作过程中注意保护老年人隐私，态度和蔼，语言亲切
步骤3	摆放体位	（1）放下床挡，打开盖被，呈"S"形折叠于对侧。 （2）护理员协助老年人左侧卧位，两腿屈曲成90°，裤子脱至大腿部，移动臀部靠近床边，多人同居一室，应使用屏风遮挡。 （3）臀下垫一次性护理垫，从对侧拉起盖被遮盖身体，仅暴露臀部，便盆放在靠近臀部的护理垫上	注意屏风遮挡，保护老年人隐私；注意防止老年人受凉

步骤	流程	操作步骤	备注
步骤4	取便	（1）护理员戴好手套，右手食指浸没在润滑液中。 （2）护理员左手向上轻推老年人右侧臀部，分开老年人肛门，嘱咐老年人深呼吸。 （3）右手食指在肛门口润滑肛周。 （4）一边指导老年人深呼吸、放松肛门，一边用右手食指通过肛门沿直肠壁缓慢滑入直肠掏取近肛门处粪便，观察老年人反应及询问感受。 （5）由浅入深将可触及的粪块掏出放于便盆内，反复进入、抠出，直到无法触及粪块，取卫生纸擦净肛门。 （6）将温水倒入水盆，专用毛巾浸湿拧干，包裹右手呈手套状，用左手掌侧腕部测试温度在38~40℃，由外向内螺旋清洁老年人肛门局部。 （7）放毛巾在专用水盆内。撤掉护理垫，恢复老年人平卧位，盖好盖被，拉起床挡	注意老年人反应及沟通，指导其做深呼吸
步骤5	整理用物	（1）撤下用物，协助老年人穿好裤子，取舒适体位，整理床单位。 （2）观察粪便情况，如有异常及时向医护人员汇报。 （3）倾倒并冲洗、消毒便盆，晾干备用。 （4）护理员洗净双手，做好记录，开窗通风	
注意事项		1. 取便时应动作轻柔，避免损伤肠黏膜或引起肛门周围水肿。 2. 不能使用器械，如筷子、勺子、镊子等掏取粪便，以避免误伤直肠黏膜。 3. 取便过程中，注意观察老年人表现，如发现其面色苍白、出冷汗、疲倦等反应，立即暂停，休息片刻后再操作。 4. 操作全过程须动作轻柔、准确、熟练、节力、安全，体现人文关怀，与老年人沟通交流贯穿操作全过程	

二、操作风险点

1. 皮肤损伤：操作不当可能会造成肛门黏膜以及直肠黏膜的损伤，引起局部的出血。

2. 感染：操作过程粗暴造成肠黏膜损伤感染。

3. 骨折：给老年人翻身过程中动作粗暴，导致老年人出现骨折。

4. 受凉：操作过程中不注意遮挡老年人的身体，导致老年人出现受凉。

5. 坠床：移动老年人身体时不注意对老年人的保护，离开老年人床旁时忘记拉上床挡。

6. 烫伤：清洗肛门的水温过高。

三、操作关键点

1. 操作前做好评估与沟通，确保老年人安全。

2. 体位安置合理，正确暴露，避免受凉。

3. 人工取便的方法正确。

4. 清洗肛门的方法正确。

5. 操作过程熟练，动作轻柔，避免老年人出现不适反应。

单元 12　为老年人实施灌肠

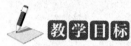

崔奶奶，79 岁，现入住养老院 3 年，既往一直有慢性便秘的病史，现 3 天未排大便，感觉腹痛、腹胀、乏力，触诊腹部较硬且紧张，肛诊可触及粪块。请护理员选择合适的灌肠方法为崔奶奶进行灌肠。

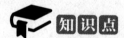

1. 了解灌肠法的概念
2. 掌握不同灌肠方法的操作流程
3. 能够为老年人实施灌肠
4. 尊重、关心老年人，时刻注意保证老年人安全

知识点

一、灌肠法的概念

灌肠法是将一定量的溶液由肛门经直肠灌入结肠，以帮助老年人清洁肠道、排便、排气或由肠道供给药物或营养，达到确定诊断和进行治疗目的的方法。

二、灌肠法的分类

根据灌肠目的可分为保留灌肠和不保留灌肠，根据灌入的液体量又可将不保留灌肠分为大量不保留灌肠和小量不保留灌肠，如为了达到清洁肠道的目的，而反复使用大量不保留灌肠，则为清洁灌肠。

知识链接

医用灌肠器就是运用在医学上的灌肠器，灌肠器又叫肠道水疗仪，排便清肠器，便秘治疗仪等，是具有多种样式如球式、筒式、手摇式、电动式，由金属材料、橡胶、玻璃、塑料等制成的用清洁液或清水对肠道进行洗涤的医用工具，用导管自肛门经直肠插入结肠灌注液体，以达到通便排气的目的。

灌肠器主要用于清理肠内的堆积废物，防止废物堆积过久导致肠道吸收其中毒素，利用适当温度的洁净水注入体内，用水来清洗大肠，重建大肠肌肉正常的蠕动节奏，同时将长期聚积的废物溶化、稀释、软化并溶解宿便，借助水疗推动肛门附近的大肠肌肉，刺激大肠肌肉收缩反应，而将稀释的粪便排出体外，将体内的废物、宿便、毒素排出，从而将肠内毒素引发的恶性循环转变为良性循环。

灌肠器因其不使用任何化学药剂所以不会产生刺激和依赖，是一种通过水力刺激，帮助排除体内垃圾毒素、恢复大肠正常功能的纯物理性自然疗法。

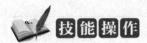 技能操作

为老年人实施灌肠

一、操作规程

（一）大量不保留灌肠法

适用于便秘、肠胀气者、手术检查前清洁灌肠、中毒者、体温过高者。

1. 操作目的

（1）排便排气：软化和清除粪便，解除便秘、肠胀气。

（2）清洁肠道：为肠道手术、检查或分娩做准备。

（3）减轻中毒：稀释并清除肠道内的有害物质。

（4）高热降温：灌入低温溶液，为高热患者降温。

2. 操作程序

步骤	流程	操作步骤	备注
步骤1	操作前评估	（1）护理员站在床前，身体前倾，微笑面对老年人，核对医嘱，对照床头卡核对老年人姓名、床号。 （2）老年人的神志、病情，配合程度，是否需工作人员协助或给予保护性约束，老年人消化情况，腹痛，腹胀情况。 （3）检查肛门皮肤黏膜状况	态度和蔼，语言亲切
步骤2	工作准备	（1）环境准备：房间干净、整洁、光线充足、温湿度适宜，空气清新、无异味。 （2）护理员准备：着装整齐，用七步洗手法洗净双手，戴口罩。 （3）物品准备： ①治疗车上层：一次性灌肠器包（包内有灌肠筒、引流管、肛管一套、孔巾、垫巾、肥皂液一包、纸巾数张、手套）、医嘱执行本、弯盘、水温计、手消毒液、根据医嘱准备的灌肠液。 ②治疗车下层：便盆、便盆巾、生活垃圾桶、医用垃圾桶。 ③其他：输液架、屏风。 ④灌肠溶液：常用0.1%~0.2%的肥皂液，生理盐水。每次用量为500~1000ml。溶液温度一般为39~41℃，降温时用28~32℃，中暑用4℃的0.9%氯化钠溶液	一次性灌肠包在有效期内，根据病情准备灌肠溶液，量、温度适宜

147

步骤	流程	操作步骤	备注
步骤3	沟通核对	（1）将护理车摆放在床头。 （2）再次核对房间号、床号、姓名、性别。 （3）核对灌肠液的量、温度。 （4）向老年人告知准备灌肠，告知老年人在操作过程中需要配合的注意事项等，取得老年人配合	确认老年人可以配合操作
步骤4	摆放体位	（1）放下床挡，打开盖被，呈"S"形折叠于对侧。 （2）护理员协助老年人左侧卧位，两腿屈曲成90°，裤子脱至大腿部，移动臀部靠近床边，多人同居一室，应使用屏风遮挡。 （3）臀下垫橡胶单和治疗巾，放置弯盘靠近臀部，从对侧拉起盖被遮盖身体，仅暴露臀部	（1）该体位使乙状结肠和降结肠处于下方，利用重力作用，使灌肠液顺利流入。 （2）注意屏风遮挡，注意防止老年人受凉
步骤5	灌肠	（1）将灌肠筒或袋挂于输液架上，筒内液面距肛门40~60cm，戴手套。 （2）连接肛管，润滑肛管前端，排尽管内气体，夹紧橡皮管。 （3）插管灌肠：左手垫卫生纸暴露肛门，嘱老年人深呼吸，右手持肛管缓缓插入，插入深度7~10cm；左手固定肛管，右手打开调节夹使溶液缓缓流入直肠，灌肠过程中，不断询问老年人感受，观察老年人反应，询问有无便意，指导老年人做深呼吸，同时适当调低灌肠筒的高度，减慢流速，老年人如有心慌、气促等不适症状，立即平卧，避免意外的发生。 （4）密切观察筒内液面下降情况和老年人反应。 （5）拔管记录：待灌肠液即将流尽时夹管，左手用卫生纸包裹肛管，右手反折肛管，缓慢拔出后，脱手套并用手套包裹肛管，一并放入医疗垃圾桶内，擦净肛门，撤尿垫。 （6）卫生纸放于病人易取之处，嘱老年人平卧忍耐尽量保留5~10min后排便，不能下床的给予便盆，协助老人排便。 （7）排便后取出便盆、橡胶单、治疗巾	（1）如果压力过大，液体流入过快不易保留，且易造成肠道损伤；防止气体进入直肠；动作轻柔，以免损伤肠黏膜。 （2）如液面下降过慢或停止，可移动肛管或挤捏肛管，使堵塞管洞的粪块脱落；及时处理老年人反应，以使灌肠液顺利灌入；如老年人出现异常应立即停止灌肠，与医生联系，配合处理
步骤6	整理用物	（1）协助老年人穿裤，取舒适体位，整理床单位，开窗通风换气。 （2）注意观察粪便的性状、颜色、量。 （3）清理用物。 （4）洗手记录	

续 表

步骤	流程	操作步骤	备注
注意事项		1. 急腹症、严重心血管疾病、消化道出血等老年人禁忌灌肠。 2. 伤寒老年人灌肠时溶液不得超过 500ml，压力要低（液面不得超过肛门 30cm）。 3. 正确选用灌肠溶液，肝性脑病者禁用肥皂液灌肠，以减少氨的产生和吸收；充血性心力衰竭和水、钠潴留者禁用 0.9%氯化钠溶液灌肠，以减少钠的吸收。 4. 准确掌握灌肠溶液的温度、浓度、流速、压力和量。 5. 灌肠过程中随时观察老年人的病情变化，如发现脉速、面色苍白、出冷汗、剧烈腹痛、心慌气急时，应立即停止灌肠并报告医生，给予及时处理	

（二）小量不保留灌肠法

适用于腹部或盆腔术后、危重患者、年老体弱等。

1. 操作目的

（1）软化粪便，解除便秘。

（2）排除肠道内的气体，减轻腹胀。

2. 操作程序

步骤	流程	操作步骤	备注
步骤 1	操作前评估	（1）护理员站在床前，身体前倾，微笑面对老年人，核对医嘱，对照床头卡核对老年人姓名、床号。 （2）老年人的神志、病情，配合程度，是否需工作人员协助或给予保护性约束，老年人消化情况、腹痛、腹胀情况。 （3）检查肛门皮肤黏膜状况	
步骤 2	工作准备	（1）环境准备：房间干净、整洁、光线充足、温湿度适宜，空气清新、无异味。 （2）护理员准备：着装整齐，用七步洗手法洗净双手，戴口罩。 （3）物品准备： ①治疗车上层：一次性灌肠器包（或注洗器）、量杯、肛管、温开水 5~10ml、止血钳、一次性垫巾或橡胶单和治疗巾、手套、润滑剂、卫生纸、棉签、弯盘、手消毒液、根据医嘱准备的灌肠液。	根据病情准备灌肠溶液、量、温度适宜；一次性灌肠包在有效期内

步骤	流程	操作步骤	备注
步骤2	工作准备	②治疗车下层：便盆、便盆巾、生活垃圾桶、医用垃圾桶。 ③屏风。 ④灌肠液："1、2、3"溶液（50%硫酸镁30ml、甘油60ml、温开水90ml）；甘油或液状石蜡50ml加等量温开水；各种食用植物油120~180ml，液体温度为38℃	
步骤3	沟通核对	（1）将护理车摆放在床头。 （2）再次核对房间号、床号、姓名、性别。 （3）核对灌肠液的量、温度。 （4）向老年人告知准备灌肠，取得老年人配合	取得老年人配合
步骤4	摆放体位	（1）放下床挡，打开盖被，呈"S"形折叠于对侧。 （2）护理员协助老年人左侧卧位，两腿屈曲成90°，裤子脱至大腿部，移动臀部靠近床边，多人同居一室，应使用屏风遮挡。 （3）臀下垫橡胶单和治疗巾，放置弯盘靠近臀部。从对侧拉起盖被遮盖身体，仅暴露臀部	（1）该体位使乙状结肠和降结肠处于下方，利用重力作用，使灌肠液顺利流入。 （2）注意屏风遮挡；注意防止老年人受凉
步骤5	灌肠	（1）戴一次性手套，用注射器抽吸溶液。 （2）连接肛管，润滑肛管前端，排尽管内气体，夹紧橡皮管。 （3）缓慢注液：左手垫卫生纸暴露肛门，嘱老年人深呼吸，右手持肛管缓缓插入，插入深度7~10cm，左手固定肛管，右手打开调节夹，缓缓注入溶液，注闭夹管，取下注射器再吸溶液，松夹后再注入，如此反复直至溶液注完。 （4）注温开水：注入温开水5~10ml，抬高肛管末端，使溶液全部流入。 （5）拔出肛管：夹管，用卫生纸包裹肛管前端轻轻拔出，置于弯盘内，擦净肛门，脱下手套，消毒双手。 （6）安置老人：协助老年人取舒适卧位，嘱其尽量保留10~20min再排便。 （7）帮助能下床的老年人上厕所排便，对不能下床的老年人，将便盆、卫生纸、呼叫器放于易取处。 （8）排便后，取出便盆、擦净肛门；取出垫巾	（1）防止气体进入直肠，动作轻柔，以免损伤肠黏膜。 （2）如插入受阻，可退出少许，旋转肛管后缓缓插入

续 表

步骤	流程	操作步骤	备注
步骤6	整理用物	（1）协助老年人穿裤，取舒适体位，整理床单位，开窗通风换气。 （2）注意观察粪便的性状、颜色、量，必要时留取标本送检。 （3）清理用物。 （4）洗手记录	
注意事项		1. 灌肠时插管深度7~10cm，压力宜低，注入速度不宜过快。 2. 每次抽吸灌肠液时应夹紧肛管尾端，防止空气进入肠道，引起腹胀	

（三）保留灌肠

将药液灌入直肠或结肠内，通过肠黏膜吸收达到治疗疾病的目的。

1. 操作目的

（1）镇静、催眠。

（2）治疗肠道感染。

2. 操作程序

步骤	流程	操作步骤	备注
步骤1	操作前评估	（1）护理员站在床前，身体前倾，微笑面对老年人，核对医嘱，对照床头卡核对老年人姓名、床号。 （2）评估老年人的神志、病情，配合程度，肠道病变部位，肛周皮肤，黏膜情况，保留灌肠前嘱老人排便。 （3）检查肛门皮肤黏膜状况	
步骤2	工作准备	（1）环境准备：房间干净、整洁、光线充足、温湿度适宜，空气清新、无异味。 （2）护理员准备：着装整齐，用七步洗手法洗净双手，戴口罩。 （3）物品准备： ①治疗车上层：一次性灌肠器包（或注洗器）、量杯、肛管、温开水5~10ml、止血钳、一次性垫巾或橡胶单和治疗巾、手套、润滑剂、卫生纸、棉签、弯盘、手消毒液、小垫枕、根据医嘱准备的灌肠液。	根据病情准备灌肠溶液，量、温度适宜。一次性灌肠包在有效期，肛管选用20号以下的产品

续　表

步骤	流程	操作步骤	备注
步骤2	工作准备	②治疗车下层：便盆、便盆巾、生活垃圾桶、医用垃圾桶。 ③屏风。 ④常用灌肠溶液：药物及剂量遵医嘱准备，镇静催眠用10%水合氯醛；治疗肠道感染用2%小檗碱、0.5%~1%新霉素或其他抗生素溶液，灌肠溶液量不超过200ml，溶液温度38℃	
步骤3	沟通核对	（1）将护理车摆放在床头。 （2）再次核对房间号、床号、姓名、性别。 （3）核对灌肠液的量、温度。 （4）向老年人告知准备灌肠，并向老年人解释操作中的注意事项，取得老年人配合	取得老年人配合
步骤4	摆放体位	（1）根据病情选择不同卧位，如慢性细菌性痢疾病变部位多在直肠或乙状结肠，取左侧卧位；阿米巴痢疾病变部位多在回盲部，取右侧卧位。 （2）护理员协助老年人裤子脱至大腿部，双腿屈膝，移动臀部靠近床边，用小垫枕将臀部抬高10cm。将橡胶单和治疗巾或一次性尿垫垫于臀部，放置弯盘靠近臀部。多人同居一室，应使用屏风遮挡。 （3）从对侧拉起盖被遮盖身体，仅暴露臀部	药液直达患处，有助于提高疗效；抬高臀部，防止药液溢出，注意防止老人受凉
步骤5	灌肠	（1）戴一次性手套，用注射器抽吸溶液。 （2）连接肛管，润滑肛管前端，排气，夹管。 （3）缓慢注液：垫卫生纸暴露肛门，嘱老年人深呼吸，轻轻插入肛管15~20cm，固定肛管，打开调节夹，缓缓注入溶液，注闭夹管，取下注射器再吸溶液，松夹后再注入，如此反复直至溶液注完。 （4）注温开水：注入温开水5~10ml，抬高肛管末端，使溶液全部流入。 （5）拔出肛管：夹管，用卫生纸包裹肛管前端轻轻拔出，置于弯盘内，擦净肛门，脱下手套，消毒双手。 （6）安置老年人：协助老年人取舒适卧位，嘱其尽量保留药液在1h以上	防止气体进入直肠；动作轻柔，以免损伤肠黏膜；如插入受阻，可退出少许，旋转肛管后缓缓插入；肛管插入宜深，注药速度应慢、量少，液面距肛门不超过30cm

152

步骤	流程	操作步骤	备注
步骤6	整理用物	(1) 协助老年人取舒适体位，整理床单位。 (2) 观察老年人反应。 (3) 清理用物。 (4) 洗手记录	记录灌肠时间，灌肠液的种类、量，老年人的反应
注意事项		1. 保留灌肠前嘱老年人排便，使肠道排空有利于药液的吸收，对灌肠目的和病变部位应了解清楚，以确定老年人的卧位和插入肛管的深度。 2. 慢性细菌性痢疾病变部位多在直肠或乙状结肠，取左侧卧位；阿米巴痢疾病变部位多在回盲部，取右侧卧位，在晚上睡眠前灌肠为宜，药液易于保留吸收，有利于提高治疗效果。 3. 保留灌肠时肛管选择要细、插入要深、注入速度要慢、药量要小，液面距肛门不超过30cm，灌入量不超过200ml，以利于药液保留较长时间，有利于肠黏膜吸收。 4. 肛门、直肠、结肠等手术患者及排便失禁者不宜保留灌肠	

二、操作风险点

1. 皮肤黏膜损伤：肛管插入不当可能会造成肛门黏膜以及直肠黏膜的损伤，引起局部的出血。

2. 感染：操作过程粗暴造成肠黏膜损伤感染。

3. 骨折：给老年人翻身过程中动作粗暴，导致老年人出现骨折。

4. 受凉：操作过程中不注意遮挡老年人的身体，导致老年人出现受凉。

5. 坠床：翻身侧卧时对老年人保护措施不到位，离开老年人床旁时忘记拉上床挡。

6. 烫伤：灌肠液的温度过高。

三、操作关键点

1. 操作前做好评估与沟通，确保老年人安全。

2. 体位安置合理，正确暴露，避免受凉。

3. 灌肠的操作方法正确。

4. 清洗肛门的方法正确。

5. 操作过程熟练，动作轻柔，避免老年人出现不适反应。

思政课堂　　　思维导图

模块三 睡眠照护

扫码查看
课程资源

课程一 睡眠照护

单元1 为老年人布置睡眠环境

 案例导入

金奶奶，74岁，生活半自理，可以使用手杖行走，现在是晚上8：30，金奶奶正坐在椅子上看电视，护理员走进金奶奶房间准备协助其上床睡觉，请护理员为老年人布置睡眠环境并协助老年人入睡。

教学目标

1. 了解老年人的生理睡眠特点
2. 熟悉老年人的睡眠环境要求
3. 掌握为老年人布置睡眠环境的具体方法
4. 尊重、体贴、关心老年人，确保老年人安全

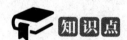 知识点

一、老年人的生理睡眠特点

随着年龄的增长，机体结构和功能发生退化，老年人的睡眠功能也会退化，老年人睡眠时间长短因人而异，觉醒后感觉精力充沛、情绪愉快即可，不必强求一致，但是由于老年人体力减弱，很容易感觉疲劳，因此科学合理的睡眠对老年人来说仍然十分重要。

①夜间总睡眠时间及有效睡眠时间减少。60~80岁的健康老年人睡眠时间平均为7~8h，但老年人睡眠时间平均为6~7h。

②入睡时间延长（≥30min），睡眠质量下降。

③老年人夜间容易觉醒，并且非常容易受到声、光、温度等外界因素以及自身老年病的干扰，夜间睡眠变得断断续续。

④老年人浅睡眠期增多，而深睡眠期减少，浅睡眠期增多会使老年人大脑不能得到充分休息；而且老年人年龄越大，睡眠越浅，越容易受声、光等因素刺激。

⑤老年人容易早醒，睡眠趋向早睡早起。

⑥睡眠片段化。

老年人在白天、夜晚等各个时间段，可能会出现嗜睡的现象，经轻度刺激后会立马清醒，且可以与人正常交流，称为睡眠片段化，若出现这种睡眠片段化现象，且无任何不适时，一般不用担心，是老年人的正常睡眠表现。

二、老年人睡眠环境要求

老年人睡眠环境是指老年人睡眠的居室环境，居室环境包括以下内容：位置、墙壁颜色和窗帘颜色、声音、光线、温度、湿度、通风及其他（如蚊虫等）影响睡眠的因素。

1. 温湿度

老年人的体温调节能力差，夏季室内温度以 26～30℃ 为宜，冬季室温以 18～22℃ 为宜，相对湿度保持在 50%～60% 为宜。

2. 灯光及色彩

老年人睡眠易受声、光的影响，居住环境要保持安静。老年人视觉适应能力下降，光线过暗或过亮，都会产生因看不清周围景物而跌倒、坠床等安全问题，夜间应有适当的照明设施，如夜灯或地灯。墙壁颜色应淡雅，应选择如淡黄色、淡绿色或淡粉色等，过于浓重的暖色或冷色会使老年人情绪兴奋或抑郁，影响睡眠。

3. 被服

被服的选择以纯棉、透气为最佳，尺寸不宜过大或过小。被子的薄厚也很重要，若被子太薄，保暖性就会比较差，睡觉后容易冷；若被子太重，身体会有压迫感，不利于夜间身体的血液流通，还会影响呼吸，醒来后会感觉浑身疲惫。

4. 通风

通风可调节室温、减轻室内异味并可降低室内细菌数量，减少疾病发生概率。居室要经常通风以保证室内空气新鲜，一般情况下每天通风 2 次，每次 30min 为宜。

5. 老年人居室

单人卧室不小于 $5m^2$，双人卧室面积不小于 $9m^2$，兼起居的卧室不小于 $12m^2$，当然，卧室也不是越大越好，卧室空间过大会使人没有安全感，从而影响睡眠质量。此外，过大的卧室导致空调等设备消耗的能量也会非常多，比如夏天调节室温的空调一直不停地运转和工作，其制冷的效果也远远达不到预期的效果。因此，卧室的面积在 $15～20m^2$ 为宜，且室内设备应简单实用，靠墙摆放，家具的转角应尽量选择弧形，以免夜间碰伤起夜的老年人。

6. 卫生间

卫生间应靠近卧室，方便如厕。卫生间内应设置坐便器并设有扶手，地面铺防滑砖。叮嘱老年人上床前排空大小便，避免和减少起夜对睡眠造成的影响。对于不能自理的老年人，在睡前将所需物品放置于适宜位置，如水杯、痰桶、便器等。

🔍 知识链接

对睡眠有益的食物

1. 牛奶

牛奶是助眠的理想食物，因为牛奶中含有足量的钙和乳酸，有研究发现，钙有助于镇定和睡眠，因为钙能帮助大脑利用色氨酸产生褪黑激素，是一种诱导睡眠的物质，也可以调整大脑神经，让人产生疲倦感，有利于促进睡眠、提高睡眠质量。

老年人本身缺乏足量的钙和乳酸，所以每天晚上吃一片钙片，再喝一杯牛奶，可以有一个香甜的睡眠，但注意喝牛奶不要太快、太多，否则会导致和胃酸结合，凝结在胃内，反而影响了睡眠质量。

2. 小米

小米的色氨酸含量在所有谷物中最为丰富，它能够抑制中枢神经兴奋，产生一定的困倦感，所以晚餐主食中加些小米是一个不错的选择，此外，南瓜子仁、腐竹、豆腐皮、虾米、紫菜、黑芝麻等食品中的色氨酸含量也很高。

3. 大枣

大枣有镇静、催眠和降压作用，所以大枣常用来缓解神经衰弱，可以益气、安神、补血，所以一些身体虚弱、神经衰弱并伴有失眠的人，经常吃大枣对身体很有益。

4. 蜂蜜

蜂蜜含有丰富的葡萄糖、果糖、钙、镁、磷等营养物质，可以补充大脑营养，维护神经系统的平衡，宁心静神，对提高睡眠质量有一定的益处。

5. 莲子

莲子清香可口，具有补心益脾、养血安神等功效，心烦多梦而失眠者，则可用莲子心加盐少许，水煎，每晚睡前服会有良好的助眠作用。

资料来源：人民网。

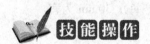

技能操作

为老年人布置睡眠环境

一、操作规程

步骤	流程	操作步骤	备注
步骤1	工作准备	（1）环境准备：房间干净、整洁，睡前开窗通风30min、关闭门窗、拉上窗帘，调节好室内温湿度。 （2）护理员准备：着装整齐，用七步洗手法洗净双手，戴口罩。 （3）物品准备：大软枕2个、翻身体位垫1个、笔和记录单、免洗洗手液。 （4）老年人准备：已洗漱完毕，排尽二便	

步骤	流程	操作步骤	备注
步骤2	沟通核对	(1) 护理员站在老年人身前，身体前倾，微笑面对老年人，核对老年人姓名、床号。 (2) 评估老年人的神志、病情、配合程度，老年人睡眠情况，二便情况，有无睡前用药等	态度和蔼，语言亲切
步骤3	布置环境	(1) 关闭门窗，拉好窗帘。 (2) 确认温湿度适宜老年人入睡。 (3) 放下床挡，检查床褥厚薄适宜并铺平，展开盖被"S"形折叠对侧或床尾，拍松枕头。 (4) 确认无其他影响睡眠的因素，包括但不限于噪声	(1) 夏季室温26~30℃，冬季室温为18~22℃，湿度为50%~60%。 (2) 必要时为老年人准备耳塞以隔绝噪声
步骤4	协助入睡	(1) 为肢体活动障碍的老年人选择合适的助行器具。 (2) 指导并协助老年人走到床边。 (3) 协助老年人坐在床边。 (4) 嘱老年人右手掌按住床面，身体稍微向右倾斜，帮助老年人转身，使老年人慢慢仰卧于床上。 (5) 嘱老年人右手掌按压床面，右下肢屈曲，右脚掌撑住床面，尽力用健侧肢体带动患侧肢体向床的左侧移动，平卧于对侧的床边位置。 (6) 帮助老年人整体翻身向右侧，侧卧于床中间位置。 (7) 取软枕垫于老年人后面肩背部，固定体位，并在身体合适位置使用软枕	老年人转移过程中注意保持重心稳定，确保安全，保持老年人体位稳定与身体的舒适度
步骤5	整理床铺	(1) 整理床铺平整、舒适。 (2) 盖好盖被，折好被筒，支起床挡，检查床挡安全	防止坠床
步骤6	离开房间	(1) 告知老年人床头铃位置，嘱咐老年人休息，将拐杖摆放固定位置备用。 (2) 开启地灯，关闭大灯。 (3) 护理员轻步退出房门，关闭房门	
步骤7	观察记录	透过门窗观察老年人睡眠情况并记录	
注意事项		1. 老年人睡前，卧室应该开窗通风换气，避免空气浑浊或异味影响睡眠。 2. 根据季节准备适宜的被褥。 3. 注意枕头软硬、高低适中	

二、操作风险点

1. 坠床：离开老年人床边时，应拉上床挡，防止老年人坠床。

2. 跌倒：夜间照明弱，通往卫生间的地面，需保证无障碍物，卫生间地面无积水。

3. 压疮：皮肤长期受压，有发生压疮的可能性，因此对于长期卧床，不能自主翻身的老年人，要每隔2h协助翻身，并保持床单位平整无渣屑。

4. 受凉：老年人睡眠时应根据季节调整好被褥，避免天气寒冷时受凉。

三、操作关键点

1. 老年人睡前卧室要通风换气，避免因空气混浊影响睡眠。

2. 根据季节准备适宜的被褥。

3. 注意枕头软硬、高低适中。

4. 备好晚间需要的物品如呼叫器、尿壶等，并放在便于老人取用的位置。

5. 排空大小便：避免和减少起夜对睡眠的影响。

6. 操作过程注意动作轻柔、准确、安全。

单元2　识别影响老年人睡眠环境因素并提出改善意见

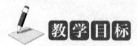

案例导入

蔡奶奶，75岁，入住养老院1个星期，入院评估与体检报告显示老年人身体健康，精神状态饱满，但今日奶奶神情疲惫，哈欠连天，主诉夜间环境因素影响睡眠请护理员了解影响蔡奶奶的睡眠环境因素有哪些？并提出改善意见。

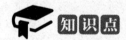

教学目标

1. 熟悉影响老年人睡眠环境因素

2. 能分析影响老年人睡眠环境的因素并提出改善意见

3. 认真倾听老年人真实需求，能与老年人共情

知识点

一、老年人良好的睡眠习惯

①每天按时起床就寝，作息规律，午睡30~60min。

②按时进食，晚餐少食，睡前不进食，不喝有兴奋剂的饮品，睡前减少饮水量。

③睡前排空大小便，热水泡脚，穿着宽松睡衣。

④睡前做身体放松活动，如按摩、气功、静坐等。

⑤睡前不看刺激性书刊及影视节目。

⑥有不愉快或未完成的事情用笔记录下来，减少思虑。

二、影响老年人睡眠质量的因素

1. 环境因素

睡眠的环境也是引发失眠的重要因素，特别是卧室周围的环境，环境的嘈杂或房间温湿度不适、明亮的灯光、不合适的摆设，蚊虫的叮咬以及人为干扰等都可能影响睡眠。

2. 生理因素

随着年龄的增加，人体内脏器官运行越来越趋于迟缓和错乱，包括松果体、脑垂体、交感神经等，这使我们越来越难以迅速且有效地调节生理平衡，因此深度睡眠的难度越来越大。

3. 心理因素

急性或慢性焦虑；急性或慢性忧郁；上床时正考虑某些问题，丢不开，放不下；常担心自己睡不着，这样的担心最妨碍入眠，还有人害怕黑暗、害怕噩梦、害怕睡过去不会醒过来等，任何原因引起的睡前过度兴奋都妨碍入眠。

4. 疾病因素

各种躯体疾病都可能妨碍睡眠。溃疡病的上腹部疼痛常于深夜发作，将病人痛醒；心绞痛也常于睡梦中发作；心力衰竭时的呼吸困难使病人无法平卧，并难以入眠；甲状腺功能亢进的病人常于睡梦中惊醒，心悸，恐惧，出汗；糖尿病患者夜间尿多，常常起床小便，无法睡得安稳。其他如哮喘病、关节炎、过敏性肠绞痛，任何疼痛、瘙痒、腹胀、便秘等均能引起失眠。

5. 其他因素

影响睡眠的因素有很多，如喝茶、喝咖啡、吸烟饮酒、入睡时间不规律、熬夜都可能扰乱正常作息。

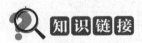

睡眠质量与床的摆放有关系

睡眠质量与床的摆放有关系，从科学角度来看，床头不应该放在窗下，主要因为床头在窗下，人睡眠时缺乏安全感，或者有时候天气变化，而窗子开着的话，容易造成感冒。

床的摆放不宜正对着梳妆的镜子，老年人常说这样不吉利，科学的解释是当一个人半夜迷迷糊糊起来或者因噩梦惊醒时，猛一抬头的刹那看见镜中的自己或他人时，容易受惊吓。

床面的摆放不要高低不平，特别是一些弹簧床，使用一段时间后，变形的床垫会使人脊柱弯曲，睡久了会影响血液循环，使人疲劳，容易生病，影响健康。

床下不适合堆放杂物，容易受潮发霉或滋生细菌，影响空气质量和身心健康。另外，床的摆放最好是南北方向，这是由于受磁场影响，睡眠东西方向会改变血液在体内的分布，尤其是大脑血液的分布，从而引起失眠或多梦，影响睡眠质量。

资料来源：《健康报》官方公众号。

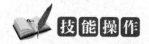

识别影响老年人睡眠的环境因素并提出改善意见

一、操作规程

步骤	流程	操作步骤	备注
步骤1	工作准备	（1）环境准备：环境安静整洁。 （2）护理员准备：服装整洁，洗净并温暖双手，事先查阅照护计划以及日常记录，了解老年人近期睡眠情况。 （3）物品准备：笔、记录单	
步骤2	沟通核对	护理员走进老年人房间，坐在老年人身边，与老年人交谈了解老年人近期睡眠状况及影响老人睡眠的原因	态度和蔼，语言亲切，并采用恰当的话语开启话题
步骤3	评估睡眠环境	（1）检查室内温湿度，显示温度为30℃，相对湿度为5%。 （2）检查窗户，房间窗户无纱窗，窗户下方为一楼花园，有些许蚊虫飞进房间。 （3）检查床铺软硬度，床铺较硬。 （4）光线问题，影响老年人入睡	
步骤4	提出改善意见	（1）调整室内温度，晚间屋内拐角处放置水盆以增加湿度，必要时使用加湿器。 （2）为老年人房间进行蚊虫大消杀，并安装纱窗，通风换气时，避免蚊虫进入。 （3）为老年人增加床褥，提高床铺舒适度。 （4）为机构内老年人增加隔光床帘，避免光线影响睡眠，必要时为其调整床位	
注意事项		1. 与老年人沟通时态度应诚恳、认真，多使用开放式的询问方式。 2. 应认真倾听，观察老年人居室环境是否存在影响睡眠的因素。 3. 提出的改进建议应尊重老年人的生活习惯，切实可行	

二、操作风险点

1. 水盆应放在房间角落，防止老年人绊倒。

2. 房间进行蚊虫大消杀时，应把水杯、餐具等收入橱柜中，嘱老年人离开房间。

3. 解决老年人睡眠问题时，不影响其他老年人。

三、操作关键点

1. 提前了解老年人生活习惯及睡眠情况。
2. 沟通时态度诚恳、认真倾听、多使用开放式的询问方式。
3. 护理员提出的改进建议应尊重老年人的生活习惯，切实可行。
4. 措施落实到位，有效执行。

单元 3　照护睡眠障碍老年人入睡

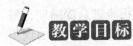 **案例导入**

张奶奶，76岁，一周前坐轮椅入院，患有冠心病、风湿性关节炎，居住在三人间，今日早晨查房时发现奶奶无精打采，坐在轮椅上打瞌睡，请护理员了解张奶奶睡眠障碍的原因，并提出改善意见，以便更好地照护张奶奶的睡眠。

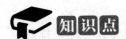 **教学目标**

1. 了解老年人常见睡眠障碍的原因及表现
2. 熟悉老年人睡眠障碍的照护方法
3. 能协助有睡眠障碍的老年人入睡，并能指导老年人改变不良睡眠习惯
4. 尊重体贴老年人，学会换位思考

知识点

一、老年人常见睡眠障碍原因

①老年人因病采取被动体位，或不能自理的老年人未按时翻身，长时间处于一种卧姿，易造成肌肉疲劳而难以入眠。护理员应按时、适当地调整老年人睡眠体位。

②老年人患病留置输液导管、各种引流管，易造成牵拉不适，影响睡眠，因此在老年人入睡前应合理安置各种导管。

③疼痛是影响老年人睡眠最主要的因素。老年人出现诊断明确的疾病性疼痛时，应遵照医嘱按时按量给予止痛药。

④居室环境、床具舒适度以及床单不干燥、不平整、有渣屑都可影响老年人睡眠，护理员应勤观察、勤整理，以保证老人睡眠。

⑤入住养老机构的老年人，两人或多人同居一室，互相干扰也是造成老年人失眠的原因，护理员应及时了解情况，采取相应措施，必要时予以调换房间。

二、老年人睡眠障碍的表现

1. 入睡困难

有些老年人晚上躺在床上半小时甚至一个小时都无法正常入睡，越想睡，反而越

清醒，越睡不着就越焦虑，这就进入了一个恶性循环。

2. 睡眠维持障碍

通常老年人睡眠都很浅，夜里经常会从睡梦中醒来，比如听到一点细微的声音就被惊醒，或者做噩梦了也会被惊醒，夜间觉醒次数大于等于两次或凌晨早起。

3. 连续做梦

有些老年人一晚上可能连续做很多梦，醒来后却不记得都梦到了什么，或者是只对梦的内容有断断续续的记忆，最主要的感觉就是特别累。

4. 睡眠紊乱

通常情况下，人都是白天活动晚上睡觉，但当老年人生病住院时，可能会打乱原有的睡眠节律，导致昼夜颠倒。即使出院以后，睡眠昼夜节律性也可能会紊乱一段时间。

三、老年人常见的不良睡眠习惯

①睡前进食过饱或不足，均会引起肠胃不适，影响入睡。

②睡前饮酒有时可以让人很快入睡，但是仅停留在浅睡期，很难进入深睡期，醒来后会感觉疲乏；咖啡、浓茶等饮料，含有能使精神亢奋的咖啡因等物质，睡前饮用易造成入睡困难。

③睡前工作、看刺激性的电视或影片，进行较大运动量的活动，都会扰乱人体的正常生物节律，影响睡眠。

④白天睡眠过多，干扰了正常的生物钟而难以入睡。

四、老年人睡眠障碍的照护方法

①根据老年人身体状况，维持老年人生活节奏，指导并带领老年人合理安排每一天的活动时间，日间保持清醒状态，适当调整睡眠时间。

②保证适当的活动或运动，引导老年人参与感兴趣的社会活动及户外运动，以改善其精神状态和身体素质。

③做好睡前准备工作，睡前保持情绪稳定，不宜进行剧烈活动；不宜观看或阅读令人兴奋或紧张的电视节目及书籍，不宜饮用含咖啡因的饮品；晚餐应清淡，不宜过饱，睡前排便；可以在睡前用热水泡脚，以促进睡眠。

④对于卧床的老年人，护理员应加强巡视，定时为老年人翻身，摆放舒适体位。指导自理老年人选择良好的睡眠姿势时，以自然、舒适、放松为原则，最佳睡眠姿势为右侧卧位，这样既可避免心脏受压迫，又有利于血液循环。

⑤按要求协助老年人按时服药。

⑥为老年人创造良好的睡眠环境。不良睡眠环境可以打破原有睡眠习惯，影响其睡眠质量，睡前调整好老年人卧室的温度、湿度、光线，避免噪声干扰，可以促进睡眠。

⑦选择舒适睡眠用品，舒适的床及被服以及老年人喜爱的床上用品，会使老年人感到安心，提高睡眠质量。

⑧护理员发现老年人有嗜睡或睡眠呼吸暂停等情况时，应及早报告，建议老年人尽快就医。

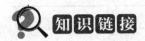

知识链接

中医助睡眠

1. 睡眠香囊

中医芳香疗法历史悠久，可追溯至黄帝神农时代，芳香植物可通过嗅觉通路作用于中枢神经系统，影响大脑中 α 波的产生，也可调节紧张、焦虑、不安的情绪，对睡眠起到积极的治疗作用，香气还具有增强人体免疫力，激发人体活力等作用，效果直接且副作用小。

2. 针灸理疗

针灸具有疏通经络的作用，在治疗失眠病症上具有良好的临床效果，现代研究发现针灸通过干预诸多神经递质、免疫调节物质等影响睡眠-觉醒周期，具有促进睡眠的作用，能够有效提高睡眠质量，调节睡眠结构，而且治疗的依赖性小、疗效良好。

3. 耳穴疗法

耳穴疗法包括耳穴按摩、耳穴压豆、耳穴埋针等，耳廓上分布着丰富的神经，耳穴刺激可调节迷走神经活性，对睡眠有着良好的调节作用，而且有着操作简便、疗效持久等优点。

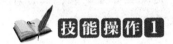

技能操作1

照护睡眠障碍老年人入睡

一、操作规程

步骤	流程	操作步骤	备注
步骤1	工作准备	（1）环境准备：环境安静整洁。 （2）护理员准备：服装整洁，洗净并温暖双手，事先查阅照护计划以及日常记录，了解老年人近期睡眠情况。 （3）物品准备：笔、记录单	
步骤2	沟通	通过与老年人进行沟通，了解老年人的睡眠习惯、睡眠环境等对老年人睡眠障碍的影响。	运用合适的话题与老年人沟通，取得老年人的信任
步骤3	确定问题	（1）刚来院一周，环境尚不适应。 （2）患有风湿性关节炎，引发夜间疼痛。 （3）夜间自行翻身困难，长时间处于同一种卧姿，易造成肌肉疲劳疼痛。 （4）同居室老年人受凉咳嗽，夜间开灯、饮水，干扰其睡眠	逐一排查，明确老年人睡眠障碍的原因

续　表

步骤	流程	操作步骤	备注
步骤4	采取措施	（1）安慰、体贴老年人，使老年人感受温暖，尽快熟悉并适应环境。 （2）针对老年人患有风湿性关节炎引发夜间疼痛，遵医嘱叮嘱其按时服药以减轻病痛。 （3）夜间查房协助老年人翻身，保持舒适体位。 （4）同室老年人若有因疾病原因等出现夜间呻吟等情况时，积极给予治疗，减少对同室其他老年人的影响，必要时协助调整床位	为老年人制定有针对性的促进睡眠的措施，帮助老年人解决睡眠障碍的问题
步骤5	记录	每日详细记录老年人睡眠情况	
注意事项		1. 与老年人沟通时应主动、认真听取老年人的诉说。 2. 采取的措施应适合老年人的特点，切实可行。 3. 及时评估措施的有效性，并根据实际情况进行调整	

二、操作风险点

睡眠呼吸暂停综合征：在睡眠中会反复出现呼吸暂停，这就会导致缺氧，让打鼾者处于反复窒息的状态，猝死的风险增高，夜间应加强巡视。

三、操作关键点

1. 护理员提前了解老年人的作息习惯，按时休息，养成良好的睡眠习惯。

2. 晚间失眠老年人，白天适当安排活动，减少午睡时间。

3. 保持情绪平和，睡前适当活动，但避免过于疲劳。

4. 避免睡前饮咖啡、浓茶等刺激性饮料。

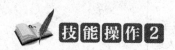 技能操作2

指导老年人改变不良睡眠习惯

一、操作规程

步骤	流程	操作步骤	备注
步骤1	工作准备	（1）环境准备：环境安静整洁。 （2）护理员准备：服装整洁，洗净并温暖双手，事先查阅照护计划以及日常记录，了解老年人近期睡眠情况。 （3）物品准备：笔、记录单	

续 表

步骤	流程	操作步骤	备注
步骤2	沟通	以合适的话题与老年人进行沟通，了解老年人的睡眠习惯	利用有效沟通方式拉近与老年人的距离
步骤3	确定问题	（1）晚餐吃得过饱，吃完久坐，不易消化。 （2）睡前长时间看刺激性书籍。 （3）白天睡眠时长较久	有效沟通交流明确老年人存在的不良睡眠习惯
步骤4	帮助指导	（1）指导老年人睡前少看刺激性书籍，鼓励老年人适当听一些轻音乐舒缓情绪，帮助睡眠。 （2）睡前可以用热水泡脚，促进血液循环，喝杯热牛奶助眠。 （3）晚餐不宜过饱，饭后适当散步等，既有助于食物的消化吸收，又能利于夜间睡眠。 （4）白天减少睡眠时间，由护理员引领老年人多参加户外活动或机构组织的康体活动	运用合适的方式，促使老年人改变不良睡眠习惯
步骤5	记录	每日详细记录老年人睡眠情况	
注意事项		1. 与老年人沟通应主动、认真听取老年人的诉说。 2. 要调动老年人的积极性，使老年人能主动配合、共同参与。 3. 应随时了解老年人不良睡眠习惯改变的情况，循序渐进	

二、操作风险点

1. 与老年人沟通时，认真倾听，不打断老年人。

2. 不指责老年人，调动老年人的积极性。

三、操作关键点

1. 护理员提前了解老年人的作息习惯，按时休息，养成良好的睡眠习惯。

2. 沟通的过程中不指责老年人的不良生活习惯。

3. 对于改变情况做到及时跟踪，随时记录。

4. 持之以恒，循序渐进。

思政课堂　　　　思维导图

扫码查看
课程资源

课程二　舒适与安全

单元 1　移动照护技术

 案例导入

李爷爷，80岁，现入住某养老院2年，数日前因突发脑卒中导致左侧瘫痪，关节僵硬，肌肉萎缩，大小便失禁，更换体位及日常生活全依赖护理员进行，现请护理员协助李爷爷翻身。

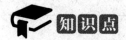 **教学目标**

1. 熟悉移动照护、体位的定义
2. 掌握床尾移向床头、近侧移向对侧、被动翻身方法技术
3. 掌握被动翻身的护理要点、风险点、操作关键点
4. 能为老年人进行移动照护护理
5. 具有安全意识，照护过程中能保证老年人安全

知识点

一、定义

1. **移动照护**

移动照护是指为满足老年人翻身、变换体位、换乘、行走等需要所提供的照护服务，也是满足老年人正常生活和社会活动的基本需要，老年移动照护技术要求老年人通过学习能充分利用人体力学原理，根据老年人需求及身心特点，协助老年人采取正确、舒适的方式安全顺利地完成各种移动，并能与老年人有效沟通，保证照护工作的有序性和持续性。

2. **体位**

体位一般指人的身体位置和姿势，在临床上通常指的是根据治疗、护理以及康复的需要，所采取的身体位置和姿势，常用的体位有仰卧位、侧卧位、俯卧位、半坐卧位、坐位等。

二、老年人常用体位

1. **仰卧位**

仰卧位也称平卧位，是一种自然的休息姿势，根据老年人病情、自理能力，采取

不同姿势。

（1）正常老年人仰卧位

①姿势：平卧，头下置一枕，两臂放于身体两侧，两腿自然放置。

②适用范围：完全自理、半自理老年人。

（2）失能老年人平卧位

①姿势：平卧，患侧肩下及上肢垫一软枕，上肢外展稍外旋，肘、腕关节伸直，手掌心向上，手指自然伸展并分开，患侧髋部及大腿外侧垫一软枕，大腿稍向内旋并内收，小腿外侧垫一软枕，防止下肢外旋，膝关节下面垫一毛巾卷，使其稍屈，足底不接触物品。

②适用范围：失能、偏瘫老年人。

（3）屈膝平卧位

①姿势：老年人平卧，头下垫枕，两臂放于身体两侧，两膝屈起，并稍向外分开。检查或操作注意保暖及保护老年人隐私。

②适用范围：胸腹部检查或留置导尿、会阴冲洗等，该卧位可使腹部肌肉放松，便于检查或暴露操作部位。

（4）去枕平卧位

①姿势：去枕平卧，头偏向一侧，两臂放置于身体两侧，两腿伸直，自然放平，将枕头横立于床头。

②适用范围：昏迷的老年人。可避免呕吐物误吸入气管引起窒息或肺部并发症。

2. 侧卧位

（1）正常老年人侧卧位

①姿势：老年人侧卧，臀部稍后移，两臂屈肘，一只手放在枕旁，另一只手放在胸前，下腿稍伸直，上腿呈迈步状，必要时在两膝之间、胸腹部、后背部放置软枕，以扩大支撑面，增加稳定性，使老年人感到舒适与安全。

②适用范围：预防压疮，侧卧位与仰卧位交替，便于护理局部受压部位，可避免局部组织长期受压。

（2）偏瘫老年人侧卧位

①健侧卧位：即健侧肢体在下方，患侧肢体在上方的侧卧位，此体位避免了患侧肩关节的直接受压，减少了患侧肩关节的损伤。

姿势：老年人头部垫枕，偏向健侧，胸前置软枕；患侧肩部充分前伸，患侧肘关节伸展，腕、指关节伸展置于枕上，掌心向下，患侧髋关节和膝关节尽量前屈90°，置于体前另一软枕上，健侧肢体自然放置。

②患侧卧位：即患侧肢体在下方，健侧肢体在上方的侧卧位。

姿势：老年人头部垫枕，偏向患侧，躯干稍向后旋，背部放置适宜的支撑物。将患肩拉出，肩关节外展，肘、腕关节伸直，前臂外旋，掌心向上，手指伸展；患侧髋关节略后伸，膝关节略屈曲，踝关节屈曲90°，防止足下垂；健侧上肢放置于身上，下肢充分屈髋、屈膝，放置于软枕上。

③适用范围：偏瘫者，此体位能够增加患侧躯体的感觉，起到缓慢牵拉患侧躯干肌肉及缓解痉挛的作用。

3. 俯卧位

①姿势：老年人俯卧，两臂屈肘放于头的两侧，两腿伸直；胸下、髋部及踝部各放一软枕，头偏向一侧。

②适用范围：不能平卧或侧卧的老年人。

4. 半坐卧位

（1）姿势

①摇床法：老年人平卧，先摇起床头支架使上半身抬高，与床成30°~50°，膝关节处垫软枕，防止下滑，床尾放置一软枕，垫于足底，防止足底触及床尾栏杆，增进老年人舒适感。

②靠背垫法：如无摇床，可将老年人上半身抬高，将靠背垫放置老年人背部，膝关节处垫软枕，防止下滑，床尾放置一软枕，垫于足底。

（2）适用范围

①呼吸困难的老年患者。

②卧床不能自行进食，需喂饭、喂水或管饲饮食的老年人。

5. 坐位

（1）床上坐位

①姿势：摇高床头至脊柱直立位，将枕头置于后背支撑，肩关节处垫软枕，上肢垫软枕或置于床上餐桌上，肘关节放松伸直，膝关节下垫一软枕保持膝关节屈曲。

②适用范围：此坐位可改善老年人的呼吸和排泄功能，扩大视野，利于康复。

（2）端坐位

①姿势：扶老年人坐起，摇起床头或抬高床头支架，背部垫一软枕，老年人身体稍向前倾，床上放一跨床小桌，桌上放软枕，老年人可伏桌休息，加床挡，以保证老年人安全。

②适用范围：支气管哮喘发作的老年人，由于极度呼吸困难，老年人被迫端坐。

三、体位转换

体位转换的方式，根据老年人转换过程中需要帮助的程度可分为：

①独立转移，是指老年人自己通过主动努力完成体位转换的动作，并保持身体姿势和位置。

②辅助转移，是指老年人不能独立完成，需要他人协助的转移方式。

③被动转移，是指老年人完全依赖外力搬动变换体位，并利用支撑物保持身体姿势和位置。

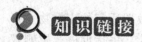 知识链接

人体力学运用原则

1. 利用杠杆作用

护理员在操作时，身体应靠近操作物体，两手臂托持物体时，两肘紧靠身体两侧，

上臂下垂，前臂和所持物体靠近身体，使阻力臂缩短，从而省力；必须提取重物时，最好把重物分成相等的两部分，分别由两手提取，若重物由一只手臂提取，另一只手臂应向外伸展，以保持平衡，例如，协助老年人做等张练习时遵循的大负荷、少重复次数、快速引起疲劳的原则，即利用与省力杠杆相反的杠杆作用，从而达到对抗一定负荷做关节活动锻炼的目的。

2. 扩大支撑面

护理员在操作时，应该根据实际需要将双下肢前后或左右分开，以扩大支撑面，例如，护理员协助老年人移动体位时，双下肢应前后或左右分开站立，尽量扩大支撑面。

3. 降低重心

护理员在提取位置较低的物体或进行低平面的技术操作时，双下肢应随身体动作的方向前后或左右分开站立，以增加支撑面；同时屈髋屈膝，使身体呈下蹲姿势，降低重心，重力线在支撑面内。

4. 减少身体重力线的偏移

护理员在提取物品时，应尽量将物品靠近身体，抱起或抬起老年人移动时，应将老年人靠近自己的身体，以使重力线落在支撑面内。

5. 尽量使用大肌肉或多肌群

护理员进行操作时，能使用整只手时，避免只用手指进行操作，能使用躯干部和下肢肌肉力量时，尽量避免使用上肢的力量。

6. 使用最小肌力做功

护理员在移动重物时，应注意平衡、有节律，并计划好重物移动的位置和方向，护理员应掌握以直线方向移动重物，尽可能遵循推或拉代替提取的原则，例如，移动无脚轮的床单元时，可先行安装活动式脚轮后推行，避免抬床搬移，节省肌力。

将人体力学原理正确应用到照护工作中，可节省护理员体力，提高工作效率，有效预防和减少护理员腰背等损伤；同时，运用力学原理保持老年人良好的姿势和体位，可以增进老年人的舒适和安全。

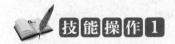 技能操作 1

协助老年人床尾移向床头法

一、操作规程

步骤	流程	操作步骤	备注
步骤1	操作前评估	（1）核对老年人基本信息，与老年人沟通。 （2）评估老年人的性别、年龄、体重、病情、身体状况、自理能力、皮肤完整性。 （3）评估老年人意识状态、合作程度。 （4）评估老年人有无偏瘫或肢体障碍及程度	

步骤	流程	操作步骤	备注
步骤2	工作准备	(1) 环境准备：整洁、安静、舒适、温度适宜、光线充足、安全。 (2) 老年人准备：情绪稳定，愿意合作；健侧肢体能配合移位，了解移向床头的目的、过程及配合要点。 (3) 护理员准备：着装整洁，洗手，戴口罩，根据老年人情况决定护理员人数。 (4) 用物准备：根据病情准备好软枕、床挡等物品	
步骤3	沟通核对	(1) 再次核对房间号、床号、姓名、性别。 (2) 向老年人说明移向床头的目的，方法及配合要点，获得老年人配合	态度和蔼，语言亲切
步骤4	移动	(1) 核对老年人信息，固定床脚轮。 (2) 将各种导管安置妥当，根据季节进行遮盖，视病情放平床头支架或靠背垫，枕横立于床头。 (3) 一人协助老年人移向床头法（适用于半自理或轻度失能者）（图3-1）： ①老年人平卧屈膝，双手握住床头栏杆，双脚蹬床面。 ②护理员一只手托住老年人颈肩部，另一只手托住臀部。 ③护理员指导老年人蹬腿发力，配合移向床头。 (4) 二人协助老年人移向床头法（适用于失能老年人）： ①老年人平卧屈膝。 ②照护人员分别站于床的两侧，一人托住颈、肩部及腰部，另一人托住臀部及腘窝部，两人同时抬起将老年人移向床头	避免床移位，保证安全；避免导管脱落；避免撞伤老年人；注意保暖，保护老年人隐私；减少老年人与床之间的摩擦力，避免组织受伤；不可拖拉，以免擦伤皮肤；老年人头部应给予支撑
步骤5	整理用物	(1) 放回枕头，视病情需要摇起床头支架，协助老年人取舒适卧位，整理床单位，固定床挡。 (2) 洗手，记录协助翻身的时间、体位、老年人的反应，如有异常情况及时报告	(1) 拉起床挡，预防坠床。 (2) 预防交叉感染
	注意事项	1. 根据老年人的病情、意识状态、体重、自理能力、身体下移的情况，确定向床头移动的方法与距离。 2. 如老年人身上携带各种导管时，应先将导管安置妥当，移位后仔细检查导管是否有脱落、受压、移位、扭曲，以保持通畅。 3. 在移位过程中，避免拖、拉、拽，以免皮肤损伤。 4. 关心老年人，随时观察老年人的反应。 5. 为老年人保暖，保护老年人隐私	

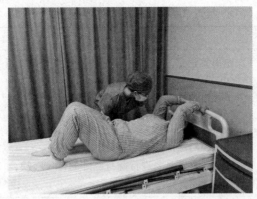

图 3-1　一人协助老年人移向床头法

二、操作风险点

1. 碰伤：床轮未固定，床头未置枕，护理员协助移位时用力过度导致碰伤。

2. 皮肤损伤：移位时，未将身体抬起，出现拖、拉、拽现象，造成老年人皮肤损伤。

3. 坠床：未拉起床挡或未将床挡固定，移动过程中对老年人保护措施不到位，造成老年人坠床。

4. 受凉：协助老年人移动时未注意保暖。

三、操作关键点

1. 根据老年人的病情、意识状态、体重、自理能力、身体下移的情况，确定向床头移动的方法和距离。

2. 协助老年人移位前枕头横立于床头，避免撞伤老年人。

3. 在移位过程中避免拖拉，减少老年人与床之间的摩擦力，避免组织受伤。

4. 如老年人身上携带各种导管时，应先将导管安置妥当，移位后仔细检查导管是否有脱落、受压、移位、扭曲，以保持通畅。

5. 关心老年人，随时观察老年人的反应。

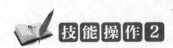 技能操作 2

协助老年人近侧翻身移向对侧

一、操作规程

步骤	流程	操作步骤	备注
步骤1	操作前评估	（1）告知老年人要进行床上翻身以取得其配合，询问并提前帮助老年人解决饮水、大小便等需求。 （2）评估老年人一般情况（如生命体征、意识及认知等）及配合程度。 （3）注意观察老年人有无痛苦表情，肌肉有无萎缩，关节有无僵硬，皮肤有无压疮	

步骤	流程	操作步骤	备注
步骤 2	工作准备	(1) 室内整洁，温湿度适宜，若天气寒冷则关闭门窗。 (2) 护理员服装整洁，洗净并温暖双手。 (3) 软枕或体位垫若干个、记录单、笔	
步骤 3	沟通核对	(1) 再次核对房间号、床号、姓名、性别。 (2) 向老年人解释要进行翻身侧卧的体位转换，获得老年人配合	态度和蔼，语言亲切
步骤 4	移动	(1) 一人协助老年人近侧翻身移向对侧（见图 3-2）： ①先将老年人头、肩、腰、臀部向护理员移动，再将老年人双下肢移向靠近护理员一侧的床沿。 ②嘱老年人头偏向对侧，护理员一只手托住老年人颈肩部，另一只手托住膝部，轻轻将老年人推向对侧，协助老年人翻身呈侧卧位，使其背对护理员。 (2) 二人协助老年人近侧翻身移向对侧： ①两名护理员站在床的同一侧，一人托住颈、肩部及腰部，另一人托住臀部及腘窝部，同时将老年人抬起移向近侧。 ②一人托老年人的肩、腰部，另一人托老年人的臀、膝部，轻推，使老年人转向对侧	(1) 如老年人戴导管，将各种导管及输液装置安置妥当。 (2) 不可拖拉，以免擦破皮肤；注意应用节力原则
步骤 5	舒适安全	(1) 根据老年人翻身侧卧相对应的时间选择合适卧位，使老年人安全舒适，使用床挡。 ①健侧卧位：老年人头部垫枕，偏向健侧，胸前置一软枕；患侧肩部充分前伸，患侧肘关节伸展，腕、指关节伸展置于枕上，掌心向下，患侧髋关节和膝关节尽量前屈 90° 置于体前另一软枕上，健侧肢体自然放置。 ②患侧卧位：老年人头部垫枕，偏向患侧，躯干稍向后旋，背部放置适宜的支撑物，将患肩拉出，肩关节外展，肘、腕关节伸直，前臂外旋，掌心向上，手指伸展；患侧髋关节略后伸，膝关节略屈曲，踝关节屈曲 90°，防止足下垂；健侧上肢放置于身上，下肢充分屈髋、屈膝，放置于软枕上。 (2) 盖好盖被，拉起床挡	拉起床挡，防止坠床，扩大支撑面，确保老年人卧位稳定、安全
步骤 6	检查安置	检查并安置老年人肢体各关节处于功能位置，各种管道保持通畅	促进舒适，预防关节挛缩

步骤	流程	操作步骤	备注
步骤7	整理用物	洗手，记录协助翻身的时间、体位、老年人的反应，如有异常情况及时报告	
注意事项		1. 翻身过程中注意观察老年人肢体情况，避免拖、拉、拽、推，以免挫伤皮肤或引起骨折。 2. 对留置输液管、导尿管的老年人转换体位前先将管路妥善安置固定，转换体位后注意检查管路，确保通畅。 3. 体位转换时注意保护老年人安全。 4. 全过程动作要轻、稳、准确、熟练、节力、安全，体现人文关怀。 5. 对于体重较重的老年人，一人翻身困难者，可由两人共同完成	

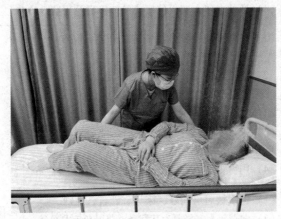

图3-2　一人协助老年人近侧翻身移向对侧

二、操作风险点

1. 导管滑脱：移位时，导管未安置妥当，导致导管脱出。

2. 皮肤损伤：体位转换时，未将身体抬起，出现拖、拉、拽现象，造成老年人皮肤损伤。

3. 碰伤：移位时未安置好肢体，导致碰伤。

4. 坠床：协助移位时未拉起床挡或未将床挡固定，造成老年人坠床。

5. 受凉：协助老年人移位时未注意保暖。

三、操作关键点

1. 护理员注意节力原则，移位时，让老年人尽量靠近护理员。

2. 移动老年人时不可拖、拉、拽，以免擦破皮肤。

3. 如老年人身上携带各种导管时，应先将导管安置妥当，移位后仔细检查导管是否有脱落、受压、移位、扭曲，以保持通畅。

4. 安置老年人肢体各关节处于功能位置，促进舒适，预防关节挛缩。

5. 翻身时应注意保暖，拉起床挡，防止坠床。

6. 关心老年人，随时观察老年人的反应。

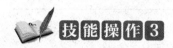

协助老年人被动翻身

一、操作规程

步骤	流程	操作步骤	备注
步骤 1	操作前评估	（1）核对老年人，与老年人沟通。 （2）评估老年人的性别、年龄、体重、病情、身体状况、自理能力、皮肤完整性。 （3）评估老年人意识状态、心理状态、合作程度。 （4）评估老年人有无偏瘫或肢体障碍及程度	
步骤 2	工作准备	（1）环境准备：整洁、安静、舒适、温度适宜、光线充足、安全。 （2）老年人准备：情绪稳定，愿意合作；健侧肢体能配合移位，了解移向床头的目的、过程及配合要点。 （3）护理员准备：着装整洁，洗手，戴口罩，根据老年人情况决定护理员人数。 （4）用物准备：根据病情准备好软枕、床挡等物品。	
步骤 3	沟通核对	（1）再次核对房间号、床号、姓名、性别。 （2）向老年人解释要为其翻身，获得老年人配合	态度和蔼，语言亲切
步骤 4	移动	（1）核对老年人信息，固定床脚轮。 （2）将各种导管安置妥当，根据季节进行遮盖。 （3）协助老年人平卧，两手放于腹部，两腿屈曲。 （4）护理员一只手托老人颈肩部，另一只手托腰部，将老年人上半身抬起、移向对侧；然后一只手托腰部，另一只手托大腿，将老年人的下半身抬起、移向对侧。护理员一只手扶老年人肩部，另一只手扶老年人膝关节及髋部，将老年人轻轻翻身至护理员侧。（图3-3） （5）观察老年人背部皮肤、整理衣服	（1）避免床移位，保证安全；避免导管脱落。 （2）注意保暖，保护老年人隐私；适用于体重较轻的老年人；不可拖拉、拽，避免擦破皮肤，注意节力原则
步骤 5	舒适安全	在老年人的颈肩部、背部、胸部各放一软枕，上侧腿略向前方屈曲，两膝之间，患侧脚踝下，垫软枕	促进舒适
步骤 6	整理用物	（1）视病情需要摇起床头支架，协助老年人取舒适卧位，整理床单位，固定床挡。 （2）洗手，记录协助翻身的时间、体位、老年人的反应，如有异常情况及时报告	拉起床挡，预防坠床，预防交叉感染

续 表

步骤	流程	操作步骤	备注
	注意事项	1. 根据老年人的病情、意识状态、体重、自理能力、身体情况，确定被动翻身的方法。 2. 如老年人身上携带各种导管时，应先将导管安置妥当，移位后仔细检查导管是否有脱落、受压、移位、扭曲，以保持通畅。 3. 在移位过程中，避免拖、拉、拽，以免皮肤损伤。 4. 关心老年人，随时观察老年人的反应。 5. 为老年人保暖，保护老年人隐私	

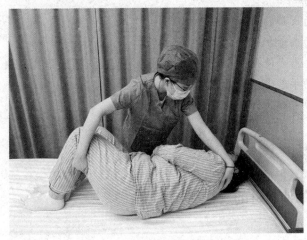

图 3-3　协助老年人被动翻身

二、操作风险点

1. 导管滑脱：翻身时，导管未安置妥当，导致导管脱出。

2. 皮肤损伤：翻身时，未将身体抬起，出现拖、拉、拽现象，造成老年人皮肤损伤。

3. 碰伤：翻身时未安置好肢体，导致碰伤。

4. 坠床：协助翻身时未拉起床挡或未将床挡固定，造成老年人坠床。

5. 受凉：协助老年人翻身时未注意保暖。

三、操作关键点

1. 护理员注意节力原则，翻身时，让老年人尽量靠近护理员，缩短重力臂而省力。

2. 移动老年人时动作轻稳，协调一致，不可拖、拉、拽，以免擦破皮肤。

3. 根据老年人病情及皮肤受压情况，确定翻身间隔的时间。

4. 如老年人身上携带各种导管时，应先将导管安置妥当，翻身后仔细检查导管是否有脱落、受压、移位、扭曲，以保持通畅。

5. 安置老年人肢体各关节处于功能位置，促进舒适，预防关节挛缩。

6. 翻身时应注意保暖，拉起床挡，防止坠床。

7. 关心老年人，随时观察老年人的反应。

单元2 为老年患者使用约束带

 案例导入

王奶奶，76岁，现入住某养老院6年，阿尔茨海默病老年患者，常有暴力行为发生，请护理员为王奶奶使用约束带，给予适当约束和保护。

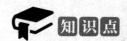 **教学目标**

1. 熟悉使用约束带的目的及分类
2. 掌握使用约束带护理注意事项
3. 掌握为老年患者使用约束带的护理要点、风险点、操作关键点
4. 能正确为老年患者使用约束带
5. 以老年人为中心、保证老年人安全

知识点

一、约束带的使用目的及分类

1. 约束带

主要用于躁动、精神病老年患者，以限制其身体及肢体的活动，防止自伤或坠床的危险。

2. 使用约束带的目的

①控制老年患者危险行为的发生（如自杀，自伤、极度兴奋冲动，有明显攻击行为），避免老年患者伤害他人或自伤。

②防止意识障碍、谵妄、躁动老年患者坠床。

③对于治疗、护理不合作的老年患者，确保治疗、照护工作顺利进行。

④预防攻击他人。

3. 约束带的分类

（1）宽绷带约束法（见图3-4）

常用于固定手腕及踝部，防意外拔管。用棉垫包裹手腕、脚腕或踝部，用宽绷带打成双套结，套在棉垫外，稍拉紧，使之不影响血液循环，又不能脱出为宜，将带子系在床沿上。

（2）网球拍式约束手套（见图3-5）

常用于手掌及手腕部，将手套戴在老年患者手上，腕部置于矩形约束带，两端环绕包裹腕部并黏合，同时将固定带与约束带黏合，系带缠绕打活结，松紧以伸入1~2指为宜，约束带系于床沿下。

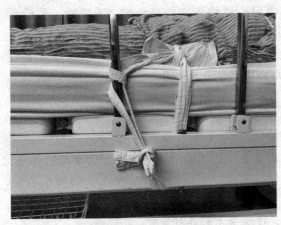
图 3-4 宽绷带约束法

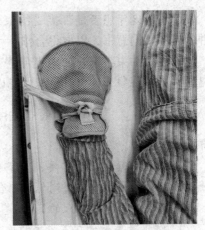
图 3-5 网球拍式约束手套

（3）反穿衣式肩部约束带

常用于固定双肩，限制老年患者坐起。用布缝制成宽 5cm，长 120cm 的约束带，一端制成袖筒，袖筒上有细带，操作时先将两肩套上袖筒，腋窝垫棉垫，两袖筒上的细带在胸前打结固定，经腋下绕过成交叉状穿过肩部，肩部约束带固定后以能放置 1~2 指为宜，两条长带枕下交叉系于床头或轮椅，松紧适宜，以能放置 1~2 指为宜，必要时将枕头横立于床头，将大单斜折成长条，分别约束两肩，大单两侧尾端系于床头固定。

（4）膝部约束带

用于固定膝部，限制老年患者下肢活动，带宽 10cm、长 250cm，用布制成，中部相距 15cm 分别有 2 条两头带，操作时，两膝之间垫棉垫，将约束带横放两膝上，宽带下的两头各固定一侧膝关节，将宽带两端分别系于两侧床沿，亦可用大单进行膝部固定，将大单折成宽长条，横放于两膝下，拉着两端向内侧压在膝盖上，并穿过膝下的大单横带，向上向外拉，使之压住膝部，将两尾端系于床沿。

（5）轮椅用三角式约束带

常用于瘫痪老年患者，坐轮椅时的固定，三角形布制约束带，三角一端有两根长带，另外两端各接一根长带，将三角形约束带平铺于轮椅上，两根长带一角位于轮椅靠背方向，将两个长带固定在轮椅上，待老年患者坐上后，将三角约束带剩余两端从裆部取出，将两个长带经腰下两侧分别穿过，系于轮椅后。

（6）尼龙搭扣约束带

用于固定手腕、上臂、踝部及膝部，操作简便、安全，便于洗涤和消毒，约束带由宽布和尼龙搭扣制成，使用时，将约束带置于关节处，被约束部位衬棉垫，松紧适宜，对合约束带上的尼龙搭扣后将带子系于床沿。

二、约束带使用的评估和告知

使用约束带前需评估老年患者的年龄、意识、活动能力、心理状态、约束部位皮肤、四肢循环情况、约束工具、躯体情况等。需要注意以下几点。

①要经详细评估，征得老年患者或家属同意后方能使用约束带。

②不管老年患者是否接受约束，都要耐心详细告知约束原因、重要性、目的等，并签署知情同意书，以取得合作。

③使用约束带前，要对老年患者躯体条件进行客观评估，查看外表皮肤完整性，是否有骨折现象，评价其意识状态以及心肺功能是否健康等。

老年患者使用保护性约束告知书（示例）

尊敬的家属：

根据老年患者病情需要，为了确保其安全，防止各种意外发生，需要给老年患者使用保护性约束，希望得到您的配合。

一、使用保护性约束的目的

1. 防止老年患者在不自主的情况下，拔除身上的各种导管。

2. 防止坠床、自伤、撞伤及伤人等意外情况的发生。

二、注意事项

1. 对使用的安全约束用具不能随意进行松紧或捆绑。

2. 应采用专用安全工具对老年患者进行约束。

3. 老年患者躁动时不能强行按压四肢，以防引起骨折。

4. 取下老年患者随身佩戴的饰品及活动假牙，以防自伤。

三、保护性约束使用中可能出现的并发症

1. 躁动老年患者自行挣脱约束带。

2. 约束部位组织缺血产生张力性水疱。

3. 约束部位循环不良。

4. 约束部位皮肤损伤。

5. 约束部位皮下出血（瘀斑）。

6. 使用全身约束时有可能影响呼吸，甚至窒息。

老年患者亲属及其关系人意见：

□我们已经清楚该项护理措施的必要性和可能发生的后果。

□本人同意实施该项护理技术操作，对于可能发生的上述情况表示理解。

家属签名：　　　　　　　　　　与老年患者关系：

护理员签字：　　　　　　　　　日期：

使用约束带期间的评估需注意以下几点。

①约束老年患者采取的体位应四肢舒适平展，约束带的松紧程度要适宜，约束带与皮肤之间应该能容纳两横指的间隙。

②护理员随时查看老年患者的精神状况和约束部位皮肤的血运情况，感知情况、约束带松紧状态、呼吸情况等，查看老年患者是否有麻痹、意识模糊、皮肤破裂、皮肤瘀斑、焦虑烦躁、冲动易怒、行为怪异以及寒凉等症状。

③老年患者被约束后要保证老年患者的生理需要，进食、进水、大小便、生活护理要做到位。

④做好约束带的约束记录与登记。

三、约束带使用的护理要点

①约束老年患者要非常谨慎，维护老年患者尊严，符合约束带使用的适应证。

②正确使用约束带是防止老年患者发生意外，确保老年患者生命安全而采取的必要手段，不论老年患者是否接受约束，使用前都应该耐心向老年患者解释清楚。

③使用约束带属于制动措施，故使用时间不宜太长，病情稳定及治疗结束后应尽快解除约束，需要较长时间约束者应及时更换约束肢体或每两小时活动肢体或放松一次。

④约束只能作为保护老年患者安全，保证治疗的方法，不能作为惩罚老年患者的手段。

⑤使用约束带期间，需平卧，四肢舒展，约束肢体处于功能位，约束带的打结处和约束带的另一端不得让老年患者的双手触及，不可系在床栏上，也不能只约束单侧上肢和下肢，以免老年患者解开套结发生意外。

⑥做好被约束老年患者的生活护理，协助老年患者大小便，保持床单元的清洁干燥，松紧度适宜，15~30min观察一次约束部位的血液循环情况以及约束带的松紧程度，并及时调整。每两小时松解一次。

⑦约束带的使用一定要在护理员的监护之下，防止老年患者挣脱约束带而发生危险。

⑧做好记录，包括约束的原因、时间、约束部位、解除约束时间，并做好交接班。

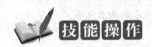技 能 操 作

为老年患者使用约束带

一、操作规程

步骤	流程	操作步骤	备注
步骤1	操作前评估	（1）评估老年患者年龄、意识、活动能力等情况。 （2）评估老年患者，并对老年患者及家属解释使用约束带的目的，取得配合，并与老年人或其家属签署约束同意书。 （3）检查老年患者肢体皮肤情况及活动度，为生活不能自理的老年患者更换尿布或协助排大小便，老年患者取舒适卧位，四肢舒展	（1）约束只能作为保护老年患者安全、保证治疗的方法。 （2）极度消瘦、局部血液循环障碍的老年患者，应准备柔软的保护垫，加强内层保护
步骤2	工作准备	（1）环境准备：房间干净、整洁，空气清新、无异味。 （2）护理员准备：着装整齐，用七步洗手法洗净双手，戴口罩。 （3）物品准备：带有床挡的病床，约束带2~4条	约束的种类：肩部约束、膝部约束、手腕/踝部约束等，约束的工具有约束带、约束背心和约束衣

步骤	流程	操作步骤	备注
步骤3	沟通核对	（1）动作轻柔，轻轻敲门（三声）后，进入老年患者房间。 （2）再次与老年患者或家属确认进行四肢和肩部约束，取得配合	态度和蔼，语言亲切，约束工具只能在短期内使用
步骤4	使用约束带	（1）宽绷带约束： 放下床挡，松开床尾被，检查老年患者肢体皮肤、血运情况，检查老年患者肢体活动度，暴露老年患者近侧上肢，用棉垫包裹手腕和踝部，宽绷带打成双套结，将双套结套于手腕和踝部棉垫外，稍拉紧（以不脱出、不影响血液循环为宜，松紧度以能伸进1~2指为宜），拉上床挡并将绷带系于床沿下，同法约束老年患者对侧上肢。 （2）肩部约束带： 放下床挡，检查老年患者肩部皮肤及肢体活动度，先将两肩套上袖筒，腋窝垫棉垫，两袖筒上的细带在胸前打结固定，经腋下绕过交叉穿过肩部，肩部约束带固定后以能放置1~2指为宜，两条长带枕下交叉系于床头，必要时将枕头横立于床头，将大单斜折成长条，分别约束两肩，大单两侧尾端系于床头固定，检查肩部有效性，不能90°起身。 （3）膝部约束带： 检查老年患者膝部皮肤及肢体活动度，在老年患者两膝腘窝处垫上棉垫，将约束带横放两膝上，宽带下的两头带各固定一侧膝关节，将宽带两端分别系于两侧床沿，亦可用大单进行膝部固定，将大单折成宽长条，横放于两膝下，拉着两端向内侧压在膝盖上，并穿过膝下的大单横带，向上向外拉使之压住膝部，将两尾端系于床沿，立起床挡，根据病情使用围帘或隔离至单一环境，观察约束部位皮肤，做好皮肤护理。 （4）交代约束后的注意事项	（1）上肢外展不得超过90°，以免造成臂丛神经损伤。 （2）约束带必须系成活结，松紧度以老年患者活动时肢体不易脱出，不影响血液循环为宜。 （3）固定约束带于床沿或床头（肩约束）或座椅上（约束背心）。 （4）约束带不能系在床栏上，防止放下床栏时损伤老年患者
步骤5	观察与记录	（1）观察并记录老年患者的一般情况，局部皮肤、肢体末梢循环情况及约束效果。 （2）询问老年患者感受或观察老年患者的反应。 （3）记录约束原因、部位、起止和间隔时间。 （4）记录发生与约束相关并发症的症状、处理措施和效果	（1）翻身或搬动老年患者时，应松解约束带，应用抓握法固定老年患者的手、加强看护，防止意外发生。 （2）使用约束时，观察老年患者的呼吸和面色

续 表

步骤	流程	操作步骤	备注
	注意事项	1. 极度消瘦、局部血液循环障碍的老年患者，准备柔软的保护垫。 2. 约束带系成活结，松紧度以老年患者活动时肢体不易脱出、不影响血液循环为宜，以能伸进1~2指为原则。 3. 约束带应固定于病床沿、床头或座椅上（约束背心），不能系在床栏上。 4. 15~30min巡视一次，约束带2h松解一次，间歇15~30min。 5. 翻身或搬动老年人时，应松解约束带。 6. 松解约束带时，加强看护，防止意外的发生。 7. 观察末梢循环情况：皮肤颜色、温度、动脉搏动、毛细血管充盈时间、水肿等；如约束部位皮肤苍白、紫绀、麻木、刺痛、冰冷时，应立刻放松约束带，必要时行局部按摩。 8. 约束带只能作为保护老年患者安全、保证治疗的方法，使用时间不宜过长，病情稳定或者治疗结束后，应及时解除约束	

二、操作风险点

1. 血液循环障碍：约束带约束过紧，影响静脉回流，约束时间较长，未定时松懈，导致局部组织长期受压，约束带过紧，使得约束部位压强增大，约束方法错误，老年患者躁动后越束越紧，影响局部血液循环。

2. 皮肤破损、皮下瘀血：未放保护垫或者保护垫移位，局部皮肤受到摩擦，出现破损；保护垫太薄，起不到保护作用；保护垫粗糙，刮伤皮肤；约束带捆绑过紧，导致皮肤磨损或皮下出血；在水肿或病变皮肤处使用约束带，致皮肤破损；床单位不平整，不光滑，或约束肢体附近有锐利、坚硬的物体，躁动肢体与其发生碰撞、摩擦，导致皮肤破损。

3. 约束带松脱：约束带捆绑过松，老年患者躁动挣脱约束；保护垫滑脱，导致约束带松弛，约束肢体从约束带中滑出；约束带与床栏之间固定不当（约束带在床栏内框中有移动空间），导致老年患者约束肢体活动范围增大，挣脱约束；行松解护理时，一次性松解约束带太多，导致老年患者脱离控制，出现危险行为。

4. 四肢麻木、关节僵硬、骨折、神经损伤：约束肢体没有处于功能位；约束过紧；约束时间较长，肢体长时间未活动而出现肢体麻木和关节僵硬；约束肢体过度伸张，躁动时引发骨折或神经损伤，尤其以手肘部骨折及臂丛神经损伤多见。

三、操作关键点

1. 约束与非约束的老年患者不能同放在一室（无条件的情况下，必须在工作人员的视线内），被约束的老年患者要安置在一级病室内，清除房内危险物品和一切可搬动物品，以防老年患者自行解除约束后出现过激行为。

2. 正确使用约束带是防止老年患者发生意外，确保老年患者生命安全而采取的必要手段，不论老年患者是否接受约束，使用前都应耐心向老年患者解释清楚。

3. 约束前尽可能脱去老年患者的外衣，尽可能劝说排尽大小便。

4. 约束位置应舒适，将老年患者肢体处于功能位（禁止将老年患者上肢翻至头部方向）。

5. 约束只能作为保护老年患者安全，保证治疗的方法，不可作为惩罚老年患者的手段。

6. 保护性约束属于制动措施，故使用时间不宜过长，病情稳定或治疗结束后应及时解除约束，需较长时间约束者应每隔15~30min观察约束部位的末梢循环情况以及约束带的松紧程度，每2h活动肢体或放松一次，发现异常及时处理，必要时进行局部按摩，促进血液循环。

7. 实施约束时，约束带松紧适宜，以能伸进1~2指为原则。

8. 约束带固定于床上的结头要隐蔽，以老年患者看不到、摸不到为宜。

9. 肩部保护时腋下要填棉垫，必须打固定结，勿使其松动以免臂丛神经损伤。

10. 随时关心老年患者冷暖，做好基础护理，如洗漱、料理卫生，及时清理脏、湿的被褥及床单，保持老年患者床单位的清洁干燥、舒适、防止压疮发生。

11. 对兴奋、躁动不安老年患者，定时喂水喂饭，保证机体需要量，对拒食拒水的老年患者要采取措施给予鼻饲或补充体液。

12. 准确记录并交接班，包括约束的原因、时间、约束带的数目、约束部位、约束部位皮肤状况、解除约束时间等；约束带必须班班交清，对约束老年患者进行床头交接班，清点约束带，仔细观察约束带松紧度，老年患者皮肤情况及基础护理等情况，发现约束带数目不对及时查找，交接清后交班者方能离岗。

13. 约束带定期清洗消毒，保持清洁。

思政课堂　　　思维导图

模块四　清洁照护

课程一　环境清洁

扫码查看
课程资源

单元 1　为老年人清洁居室环境

案例导入

刘奶奶，71 岁，现入住某养老院 3 年，支气管哮喘患者，过敏原检测显示其对屋尘和尘螨过敏，请护理员为王奶奶做好环境、物品清洁消毒，保持环境清洁，防止过敏诱发支气管哮喘发作。

教学目标

1. 掌握清洁的定义
2. 熟悉造成室内空气污染的主要来源
3. 熟悉居室通风的时段和时间
4. 能用正确的方法为老年人进行居室清洁
5. 关怀、体贴、尊重老年人，维护老年人身心健康

知识点

健康生活首先要有健康、舒心的生存环境，做好居住环境的清洁与消毒工作，是减少疾病、保证健康的基本措施，人的健康与环境的清洁关系密切，本单元主要介绍了老年人居住环境的清洁方法，首先要了解老年人居住环境的清洁步骤，其次要熟悉居室、厨房、卫生间具体部位的清洁方法，从而为老年人创造一个清洁的生活环境，促进老年人的身心健康。

一、清洁

清洁是指用物理方法清除物体表面的污垢、尘埃以及有机物的过程，如用清水、肥皂水或洗涤剂清洗物品。

通过清洁可以去除和减少微生物，减少接触性感染发生的危险。

二、居住环境清洁步骤

第一，先整理，再清扫。

第二，从上而下，由外到内。

第三，正确选择和使用清洁剂。

一般清洁剂多以居室的区域进行分类，使用时应注意：①单一使用；②正确保存；③安全使用；④注意材质维护。

三、居室的清洁

1. 室内空气

①通风时段：上午 8：00—10：00；下午 2：00—4：00。

②通风时间：一般为 30min。

③造成室内空气污染的主要来源：人体呼吸、烟气、装修材料、日常用品、微生物、病毒、细菌、厨房油烟等。

2. 地面

家庭地面用湿式清洁既可减少细菌数 80%，但由于人的活动，很快就会恢复原状，所以，一般不需要消毒，但湿式清扫的工具，用后应洗净、晾干备用，若使用拖把，每次应洗净、晾干，必要时加清洁剂浸泡。若有老年患者擦拭地面时，先将拖布洗干净并控干，再浸入 0.05% 的含氯消毒液中控干后拖地，耐腐蚀地面可用 0.1% 的过氧乙酸消毒液拖地或 0.2%~0.4% 的过氧乙酸消毒液喷洒消毒。

3. 天花板、墙壁

①木板墙、彩色瓷砖与木质天花板，用湿布沾稀释肥皂水轻擦。

②粉墙、壁纸墙，用鸡毛掸子由上至下掸去灰尘。

4. 家具

家具上的尘土用潮湿的细软布轻擦，不可用碱水、肥皂水、洗衣粉溶液擦洗，木家具表面的污渍，可先用温茶水擦除再用清水擦净，切忌用酒精、汽油或其他腐蚀性化学溶剂。清洁所用抹布应每次清洗，定期或必要时消毒。

5. 沙发

①真皮沙发。

先用纯棉布或丝绸沾湿后擦拭，再喷碧丽珠或上光蜡，以保持其光洁度。

②布艺沙发。

先用吸尘器吸净布制面料表面和内部填充物的尘垢；污渍可用干净的白布蘸少量沙发或地毯专用清洁剂反复擦拭，大面积污渍可请专业人员清洗；沙发套可机洗或干洗。

6. 电视、电脑荧光屏

荧光屏表面灰尘可先用柔软的布擦拭，再用脱脂棉球蘸专用清洁剂擦拭。

7. 床单位

晨起、午睡后用扫床刷（套上用 500mg/L 含氯消毒液浸泡过的刷套）扫床，保持床铺整洁。

四、厨房的清洁

1. 冰箱

用软布蘸温水或中性洗涤剂擦洗，勿用酸或碱溶液、有机溶剂擦洗，冷凝器上的积尘和门边较难处理的细缝可用软毛刷清洁。

2. 油烟机

打开油烟机风扇，先对风扇喷洒热水软化污垢，再喷厨房专用去污剂清洁。

清洁可拆卸的油烟机过滤网，在脏的一面包上保鲜膜，另一面喷上专用清洁剂，15min 后再刷洗。

3. 微波炉

随用随擦。油垢可先用稀释的中性清洁剂擦拭，再分别用湿抹布和干抹布擦干。

五、卫生间的清洁

1. 卫生间墙面、镜子、洗手盆清洁

用抹布蘸少量清洁剂擦拭，去除水渍和污垢，再用清水清洗，清洁顺序：先清洁墙面、镜子，再清洁扶手、洗手盆及台面，再清洁浴缸。

2. 浴缸

清洁浴缸时，先用专用清洁剂喷洒浴缸四周，15min 后再用专用海绵刷刷洗，然后用清水冲洗干净即可。

3. 坐便器

坐便器外侧清洁：先用卫生纸或专用抹布擦拭，清洁的时候要从干净的地方开始，清洁顺序可按照上盖→坐便圈上侧→上盖内侧→坐便圈内侧→水箱与坐便器上侧→坐便器下侧进行擦拭。缝隙部分可以用竹签或方便筷进行擦拭。

坐便器内侧清洁：在坐便器内侧撒上小苏打或洁厕灵，浸泡 10~15min，再用刷子刷掉污垢，放水冲洗干净即可，马桶刷用久了刷毛会脱落，容易藏污纳垢，最好半年一换。如果放在不透风的容器里，也容易滋生细菌。

总之，居室内环境的清洁一般采用自然净化、物理冲刷、擦、拖等方法为主。当有老年患者或有疑似污染时，再考虑是否使用化学消毒剂。

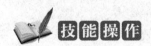 技能操作

为老年人进行居室清洁

一、操作规程

步骤	流程	操作步骤	备注
步骤1	操作前评估	（1）护理员站在床前，身体前倾，微笑面对老年人，向其解释环境清洁的目的及过程。 （2）评估老年人的神志、病情，配合程度。大小二便情况，有无其他需求。 （3）由其他护理员陪同前往室外休息	态度和蔼，语言亲切，确认好清洁时机

续 表

步骤	流程	操作步骤	备注
步骤2	工作准备	(1) 环境准备：房间宽敞明亮。 (2) 护理员准备：衣帽整洁，修剪指甲，用七步洗手法洗净双手，戴口罩、手套。 (3) 物品准备：拖把、抹布、水盆或水桶、清洁剂、洁厕剂、垃圾袋、消毒剂，必要时备吸尘器	单一使用清洁剂时，注意材质维护
步骤3	实施清洁	携用物至老年人室内。 (1) 用半湿抹布清洁室内家具、床挡、门框、桌椅、非布类沙发等台面灰尘。 (2) 用半湿抹布清洁窗台，视需要擦拭玻璃，玻璃擦拭后用干抹布擦干水迹。 (3) 用吸尘器清洁布类沙发、地毯，用扫帚扫净地面垃圾。 (4) 湿拖把拖净地面，吸水性差的地板宜用干拖把擦干。 (5) 清洁卫生间按照墙面—镜子—扶手—洗手盆—浴缸—坐便器顺序清洗，用干拖把擦干卫生间地面	(1) 操作有序，动作轻、稳、熟练。 (2) 放置防滑倒标示牌。 (3) 居室有老年患者时，地面用0.05%的含氯消毒液拖布控干后拖地
步骤4	整理用物	(1) 室内物品归位。 (2) 开窗通风半小时。 (3) 通风完成后与老年人沟通是否返回居室休息	
注意事项		1. 按顺序清扫与擦拭：从里到外，从边角到中间，由小处到大处，由床下、桌底到居室较大的地面，依顺序向门口清扫。 2. 采用湿式清洁法，避免灰尘飞扬。 3. 避免在老年人用餐和治疗时进行室内清洁。 4. 选用合适清洁剂。 5. 不随意搬动老年人物品，清洁后及时归位。 6. 门窗清洁以安全为前提，使用加柄工具，不爬高。 7. 使用清洁剂时可戴手套	

二、操作风险点

1. **无效清洁**：打扫时未使用湿式清洁法，采用拍打、抖动或用鸡毛掸子之类工具拂扫，尘土飞扬。

2. **家具损坏**：清洁剂选用不当，木制家具用碱水擦拭，金属家具接触酸碱等腐蚀性洗涤剂，藤、竹、柳家具用力拖拉，连接处松散。

3. 搬动大件家具后归位不当，使老年人感到不适。

4. 跌倒：清洁地面未干，未放防滑倒标示牌，由于地面湿滑导致老年人或其他人员意外跌倒。

三、操作关键点

1. 操作前做好评估与沟通，确保老年人无身体不适及其他需求。

2. 清洁环境物品时，注意按顺序清扫与擦拭，防止遗漏。

3. 采用湿式清洁法，避免灰尘飞扬。

4. 采用湿拖把拖地面时，放置防滑倒标示牌。

5. 开窗自然通风，每日至少 2 次，每次 30min 以上。

6. 不能开窗通风或通风不良的，可使用电风扇、排风扇等机械通风方式。

7. 玻璃擦拭后用干抹布擦干水迹，防止遗留水迹。

8. 做到"六净"：墙壁、地面、门窗、床铺、床头柜、大衣柜洁净。

单元 2　为离床老年人整理床单位

案例导入

王奶奶，76 岁，现入住某养老院 2 年，生活基本自理，今天午睡后离床参加活动，请护理员帮助王奶奶整理床单位。

教学目标

1. 熟悉整理床单位的重要性

2. 掌握整理床单位的要求

3. 掌握整理床单位的操作关键点

4. 能为老年人整理床单、被服、枕头

5. 养成自律、勤劳的习惯

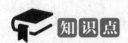

知识点

一、整理床单位的重要性

第一，为老年人提供整洁舒适的休息环境。

第二，可以减少压疮等并发症的发生。

二、整理床单位的要求

第一，老年人每日晨起、午睡后均要进行床单位的清扫整理。

第二，床铺表面要求做到平整、干燥、无渣屑。

第三，扫床刷要套上刷套，刷套需浸泡过 500mg/L 浓度的含氯消毒液，以挤不出水为宜或使用一次性床刷套。

第四，刷套一床一套，不可混用。

三、整理床单位的主要用物

①扫床车。（见图4-1）
②床刷及一次性床刷套。（见图4-2）

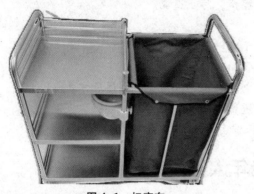

图4-1　扫床车

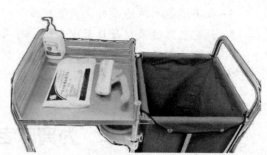

图4-2　床刷、一次性床刷套

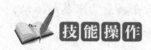 技能操作

空床整理床单、被服、枕头

一、操作规程

步骤	流程	操作步骤	备注
步骤1	工作准备	（1）环境准备：房间干净、整洁，空气清新、无异味。 （2）护理员准备：着装整齐，用七步洗手法洗净双手，戴口罩。 （3）物品准备：扫床车、床刷、一次性潮湿刷套数个	护理员扫床需要戴口罩、帽子
步骤2	折叠棉被	（1）操作：扫床车摆放在床尾。 （2）将棉被折叠成为方块状，枕头放于棉被上，一同放置在床旁椅上	
步骤3	湿扫床铺	（1）取床刷，套好一只清洁潮湿刷套。 （2）扫床，从床头纵向扫至床尾，每一刷要重叠上一刷的1/3，避免遗漏。 （3）撤下刷套	刷套在使用时每床一个，不可重复使用

步骤	流程	操作步骤	备注
步骤4	整理床单	（1）将近侧床头部床单打开，拉平反折于床垫下；再将床尾部床单打开，拉平反折于床垫下，整理近侧中间部床单边缘塞于床垫下。 （2）同样方法整理好另一侧床单，使床单平整紧绷于床褥上	床单应清扫干净并紧绷于床褥上
步骤5	整理用物	（1）拍打枕头至蓬松，放置在床头。 （2）棉被"S"形折叠放置于床尾。 （3）洗手，记录	枕套开口在侧面时，开口侧应背向门
注意事项		1. 扫床时应戴口罩。 2. 扫床刷套不能重复使用，一床一套。 3. 整理后床单应整洁，无渣屑、无褶皱	

二、操作风险点

1. 压疮：床单清扫不彻底，存留渣屑，或床单整理不平整，存在褶皱。

2. 感染：床刷套重复使用，多床使用同一个床刷套。

三、操作关键点

1. 床单清扫从床头到床尾，每扫一刷要重叠上一刷1/3，避免遗漏。

2. 一次性床刷套一床一套，不可重复使用，不可多床共用。

3. 床单整理从床头到床尾，将床单边缘折于床垫下，使床面紧绷，无褶皱。

单元3　为卧床老年人更换床单

案例导入

张爷爷，87岁，入住某养老院，6年高血压病史，两年前因脑出血导致偏瘫，右侧肢体活动基本正常，左侧肢体仅能抬离床面，卧床为主，生活不能自理，需要护理员协助，今日查房发现床单污染需要更换，请护理员为卧床的张爷爷更换床单。

教学目标

1. 熟悉为卧床老年人更换床单的目的

2. 掌握为卧床老年人更换床单的要点

3. 能为卧床老年人更换床单

4. 具有助老服务意识、安全意识

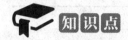 知识点

一、为卧床老年人更换床单的目的

卧床老年人更换床单法主要适用于长期卧床、活动受限、生活不能自理、疾病情况较重的老年人。

第一，保持床单位整洁、舒适。

第二，保持床铺平整、干燥，预防压疮等并发症。

二、为卧床老年人更换床单的主要用物

为卧床老年人更换床单的主要用物包括扫床车、床刷、一次性床刷套、清洁床单，如图 4-3 所示。

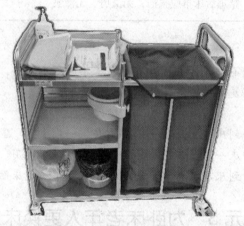

图 4-3　扫床车、床刷及一次性床刷套、清洁床单

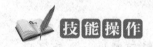 技能操作

为卧床老年人更换床单

一、操作规程

步骤	流程	操作步骤	备注
步骤 1	操作前评估	（1）护理员站在床前，身体前倾，微笑面对老年人，对照床头卡核对老年人姓名、床号。 （2）评估老年人的神志、病情，配合程度；老年人肢体活动情况，皮肤情况等	

步骤	流程	操作步骤	备注
步骤 2	工作准备	(1) 环境准备：房间干净、整洁，空气清新、无异味。 (2) 护理员准备：着装整齐，用七步洗手法洗净双手，戴口罩。 (3) 物品准备：扫床车、扫床刷及一次性床刷套（略湿）、清洁床单一条	关闭门窗，必要时屏风遮挡
步骤 3	沟通核对	(1) 将扫床车摆放在床尾。 (2) 再次核对房间号、床号、姓名、性别。 (3) 向老年人告知准备换床单，取得老年人配合	态度和蔼，语言亲切
步骤 4	移开桌椅	移开床旁桌离床约 20cm，移床旁椅至床尾	床旁椅置于床尾
步骤 5	松被翻身	(1) 护理员于床右侧，放下近侧床挡。 (2) 协助老年人向对侧翻身，一只手托起老年人头部，另一只手将枕头平移向床的对侧，协助老年人翻身后卧于床对侧，背向护理员，盖好被子	防止坠床。 注意老年人保暖
步骤 6	铺近侧单	(1) 从床头至床尾松开近侧床单，将床单向上卷入老年人身下。 (2) 将床刷套套在床刷外面，从床头扫至床尾，靠近床中线清扫近侧床褥上的渣屑，每扫一刷要重叠上一刷的 1/3，避免遗漏。 (3) 取清洁床单，床单的纵向中线对齐床中线，展开近侧床单平整铺于床褥上，余下的一半床单向上卷起塞于老年人身下，将近侧下垂部分的床单从床头到床尾平整塞于床垫下	(1) 污染床单的污染面向内卷起，清扫时过床中线，注意清扫老年人枕下及身下的渣屑。 (2) 一床一刷套，不可重复使用；清洁床单中线与床中线对齐
步骤 7	移枕翻身	(1) 协助老年人向右侧翻身，将枕头移至近侧，协助老年人翻转身体侧卧于清洁床单上（面向照护人员），盖好被子。 (2) 拉起近侧床挡	观察、询问老年人有无不适，注意防止坠床
步骤 8	铺对侧单	(1) 护理员转至床对侧，放下床挡。 (2) 从床头至床尾松开床单，将床单向上卷起，再将污染床单分别从床头、床尾向中间卷起放在污衣袋内。 (3) 清扫床褥上的渣屑（方法同上），取下床刷套放于垃圾桶内。 (4) 从床头到床尾，拉平老年人身下的清洁床单，平整铺于床褥上，下垂部分平整塞于床垫下。将枕头移至中央，协助老年人平卧于床中线上，盖好被子，拉起床挡	撤下的床单放入污衣袋内；扫床时，越过中线，避免遗漏

续 表

步骤	流程	操作步骤	备注
步骤9	整理用物	(1) 移回床旁桌椅，清理用物，污被单送洗。 (2) 洗手，记录	床刷清洗消毒；防止交叉感染
注意事项		1. 及时为老年人更换床单，一般一周更换1~2次，如被分泌物、呕吐物、排泄物等污染，随时更换。 2. 注意保持整个床面平整紧绷，无松散。 3. 扫床时，靠近中线清扫，注意扫净枕头下面及老人身下。 4. 协助老年人翻身时，动作轻、稳，避免磕碰床挡。 5. 操作过程中注意节力	

二、操作风险点

1. 坠床：未及时拉起床挡，造成老年人坠床。

2. 着凉：过多翻动和暴露老年人，盖被不及时，造成老年人着凉。

3. 皮肤损伤：协助老年人移向对侧或翻身时拖、拉、拽老年人造成其皮肤损伤。

三、操作关键点

1. 操作前做好评估与沟通，取得老年人理解和配合。

2. 操作中协助老年人安全翻身，防止老年人坠床或造成皮肤损伤等情况发生。

3. 清扫床褥应从床头扫至床尾，靠近中线清扫，扫净枕头下面及老年人身下的渣屑。

4. 铺清洁床单时，床单中线对齐床中线，床单下垂边缘要塞于床垫下，使床面平整、紧绷。

5. 操作结束后协助老年人摆放舒适体位。

单元4　为卧床老年人更换被套、枕套

案例导入

张爷爷，87岁，入住某养老院，6年高血压病史，两年前因脑出血导致偏瘫，右侧肢体活动基本正常，左侧肢体仅能抬离床面，生活不能自理，需要护理员协助。每周更换被套、枕套的时间到了，请护理员为卧床的张爷爷更换被套、枕套。

教学目标

1. 熟悉为卧床老年人更换被套、枕套的目的

2. 掌握为卧床老年人更换被套和枕套的操作关键点

3. 能为卧床老年人更换被套、枕套

4. 具备精心护老的责任意识

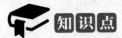 **知识点**

一、为卧床老年人更换被套、枕套的目的

卧床老年人更换被套、枕套法主要适用于长期卧床、活动受限、生活不能自理、疾病情况较重的老年人，定期更换被套、枕套等可以保持床单位整洁，提高老年人舒适度。

二、为卧床老年人更换被套、枕套的主要用物

为卧床老年人更换被套、枕套的主要用物包括扫床车、清洁被套、枕套。如图4-4所示。

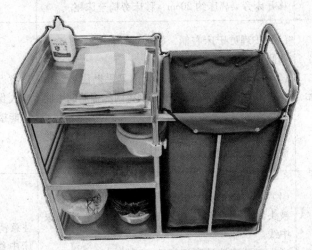

图4-4　扫床车、清洁被套、枕套

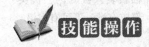 **技能操作**

为卧床老年人更换被套、枕套

一、操作规程

步骤	流程	操作步骤	备注
步骤1	操作前评估	（1）护理员站在床前，身体前倾，微笑面对老年人，对照床头卡核对老年人姓名、床号。 （2）评估老年人的神志、病情、配合程度、老年人肢体活动情况，皮肤情况等	

步骤	流程	操作步骤	备注
步骤2	工作准备	（1）环境准备：房间干净、整洁，温湿度适宜，空气清新、无异味。 （2）护理员准备：着装整齐，用七步洗手法洗净双手，戴口罩。 （3）物品准备：扫床车一辆、清洁被套一个、清洁枕套一个	注意保暖，关闭门窗，必要时屏风遮挡
步骤3	沟通核对	（1）操作：扫床车摆放在床尾。 （2）再次核对房间号、床号、姓名、性别。 （3）向老年人告知准备换被套，取得老年人配合	态度和蔼，语言亲切
步骤4	移开桌椅	移开床旁桌离床约20cm，移床旁椅至床尾	
步骤5	松被撤棉胎	（1）护理员于床右侧，放下近侧床挡，将被子两侧及被尾展开。 （2）打开被套被尾开口端，一只手揪住被套边缘，另一只手伸入被罩中分别将两侧棉胎向中间对折。 （3）一只手抓住被套被头，另一只手抓住棉胎被头，撤出棉胎被头，"S"形置于床尾	注意及时沟通；注意老年人保暖；取出的棉胎不能接触污被套外面
步骤6	套清洁被套	（1）取清洁被套平铺于污被套上，清洁被套的被头部置于老年人颈肩部，被套中线对准床中线。 （2）打开清洁被套被尾开口端，一只手抓住棉胎被头装入清洁被套内，使棉胎被头充满被套被头。 （3）从床头向床尾，将棉胎两侧在被套内展平，棉胎四角充实于被罩四角，系好被套尾部系带	注意清洁被套中线对准床中线；更换被套时，避免遮住老年人口鼻；棉胎装入被套内，被头部应充满，不可有虚沿
步骤7	撤污被套	（1）从床头到床尾方向翻卷撤出污被套，放在污衣袋内。 （2）将棉被两侧向内反折，与床沿平齐，被尾向内反折，与床尾平齐	床尾多余盖被向内反折，注意便于老年人足部活动，防止足部受压导致足下垂

步骤	流程	操作步骤	备注
步骤8	更换枕套	（1）护理员一只手托起老年人头颈部，另一只手取出枕头。 （2）在床尾处，将枕芯从枕套中撤出，将污枕套放在污衣袋内。 （3）在被尾处，取清洁枕套翻转内面朝外，双手伸进枕套内撑开揪住两内角，抓住枕芯两角，翻转枕套套好。 （4）将枕头从老年人胸前放在左侧头部旁边，照护人员右手托起老年人头部，左手从老年人头下方将枕头拉至头下适宜位置	护理员于被尾处更换；套好的枕头四角充实，枕套开口背门
步骤9	整理用物	（1）移回床旁桌椅，清理用物，污被套、枕套送洗。 （2）洗手，记录	被套、枕套清洗消毒；防止交叉感染
注意事项		1. 及时为老年人更换被套、枕套，一般一周更换1~2次，如被分泌物、呕吐物、排泄物等污染，随时更换。 2. 更换时注意老年人保暖。 3. 注意与老年人及时沟通，动作轻、稳。 4. 护理员操作过程中注意节力	

二、操作风险点

1. 坠床：过程中未及时拉起床挡，造成老年人坠床。

2. 着凉：未关闭门窗或过多暴露老年人，造成老年人着凉。

三、操作关键点

1. 操作前做好评估与沟通，取得老年人理解配合。

2. 操作中动作轻、稳，进行有效沟通。

3. 清洁被套换好后再将污被套从床头向床尾撤出。

4. 套好的被套四角及枕套四角均要充实。

5. 操作结束后协助老年人摆放舒适体位。

思政课堂　　　　思维导图

课程二 口腔清洁

单元1 协助老年人漱口

 案例导入

张爷爷，80岁，现入住某养老院3年，5年前因脑梗死导致左侧瘫痪，右侧肢体能活动，午饭后请护理员协助张爷爷漱口。

教学目标

1. 熟悉漱口的益处
2. 掌握漱口液的种类
3. 能协助老年人漱口
4. 具备安全意识、责任意识

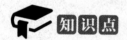 **知识点**

一、漱口的益处

漱口是利用液体含漱从而清洁口腔的方法，是常用的口腔清洁辅助方法，汉代医学家张仲景指出"食毕当漱，令齿不败而口香"，漱口可以保持口腔湿润度和清洁，刺激舌上味蕾，增强味觉功能，有效防治口腔及牙齿疾病，并帮助消化，饭后漱口可用清水或茶水，每次含漱2~4口。通过漱口，可以冲掉口腔内一部分食物残渣，但是不能除掉附着在牙齿表面的软垢和牙菌斑以及隐藏在牙缝中的食物残渣，需要注意的是，漱口不能替代刷牙的作用。

二、漱口液的种类

漱口液的种类及作用如表4-1所示。

表4-1　　　　　　　　　　　　　　漱口液的种类及作用

溶液种类	作用
0.9%氯化钠溶液（生理盐水）	清洁口腔，抑制细菌生长，是最常用的漱口液
1%~3%过氧化氢溶液（双氧水）	预防口腔腐臭
1%~4%碳酸氢钠溶液	碱性抑菌药液，对霉菌效果好
0.02%呋喃西林溶液	广谱抗菌

续　表

溶液种类	作用
0.1%醋酸溶液	常用于铜绿假单胞菌的感染
2%~3%硼酸溶液	酸性防腐抑菌药液
朵贝尔溶液	清洁口腔、防口臭

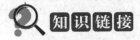 知识链接

老年人口腔健康 10 项指标

中华口腔医学会根据我国老年人口腔卫生保健的实际情况，提出了老年人口腔健康的 10 项指标：

1. 牙齿清洁。
2. 无龋洞。
3. 无疼痛感。
4. 牙齿和牙龈颜色正常。
5. 无出血现象。
6. 牙齿排列整齐。
7. 不塞牙。
8. 无缺牙。
9. 咬合舒适。
10. 无口臭。

三、协助漱口护理要点

①操作前应检查老年人口腔，有义齿者应取出义齿，口腔内有牙龈红肿或溃疡，根据医嘱采用适宜漱口水。

②准备水杯盛装常温漱口水、吸管、毛巾及污水盆。

③协助老年人取坐位或半卧位，半卧位时床头应摇高 30°~45°，面部侧向护理员，毛巾铺在老年人颌下。

④协助老年人用吸管吸取或直接口含适量漱口水。

⑤叮嘱老年人闭紧双唇，反复鼓动颊部，将漱口水吐至污水盆内；多次含漱直至口腔清爽；发生呛咳时，应立即停止操作，协助身体前倾或侧卧，给予拍背，缓解不适，出现误吸应及时报告。

⑥取下老年人颌下毛巾擦干口角水痕。

⑦有义齿者漱口后，应将义齿清洁并戴上。

⑧操作后，协助老年人取舒适体位，整理用物。

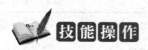 技能操作

协助老年人漱口

一、操作规程

步骤	流程	操作步骤	备注
步骤1	操作前评估	（1）护理员站在床前，身体前倾，微笑面对老年人，核对医嘱、对照床头卡核对老年人姓名、床号。 （2）护理员评估老年人的神志、病情、配合程度，及口腔情况。评估老年人口腔黏膜是否完好无破损，有无食物残渣残留口腔，有无牙齿松动、牙龈出血、口腔溃疡等	昏迷老年人禁忌漱口
步骤2	工作准备	（1）环境准备：房间干净、整洁，空气清新、无异味。 （2）护理员准备：着装整齐，用七步洗手法洗净双手，戴口罩。 （3）物品准备：漱口杯1个（内盛2/3的清水或生理盐水）、吸管1根、小碗1个、毛巾1条，笔和记录单、免洗洗手液，必要时备润唇膏	
步骤3	沟通核对	（1）将护理车摆放在床头。 （2）再次核对房间号、床号、姓名、性别。 （3）向老年人告知准备漱口，取得老年人配合	态度和蔼，语言亲切
步骤4	摆放体位	（1）叮嘱老年人取坐位（卧床老年人应垫起或摇高床头，头偏向一侧面对护理员）。 （2）老年人胸前垫毛巾（卧床老年人应将毛巾平铺于其颌下，小碗置于口角旁）	护理员向老年人解释需摇高床头；注意老年人反应及沟通情况
步骤5	协助漱口	（1）护理员将水杯递给老年人，饮一口水，针对卧床老年人，护理员应将水杯递到老年人口角旁，指导老年人用吸管吸一口水。 （2）指导老年人漱口并示范：闭紧双唇，鼓动颊部，使漱口液在齿缝内外流动。 （3）护理员持污物杯接取老年人倾吐的漱口水（卧床老年人将漱口水倾吐于污物杯内），反复多次直至口腔清爽。 （4）撤下污物杯，取毛巾擦干老年人口角水痕，必要时涂擦润唇油	每次漱口水的量不可过多，避免发生呛咳或误吸

续　表

步骤	流程	操作步骤	备注
步骤6	整理用物	（1）放平床头。 （2）携用物至洗漱间。 （3）倾倒污物杯。 （4）清洗水杯、小碗及毛巾，毛巾悬挂晾干。 将用物放回原处。 （5）洗净双手，并做好记录	
	注意事项	1. 每次含漱口水的量不可过多，避免发生呛咳或误吸。 2. 卧床老年人漱口时，口角边垫好毛巾避免打湿被服	

二、操作风险点

1. 误吸或呛咳：老年人一次性含漱口水过多时，易引起误吸或呛咳。

2. 跌倒：提醒老年人每次漱口后的漱口水，不要随便吐在地上，以免影响环境卫生或使自己不慎滑倒。

3. 误服入胃：提醒老年人漱口水不要吞咽入胃，应吐在水池或污物杯中。

三、操作关键点

1. 操作前做好评估与沟通，重点评估老年人意识和口腔情况，取得配合。

2. 漱口体位安置合理，需坐起或摇高床头。

3. 漱口"四部曲"：含、动、吐、擦。含：饮一小口；动：闭紧双唇鼓动颊部；吐：吐漱口液；擦：擦水痕、擦唇膏。

4. 操作结束后整理用物。

单元2　协助老年人刷牙

案例导入

周奶奶，65岁，现入住养老院2年，1年前因脑梗死导致左侧肢体偏瘫，右侧肢体活动自如。晚上9点周奶奶准备入睡，请护理员协助周奶奶刷牙。

教学目标

1. 了解刷牙的益处

2. 掌握刷牙的方法

3. 能协助老年人刷牙

4. 具备精心护老的职业情怀

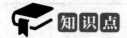

一、刷牙的益处

刷好牙是保持口腔卫生的关键，刷牙既有牙刷的机械刷洗作用，又有牙膏的化学去污和消毒杀菌作用，可有效防止牙菌斑和牙结石的形成。刷牙可减少细菌滋生，同时刺激牙龈、牙槽引起的兴奋传入中枢神经系统，使中枢神经所支配的吞咽反射和咳嗽反射功能增强，有助于防止吸入性肺炎。

二、刷牙的方法

①刷牙的次数：晨起和睡前各刷牙1次。

②牙刷的选择：选用刷头小、软毛牙刷，也可选择电动牙刷，还可以选择牙缝刷、牙线等。

③牙膏的选择：含氟牙膏可有效预防龋齿问题。

④刷牙方法：首选巴氏刷牙法，即牙刷与牙齿侧面呈45°上下刷的方式；切忌暴力横向刷牙，导致牙周组织损伤。

⑤对于抓力减弱的老年人，可在牙刷上绑网球、乒乓球等，使牙刷变粗。

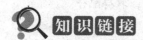

叩齿

叩齿是我国传统的中医口腔保健方法，每天叩齿1~2次，每次叩齿36下，可以促进牙周血液循环、增进牙周组织健康，增加牙龈组织氧和其他营养物质的供应，长期坚持可固齿强身。如果牙齿松动、咬合错乱，叩齿往往会造成牙周组织创伤，不宜作叩齿保健。作舌左右运动10~20次，鼓腮5~10次。

三、协助老年人刷牙护理要点

①操作前应检查老年人口腔黏膜有无红肿、溃疡，牙齿有无松动等情况。

②准备防水布、水杯、常温漱口水、牙膏、软毛牙刷、毛巾及脸盆。

③提醒自理老年人刷牙。

④协助半自理老年人床上取坐位，在老年人面前平铺防水布，放稳脸盆。将适量牙膏挤在牙刷上，叮嘱老年人身体前倾，漱口后刷牙。

⑤指导老年人刷牙，刷洗牙齿的内侧面、外侧面，上牙从上向下刷，下牙从下向上刷；螺旋形刷洗牙齿咬合面；刷牙完毕，再次漱口；刷牙时间不宜少于3min。

⑥用毛巾擦干老年人口角水痕，撤下用物。当老年人有口腔炎症、溃疡时应遵医嘱用药。

⑦操作后，协助老年人取舒适体位，整理用物。

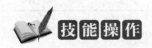技能操作

协助老年人刷牙

一、操作规程

步骤	流程	操作步骤	备注
步骤1	操作前评估	（1）站在床前，身体前倾，微笑面对老年人，核对医嘱、对照床头卡核对老年人姓名、床号。 （2）评估老年人的神志、病情、自理程度，配合程度，及口腔情况。评估老年人口腔黏膜是否完好无破损，有无食物残渣残留口腔，有无牙齿松动，牙龈出血，口腔溃疡等	重点评估老年人自理程度及口腔牙齿情况
步骤2	工作准备	（1）环境准备：房间干净、整洁，空气清新、无异味。 （2）护理员准备：着装整齐，用七步洗手法洗净双手，戴口罩。 （3）物品准备：漱口杯1个（内盛2/3清水）、牙刷1把、牙膏1管、毛巾1条、跨床小桌1张、脸盆1个、笔和记录单、免洗洗手液，必要时备润唇膏	选用刷头小的软毛牙刷
步骤3	沟通核对	（1）将护理车摆放在床头。 （2）再次核对房间号、床号、姓名、性别。 （3）向老年人告知准备刷牙，取得老年人配合	态度和蔼，语言亲切
步骤4	摆放体位	（1）叮嘱老年人取坐位（卧床老年人应垫起或摇高床头，自理老年人可扶至水池旁）。 （2）放置跨床小桌和脸盆	向老年人做好解释；物品要放稳
步骤5	指导刷牙	（1）将量约为黄豆大小的牙膏挤在牙刷上。 （2）将水杯及牙刷递至老年人手中。 （3）叮嘱老年人身体前倾，先含一小口水漱口，再刷牙。 （4）刷牙方法： ①牙齿外侧面：上下牙齿咬合，采用竖刷法刷牙。 ②牙齿内侧面：张开口腔，上牙从上向下刷，下牙从下向上刷。 ③牙齿咬合面：螺旋形由内向外刷牙齿咬合面，还可用刷毛轻轻按摩牙龈。 ④上下牙齿的每一个面都要刷到，刷牙时间不少于3min。 ⑤刷牙完毕，含水再次漱口至口腔清爽	需注意刷牙顺序，避免暴力刷牙，使牙齿脱落或造成牙龈出血

续 表

步骤	流程	操作步骤	备注
步骤6	整理用物	（1）收回毛巾，接过老年人水杯及牙刷。 （2）撤下脸盆及塑料布。 （3）根据老年人需要保持坐位或变换其他体位，必要时涂擦润唇油。 （4）携用物至洗漱间，倾倒污水。 （5）将用物放回原处，清洗毛巾、水盆，毛巾悬挂晾干。 （6）洗净双手，记录	
	注意事项	1. 脸盆放稳，避免打湿床铺。 2. 刷牙时应叮嘱老年人动作要轻柔，以免损伤牙龈	

二、操作风险点

1. 牙龈出血：刷牙动作应轻柔，暴力刷牙易造成老年人牙龈出血。

2. 牙齿脱落：老年人牙齿松动时，刷牙应轻柔小心，防止牙齿脱落。

3. 呛咳：漱口水误入气管导致呛咳。

三、操作关键点

1. 操作前做好评估与沟通，重点评估老年人自理程度和口腔情况，取得配合。

2. 刷牙体位安置合理，需坐起或摇高床头。

3. 刷牙"四部曲"：挤、含、刷、冲；挤：挤牙膏；含：饮一小口漱口水；刷：外侧面→内侧面→咬合面；冲：含水再次漱口至口腔清爽。

4. 操作结束后整理用物。

单元3　为老年人进行义齿照护

案例导入

　　王爷爷，62岁，现入住养老院2年，牙齿缺失佩戴义齿，请护理员睡前将王爷爷义齿摘下，第二天晨起漱口后再协助佩戴。

教学目标

1. 了解义齿的作用

2. 熟悉义齿的摘取和佩戴方法

3. 掌握义齿清洗、存放原则

4. 能协助老年人摘戴、清洗义齿

5. 养成自律、慎独的职业素养

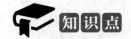

知识点

一、义齿的概念和作用

1. 义齿的概念

义齿是牙齿脱落或拔除后镶补的假牙。

覆盖义齿是指义齿的基托覆盖并支持在已经治疗的牙根与牙冠上的一种全口义齿或可摘局部义齿，上义齿的底座要覆盖上口腔的顶部，下义齿的底座是马蹄形。

2. 义齿的作用

义齿可帮助牙齿脱落的老年人像正常人一样咀嚼、发音，并能保持形象美观。

二、义齿的摘取和佩戴方法

第一，应在每次进食后及晚睡前取下义齿清洗，让口腔组织得到休息。

第二，摘取、佩戴时，均不可用力太猛，以免造成义齿卡环的折断、变形，同时易损伤牙龈。

第三，全口义齿，一般先摘取上牙，再摘取下牙。

三、义齿清洗、存放原则

第一，应在流动水下刷洗。

第二，使用"义齿清洁片"浸泡义齿，可消除义齿上的牙垢，减少菌斑附着，佩戴前再次在流动水下刷洗冲净。

第三，不能用热水或酒精浸泡义齿，以免发生裂纹或变形。

第四，不能使用坚硬毛刷刷义齿，易造成义齿表面损伤。

第五，义齿应在清洁的冷水杯中保存。

四、注意事项

第一，佩戴前应将假牙湿润后再戴。

第二，老年人佩戴的义齿要经常清洗，保持洁净，对意识不清的老年人应将义齿拿下刷洗干净后放于清洁的冷水杯内浸泡保存。

第三，义齿不可浸泡在热水或酒精中保存。

第四，佩戴义齿时，不宜吃太硬或黏性较大的食物，以免造成义齿损坏或脱落。

第五，初戴全口义齿时，咀嚼食物应由软到硬、由少到多，逐步适应，以免损伤口腔黏膜。

第六，定期复查：应每半年或一年到专业医院复查一次，确保义齿佩戴舒适。

知识链接

初戴义齿注意事项

第一次：若无异物感前两天不必摘。

前两天：不要使用假牙咀嚼食物。

前几周：唾液增多属正常现象。

前期：千万不可强行摘戴。

后期：口腔适应后睡前摘假牙。

每天：保持口腔及假牙清洁。

资料来源："学习强国"平台。

五、义齿照护要点

①义齿应在餐后及睡前摘取，清洁干净，在老年人漱口后及第二天晨起佩戴。

②摘取义齿时，叮嘱老年人张口，用一只手垫纱布轻轻拉动义齿基托将义齿取下，义齿取下放入水杯中，上牙轻轻向外下方拉动，下牙轻轻向外上方拉动。

③上下均有义齿时，先摘取上方，再摘取下方。

④清洗义齿前应检查义齿完好程度。

⑤准备水杯及软毛牙刷、纱布数块。

⑥用一只手垫纱布取出义齿，用另一只手打开水龙头。

⑦持软毛牙刷，在流动水下刷洗，义齿的各个面应刷洗至无牙垢附着。

⑧刷洗水杯并盛装清洁冷水，义齿浸泡于水杯中存放。

⑨佩戴义齿时，倒出水杯内清水，垫纱布拿稳义齿，叮嘱老年人张口。

⑩轻、稳将义齿放入老人口中，轻推义齿基托将义齿戴上。

⑪叮嘱老年人上下齿轻轻咬合数次，使义齿完全贴合舒适。

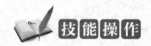 技能操作

为老年人进行义齿照护

一、操作规程

步骤	流程	操作步骤	备注
步骤1	操作前评估	（1）站在床前，身体前倾，微笑面对老年人，核对医嘱，对照床头卡核对老年人姓名、床号。 （2）评估老年人的神志、病情，自理程度，配合程度，及口腔情况与义齿佩戴情况，评估老年人口腔黏膜是否完好无破损，义齿是否损坏、脱落等	重点评估老年人意识、口腔及义齿佩戴情况
步骤2	工作准备	（1）环境准备：房间干净、整洁，空气清新、无异味。 （2）护理员准备：着装整齐，用七步洗手法洗净双手，戴口罩。 （3）物品准备：义齿、水杯、纱布	

续　表

步骤	流程	操作步骤	备注
步骤3	沟通核对	（1）将护理车摆放在床头。 （2）再次核对房间号、床号、姓名、性别。 （3）向老年人告知准备进行义齿照护，取得老年人配合	态度和蔼，语言亲切
步骤4	摘取义齿	（1）叮嘱老年人张口，用一只手垫纱布轻轻拉动义齿基托将义齿取下，摘取方法是：上义齿轻轻向外下方拉动，下义齿轻轻向外上方拉动。 （2）上下均有义齿，应先摘取上方，再摘取下方	注意摘取顺序及方法，不可暴力摘取，以免损伤牙龈
步骤5	佩戴义齿	（1）持装有清洁义齿的水杯进入老年人房间，放于床头桌上。 （2）垫纱布拿稳义齿，叮嘱老年人张口。 （3）将义齿轻稳地放入老年人口中，轻推义齿基托将义齿戴上。 （4）嘱老年人上下齿轻轻咬合数次，使义齿完全贴合舒适	
步骤6	整理用物	（1）携用物至洗漱间，倾倒污水。 （2）洗净双手，记录	
注意事项		1. 摘、戴义齿时，不可用力过大，以免损伤牙龈。 2. 叮嘱老年人佩戴义齿时不要用力咬合，以防卡环变形或义齿折断。 3. 叮嘱有义齿的老年人不宜咀嚼过硬或过黏的食物。 4. 对意识不清的老年人应将义齿取下	

二、操作风险点

1. 损伤牙龈：暴力摘、戴义齿，用力过大容易损伤牙龈。

2. 义齿破损：佩戴义齿用力咬合时，容易造成义齿折断、卡环变形。

三、操作关键点

1. 操作前做好评估与沟通，重点评估老年人意识、口腔、义齿佩戴情况，取得配合。

2. 摘取义齿：方法为上义齿轻轻向外下方拉动，下义齿轻轻向外上方拉动，顺序是先上后下。

3. 佩戴义齿：张口轻推，咬合贴合。

4. 操作结束后整理用物。

单元4　用大棉棒为老年人清洁口腔

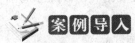 案例导入

邓奶奶，75岁，现入住养老院3年，5年前因脑梗死导致左侧瘫痪，右侧肢体能

活动，长期卧床，为增强舒适感、预防感染，现遵医嘱对老人进行口腔护理，请护理员用大棉棒为邓奶奶清洁口腔。

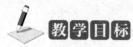

教学目标

1. 了解老年人口腔健康的重要性
2. 熟悉老年人口腔健康的标准
3. 掌握老年人保持口腔健康的知识
4. 能协助老年人进行口腔清洁
5. 尊重、爱护、体贴老年人，维护老年人自尊

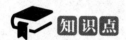

知识点

一、口腔清洁概述

人的口腔内存在一定量的细菌、微生物，健康状况良好状态下，不易致病。老年人机体抵抗力下降，尤其是患病时，饮水少，进食少，消化液分泌减少，口腔内细菌清除能力下降，进食后食物残渣滞留，口腔内适宜的温度、湿度，使细菌易于在口腔内大量繁殖，易引起口腔内局部炎症、溃疡、口臭及其他并发症，漱口、刷牙等活动可起到清除细菌的作用。

二、口腔清洁的重要性

协助老年人进行口腔清洁，可以使老年人保持牙齿健康，保持口气清新，促进食欲，减少口腔感染的机会。

三、老年人口腔健康的标准

世界卫生组织制定了有关老年人口腔健康的标准，即老年人口腔里应保证有 20 颗以上牙齿，维持口腔健康功能的需要，具体内容包括牙齿清洁，没有龋齿，没有疼痛感，牙龈颜色为正常的粉红色，没有出血现象。

四、保持口腔健康的方法

①保持口腔卫生，应每天坚持早晚刷牙、饭后漱口。

②选择刷毛硬度适中的牙刷，定期（不超过 3 个月）更换牙刷，并用正确的方法刷牙。

③经常按摩牙龈，用洗干净的手指直接在牙龈上按摩，按摩时按压和旋转运动相结合，重复 10~20 次，牙龈的外面和里面都应进行按摩。

④经常叩齿，以促进下颌关节，面部肌肉，牙龈和牙周的血液循环，锻炼牙周围的软硬组织，坚固牙齿。

⑤定期进行口腔检查，牙痛时要请医生帮助查明原因，对症治疗。

⑥戴有义齿的老年人进食后，晚睡前应将义齿清洗干净，睡觉前应摘下义齿在清

水杯中存放，并定期使用专用清洁剂进行清洗。

⑦改掉不良嗜好，如吸烟、用牙齿拽东西、咬硬物等；合理营养、补充牙齿所需的钙、磷等，少吃含糖食品，多吃新鲜蔬菜，增加牛奶和豆制品的摄入量，身体健康也可促进牙齿健康。

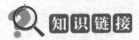 知识链接

健康口腔行动方案（2019—2025 年）

要实施口腔健康行为普及行动，优化老年人口腔健康管理，倡导老年人关注口腔健康与全身健康的关系，对高血压、糖尿病等老年慢性病患者，加强口腔健康管理，积极开展龋病、牙周疾病和口腔黏膜疾病防治、义齿修复等服务，预期 2025 年 65~74 岁老年人留存牙数达到 24 颗。

五、用大棉棒为老年人清洁口腔护理要点

①操作前应检查口腔黏膜有无红肿、溃疡，牙齿有无松动等情况。

②准备毛巾、口腔擦拭棉棒 1 包、水杯、常温漱口水、手电筒及污物盘。

③协助老年人取半卧位，面部侧向养老护理员，毛巾铺于老年人颌下。

④取一支棉棒在水杯中蘸取漱口水，将棉棒在杯壁内侧挤压出多余水分至不滴水为宜；另一支棉棒擦拭一个部位。

⑤擦拭顺序为：口唇、上下牙齿外侧面、内侧面、咬合面、两侧颊部、上颚、舌面及舌下。

⑥擦拭方法：由内向外擦拭，上牙应从上向下擦，下牙应从下向上擦；螺旋形擦拭牙齿咬合面；擦拭舌面及上颚前 2/3 部分。

⑦擦拭完毕，使用手电再次查看老年人口腔内部是否擦拭干净。

⑧当老年人有口腔炎症、溃疡时，应遵照医嘱局部用药，动作轻柔。

⑨用颌下毛巾擦干老年人口角水痕。

⑩操作后，协助老年人取舒适体位，整理用物。

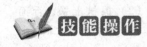 技能操作

用大棉棒为老年人清洁口腔

一、操作规程

步骤	流程	操作步骤	备注
步骤1	操作前评估	（1）站在床前，身体前倾，微笑面对老年人，核对医嘱，对照床头卡核对老年人姓名、床号。 （2）评估老年人的神志、病情、配合程度，及口腔情况，评估老年人口腔黏膜是否完好无破损，有无食物残渣残留口腔、有无牙齿松动、牙龈出血、口腔溃疡等	重点评估老年人意识、口腔黏膜、牙齿有无松动情况

步骤	流程	操作步骤	备注
步骤2	工作准备	（1）环境准备：房间干净、整洁，空气清新、无异味。 （2）护理员准备：着装整齐，用七步洗手法洗净双手，戴口罩。 （3）物品准备：漱口杯1个（内盛1/3的清水或生理盐水）、大棉棒1包、毛巾1条、压舌板1根、弯盘1个、手电筒1把、笔和记录单、免洗洗手液，必要时备润唇膏	特殊口腔感染需准备对应的漱口液
步骤3	沟通核对	（1）将护理车摆放在床头。 （2）再次核对房间号、床号、姓名、性别。 （3）向老年人告知准备进行口腔护理，取得老年人配合	态度和蔼，语言亲切
步骤4	摆放体位	（1）叮嘱老年人取坐位（卧床老年人应垫起或摇高床头，头偏向一侧面对护理员）。 （2）老年人胸前垫毛巾（卧床老年人应将毛巾平铺于其颌下，弯盘置于口角旁）	护理员向老年人解释需摇高床头；注意老年人反应及沟通情况
步骤5	擦拭口腔	（1）取数根棉棒，一般为16或20根，根据老年人情况适当增减棉棒数量，将棉头部分浸于漱口杯内的溶液中，每次取一根棉棒，在漱口杯的内壁挤压至不滴水。 （2）取一根棉棒擦拭老年人口唇。 （3）检查老年人口腔情况，叮嘱老年人张嘴，手持手电筒，检查老年人口腔内有无溃疡、义齿等。 （4）擦拭方向为由臼齿向门齿方向擦拭，每个棉棒擦拭一个部位。 （5）擦拭牙齿的方法如下： ①上、下牙齿的左、右两侧，每个外侧面、内侧面及咬合面均应擦拭干净。 ②擦拭牙齿外侧面，叮嘱老年人闭合上下牙齿，一只手使用压舌板撑开一侧颊部，另一只手持棉棒纵向擦拭牙齿外侧。用同样的方法擦拭另一侧牙齿。 ③擦拭牙齿内侧面（舌侧），叮嘱老年人张口，上牙由上向下，下牙由下向上擦拭。 ④擦拭牙齿咬合面，叮嘱老年人张口，用棉棒呈螺旋形擦拭。 （6）擦拭颊部，叮嘱老年人张口，取棉棒弧形擦拭老年人颊部内侧至外侧，用同样的方法擦拭另一侧。	（1）更换棉棒时，老年人不必保持张口姿势，避免劳累。 （2）擦拭上颚、舌面时，棉棒不要太靠近咽喉部，避免引起恶心、呕吐

续 表

步骤	流程	操作步骤	备注
步骤5	擦拭口腔	(7) 分别擦拭上颚、舌面，叮嘱老年人张口，由内向外擦拭。 (8) 擦拭舌下，叮嘱老年人张口抬舌，擦拭舌下，并检查口腔是否擦拭干净。 (9) 根据需要为老年人擦涂唇油	
步骤6	整理用物	(1) 撤去弯盘，用毛巾擦净老年人口角水痕。 (2) 协助老年人取舒适卧位，并整理床单位。 (3) 洗净双手，记录	
注意事项		1. 棉棒必须挤净，以免水流入气管引起呛咳或误吸。 2. 一根棉棒只能使用一次，不可反复蘸取溶液使用。 3. 未擦拭干净的部位，应另取一根棉棒重新擦拭。 4. 擦拭上颚及舌面时，位置不可以太靠近老年人咽部，以免引起恶心或不适。 5. 对情绪不稳定、不配合的老年人，应慎用棉棒清洁，避免其咬住棉棒导致棉球脱落或棉棒杆断裂，发生意外事故	

二、操作风险点

1. 呛咳、误吸：应挤净棉棒中的水分，防止有水分误入气道。
2. 恶心：擦拭上颚及舌面时，位置若太靠近咽部，易引起老年人恶心不适。
3. 出血：擦洗时动作暴力会碰伤老年人黏膜及牙龈引起出血。

三、操作关键点

1. 操作前做好评估与沟通，重点评估老年人意识、口腔黏膜和牙齿情况，取得配合。
2. 口腔护理体位安置合理，需坐起或摇高床头。
3. 口腔护理"四部曲"：数、挤、擦、涂。数：数棉棒个数；挤：挤干水分；擦：遵循上→下，左→右，顺序：外侧面→内侧面→咬合面→颊部→上颚→舌面→舌下，每个部位1根棉棒；涂：涂唇膏。
4. 操作结束后整理用物。

思政课堂　　　思维导图

扫码查看
课程资源

课程三　身体清洁与修饰

单元 1　为卧床老年人进行身体清洁

 案例导入

刘奶奶，75 岁，一年前因脑梗死入院，出院后入住养老机构，现右侧上肢屈曲于胸前，左侧活动良好，长期卧床，在协助下能在床边坐起，现在是夏天，天气比较热，刘奶奶主诉身上有汗，请护理员为刘奶奶进行身体清洁。

教学目标

1. 了解老年人洗浴的目的
2. 熟悉老年人洗浴的种类
3. 掌握老年人床上擦浴注意事项
4. 能协助老年人洗浴（淋浴、盆浴、擦浴）
5. 维护老年人安全、保护老年人隐私

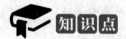 **知识点**

一、洗浴概述

定期洗浴或根据老年人需求及时协助其洗浴可以使老年人身心放松，身体舒适，心情愉快。

二、老年人洗浴的目的

洗浴可以清洁身体表面，通过对肌肤的清洗及揉搓，达到消除疲劳，促进血液循环，改善睡眠，提高皮肤新陈代谢和增强抗病能力的目的。

三、老年人洗浴的种类

老年人沐浴的种类主要包括三种：淋浴、盆浴和擦浴。
①淋浴即洗澡时使用喷头淋湿全身，进行洗浴的方法。
②盆浴即在浴缸或浴盆中放入水，人泡在水里进行洗浴的方法。
③擦浴是针对卧床、不便移动的老年人，在床上应用浸湿的毛巾按照由上至下的顺序擦拭全身至肌肤清洁的方法。

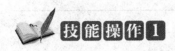

协助老年人淋浴

一、操作规程

步骤	流程	操作步骤	备注
步骤1	操作前评估	（1）核对老年人姓名、房间号、床号，告知老年人操作的目的及方法。 （2）评估老年人的神志，病情，配合程度，是否需工作人员协助或给予保护性约束，老年人皮肤情况、大小便情况、肌力及肢体活动能力等	如皮肤发生破损或发红等现象应立即报告医护人员
步骤2	工作准备	（1）环境准备：房间干净、整洁，调整室内温湿度，关闭门窗。温度：24~26℃。湿度：50%。必要时屏风遮挡。 （2）护理员准备：着装整齐，用七步洗手法洗净双手并修剪指甲，戴口罩、手套。 （3）物品准备：毛巾、浴巾、小方毛巾、浴液、洗发液、梳子、清洁衣裤、防滑拖鞋，必要时备吹风机、笔和记录单、免洗洗手液	保持室内温度防止老年人受凉
步骤3	协助进入浴室	（1）备齐用物，分别放置浴室适宜位置。 （2）协助老年人穿着防滑拖鞋。 （3）搀扶或用轮椅运送老年人进入浴室	
步骤4	脱衣、调节水温	（1）护理员协助老年人脱去衣裤（偏瘫老年人脱衣，先脱健侧，再脱患侧；穿衣，先穿患侧，再穿健侧）。 （2）搀扶老年人在洗澡椅上坐稳，叮嘱老年人双手握住洗澡椅扶手。 （3）避开老年人身体调节水温，先开冷水开关，再开热水开关（单把手开关由冷水向热水方向调节），伸手触水，温热不烫手。水温控制在38~40℃	确保温度适宜，避免烫伤

步骤	流程	操作步骤	备注
步骤5	淋浴	（1）感受水温。护理员手持淋浴喷头淋湿老年人下肢，询问老年人水温是否合适，根据老年人感受需求，避开身体调节水温。 （2）清洗身体： ①自颈部由上至下淋湿身体。 ②护理员使用小方毛巾包手，为老年人涂擦浴液。 ③手部包裹小方毛巾方法：小方毛巾平铺，手背位于小方毛巾中线上，毛巾左右两边绕开拇指向掌心对折，毛巾前端下垂部分向掌根反折，并掖于掌根毛巾边缘内。 ④倒上适量浴液，涂擦老年人颈部、耳后、胸腹部、双上肢、背部、双下肢、双脚，轻轻揉搓肌肤，护理员手持淋浴喷头冲净小毛巾上浴液，边擦拭边冲净老年人肌肤上的浴液。 （3）清洗头发： ①叮嘱老年人身体靠紧椅背，头稍后仰，一只手持淋浴喷头，另一只手遮挡耳廓并揉搓头发至全部淋湿。 ②取适量洗发液，双手指腹揉搓头发、按摩头皮，力量适中，揉搓方向由四周发际向头顶部，观察并询问老年人有无不适。 ③一只手持淋浴喷头，另一只手遮挡耳廓揉搓头发至洗发液全部冲净。 （4）洗脸： 取少量浴液为老年人清洁面部，打开淋浴开关，以手接水洗净面部浴液。 （5）清洗会阴及臀部： 护理员更换小方毛巾后倒上适量浴液，一只手搀扶老年人站立，另一只手擦洗会阴及臀部，随后冲净会阴及臀部，协助老年人坐下，再次从颈部向下冲洗全身，关闭淋浴开关	（1）清洗过程中注意做好观察，如老年人有面色苍白、口唇发绀、呼吸急促等异常情况时及时停止清洗，并及时告知医生。 （2）为老年人清洗身体时手部力度适中，避免用力过大，造成老年人皮下瘀血或水疱
步骤6	擦干更衣	（1）护理员用浴巾包裹老年人身体，用毛巾迅速擦干老年人面部及头发，用浴巾擦干老年人身体。 （2）协助老年人穿好清洁衣裤。 （3）搀扶或使用轮椅运送老年人回房间休息	（1）淋浴过程中做好保暖工作，避免受凉。 （2）转移老年人过程中防止老年人跌倒等损伤，保护老年人安全

续 表

步骤	流程	操作步骤	备注
步骤 7	整理用物	(1) 开窗通风，擦干浴室地面。 (2) 将用物放回原处。 (3) 清洗浴巾、毛巾、小方毛巾及老年人换下的衣裤，悬挂晾干	
	注意事项	1. 身体较好的老年人单独淋浴时，浴室不可锁门，可在门外悬挂示意标牌，护理员应经常询问是否需要帮助。 2. 叮嘱老年人穿着防滑拖鞋。 3. 调节水温时，喷头不可朝向老年人身体。 4. 老年人淋浴时间不可过长，一般在 10~20min 内完成；水温不可过高，以免发生头晕等不适。 5. 淋浴不宜在空腹或刚进食后进行。 6. 淋浴过程中，随时询问和观察老年人的反应，如有不适，应迅速结束操作，告知专业医护人员	

二、操作风险点

1. 受凉：在淋浴过程中未做好保暖工作。

2. 烫伤：淋浴前未测试水温。

3. 骨折：在淋浴过程中护理员动作粗暴，或老年人滑倒造成骨折。

4. 感染：淋浴时未区分三巾。

5. 皮肤破损：擦拭时用力过大，导致皮肤破损。

6. 跌倒：协助转移时未做好保护，地面未铺防滑垫。

三、操作关键点

1. 操作前做好评估，了解老年人肢体活动能力及肌力，避免发生意外。

2. 淋浴前后做好保暖工作，避免受凉；做好防滑工作，防止跌倒。

3. 操作时动作轻柔，避免对老年人皮肤造成损伤。

4. 准备好三巾，擦拭不同部位时应做好更换。

5. 每次擦洗前测试好水温。

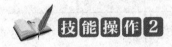 技能操作 2

为卧床老年人床上擦浴

一、操作规程

步骤	流程	操作步骤	备注
步骤 1	操作前评估	(1) 核对老年人姓名、房间号、床号，告知老年人操作的目的及方法。	

步骤	流程	操作步骤	备注
步骤1	操作前评估	（2）评估老年人的神志、病情，配合程度，是否需工作人员协助或给予保护性约束，老年人皮肤情况，尤其是身体受压部位如骶尾部等，大小二便情况、肌力及肢体活动能力等	（1）沟通时态度和蔼、语言亲切。为老年人解释操作的目的及方法取得老年人配合。 （2）如皮肤发生破损或发红等现象应立即报告医护人员
步骤2	工作准备	（1）环境准备：房间干净、整洁；调整室内温湿度，关闭门窗，温度：24～26℃。湿度：50%，必要时屏风遮挡。 （2）护理员准备：着装整齐，用七步洗手法洗净双手并修剪指甲，未佩戴首饰，戴口罩。 （3）物品准备：小方毛巾3条、浴巾、浴液、护理垫、清洁衣裤、污水桶、橡胶手套、暖瓶2个盛装40～45℃温水（擦浴时的水温38～40℃）、脸盆3个（身体、臀部、脚盆）、毛巾3条（身体、臀部、脚巾）、水温计、笔和记录单、免洗洗手液	保持室内温度，防止老年人受凉，为老年人准备三巾三盆，避免交叉感染
步骤3	擦拭方式	（1）备齐用物携至老年人床旁。 （2）协助老年人脱去衣裤，盖好被子。 （3）脸盆内倒入温水，浸湿小方毛巾。 （4）将小方毛巾拧干，涂上浴液擦拭；投洗小方毛巾，擦净浴液，投洗小方毛巾时，浴巾及时遮盖老年人身体暴露部位，最后用浴巾擦干皮肤上的水气。按照擦浴顺序逐一进行。 （5）擦拭过程中随时添加热水或更换污水。 （6）擦拭的同时观察老年人有无不适	（1）调试水温：先倒凉水，再倒热水。使用水温计测试水温，将水温计垂直插入盆内，水温计不能触碰到盆底部及盆周围，眼睛与水银刻度保持水平，读取度数。 （2）小毛巾拧干以不滴水为宜
步骤4	擦浴顺序及方法	（1）擦洗面部： 将浴巾覆盖在枕巾及胸前被子上。擦拭顺序：眼、额、鼻、鼻翼两侧至唇周、面颊、颈、耳及耳后。 ①眼：护理员将小方毛巾拧干，横向对折，再纵向对折。用小方毛巾的四个角分别擦拭双眼的内眼角和外眼角。 ②额：由额中间分别向左再向右擦洗。 ③鼻：由鼻根擦向鼻尖。	

步骤	流程	操作步骤	备注
步骤4	擦浴顺序及方法	④鼻翼两侧至唇周：由鼻翼一侧向下至鼻唇部横向擦，沿一侧唇角向下，再横向擦拭下颏，用同样方法擦拭另一侧。 ⑤面颊：由唇角向鬓角方向擦拭，用同样方法擦拭另一侧。 ⑥颈：由中间分别向左，再向右擦洗。 ⑦耳及耳后：由上向下擦拭耳及耳后。 （2）擦拭手臂： ①暴露老年人近侧手臂，将浴巾半铺半盖于手臂。 ②打开浴巾，由前臂向上臂擦拭。用同样手法擦拭另一侧手臂。 （3）擦拭胸部： ①护理员用浴巾遮盖胸部，浴巾内下撤被头，折叠至腹部。 ②打开浴巾，8字形擦拭胸部。注意擦净皮肤皱褶处。如腋窝、女性乳房下垂部位。 （4）擦拭腹部： ①用浴巾遮盖老年人胸腹部，浴巾内下撤被头，折叠至大腿上部。 ②向胸部反折浴巾，暴露腹部，环形擦拭腹部，由上向下擦拭腹部两侧腰部。 ③盖好被子，从被子内撤下浴巾。 （5）擦拭背臀部： ①协助老年人侧卧，面部朝向护理员。 ②将被子向上折起暴露背臀部。浴巾一侧边缘铺于背臀下，向上反折遮盖背臀部。 ③打开浴巾，由腰部沿脊柱向上擦至肩颈部，再螺旋向下擦洗背部一侧。用同样方法擦洗另一侧。 ④打开浴巾，分别环形擦洗两侧臀部。 ⑤撤去浴巾，协助老年人取平卧位，盖好被子。 （6）擦拭下肢： ①暴露一侧下肢，浴巾半铺半盖。 ②打开浴巾，一只手固定老年人下肢踝部呈屈膝状，另一只手由小腿向大腿方向擦拭，同样手法擦洗另一侧下肢。 （7）擦拭会阴： ①护理员使用专用水盆，盛装温水1/3盆。	（1）操作动作应轻柔，避免伤害老年人，每次投洗毛巾后应在手腕内测试温度确保不烫。擦拭过程中随时更换温水确保温度适宜。 （2）护理员双腿分开与肩同宽，紧贴床边，避免离开床，导致老年人坠床。 （3）擦洗身体、会阴及双脚时应更换专用水盆及毛巾，避免交叉。 （4）擦洗过程中避免打湿床单，如有污染应立即更换，检查床单是否有被打湿处或污染，如有立即更换

步骤	流程	操作步骤	备注
步骤4	擦浴顺序及方法	②协助老年人侧卧，臀下垫护理垫后呈平卧位。暴露近侧下肢及会阴部，展开浴巾盖在近侧下肢上。 ③戴好橡胶手套，将专用毛巾浸湿，拧干进行擦拭。随时投洗毛巾，直至局部清洁无异味。 老年女性擦洗顺序：由阴阜向下至尿道口、阴道口、肛门，边擦洗边转动毛巾，洗净毛巾分别擦洗两侧腹股沟部位。 老年男性擦洗顺序：尿道外口、阴茎、阴囊、腹股沟、肛门，边擦洗边转动毛巾，洗净毛巾分别擦洗两侧腹股沟部位。 ④盖好被子，撤下浴巾，撤去护理垫。 （8）洗脚： ①护理员更换脚盆，盛装半盆温水。 ②将老年人被尾向一侧打开暴露双脚。 ③浴巾卷起垫在老年人膝下支撑，水盆放在铺好的护理垫上。 ④将老年人一只脚浸没在水中搓洗。 ⑤抬起涂擦浴液并揉搓脚掌、脚背、足跟、趾缝、脚踝。 ⑥再次浸没在水中，洗净浴液。 ⑦使用脚巾擦干脚部，放入被子内，同样方法清洗另一只脚。 ⑧撤去水盆、护理垫、膝下浴巾，盖好被子。 ⑨协助老年人更换清洁衣裤，盖好被子	
步骤5	整理用物	（1）开窗通风。 （2）倾倒污水桶，刷洗水盆、污水桶，将用物放回原处。 （3）清洗浴巾、毛巾、污衣裤。 （4）洗净双手。 （5）记录（洗浴时间、老年人情况等）	用物放回原处以备下次使用
	注意事项	1. 擦浴时，避免长时间暴露老年人躯体，以防着凉。 2. 擦洗过程中，观察老年人反应，如出现寒战、面色苍白等情况，要立即停止擦浴并报告。 3. 擦浴过程中随时添加温水，更换污水。 4. 清洗会阴、洗脚及清洁身体的盆和毛巾应单独使用，避免交叉感染。 5. 多人同住一室时，隔帘遮挡，保护老年人隐私	

二、操作风险点

1. 受凉：在擦洗过程中未做好保暖工作。

2. 烫伤：擦拭前未测试水温。

3. 骨折：在擦拭过程中动作粗暴。

4. 感染：擦拭身体、会阴及双脚时，未区分三巾三盆，导致交叉感染。

5. 皮肤破损：擦拭时用力过大，导致皮肤破损。

三、操作关键点

1. 护理员操作前做好评估，首先评估老年人自理程度、疾病情况，判断是否适宜床上擦浴，避免发生意外。

2. 擦拭时及时做好保暖工作，避免受凉。

3. 操作时动作轻柔，并注意随时观察老年人反应。

4. 准备好三巾三盆，擦拭不同部位时应做好更换。

5. 擦洗时使用水温计测好水温，在投洗完毛巾后再次使用时均应在手腕内侧测试水温，防止发生烫伤。

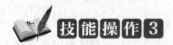技能操作3

为卧床老年人床上盆浴

一、操作规程

步骤	流程	操作步骤	备注
步骤1	操作前评估	(1) 站在床前，身体下蹲，视线与老年人平行或低于老年人，核对老年人姓名、房间号、床号，告知老年人操作的目的及方法。 (2) 评估老年人的神志、病情，配合程度，是否需工作人员协助或给予保护性约束，老年人皮肤情况，大小二便情况，肌力及肢体活动能力等	如皮肤发生破损或发红等现象应立即报告医护人员
步骤2	工作准备	(1) 环境准备：房间干净、整洁；调整室内温湿度，关闭门窗，温度：24~26℃。湿度：50%~60%，必要时屏风遮挡。 (2) 护理员准备：着装整齐，用七步洗手法洗净双手并修剪指甲，戴口罩、手套。 (3) 物品准备：充气浴盆一个、打气筒1个、专用毛巾4条、方毛巾1条、浴巾1条、大单1条、浴液1瓶、暖瓶1把、盛装40~45℃温水桶一个、水杯1个、脸盆一个、污水桶一个、乳胶手套1个、清洁衣裤1套、笔和记录单、免洗洗手液	保持室内温度防止老年人受凉

步骤	流程	操作步骤	备注
步骤3	摆放充气浴盆	（1）站在床右侧中间位，两腿分开同肩宽，倚靠床边；放下床挡，打开盖被折叠放于床边椅子上。 （2）用一只手托住老年人颈肩部，另一只手将枕头撤掉。 （3）协助老年人头部转向对侧，将老年人双手放在腹部，左脚钩住右侧脚踝部，左手推老年人右肩部，右手插在老年人右大腿下扶住左大腿，协助向对侧翻身、侧卧，用一只手扶住老年人右肩背部，用另一只手将卷起的充气浴盆平铺于右侧床面，再将老年人向近侧翻身，将充气浴盆平铺于左侧床面，中线对齐床中线，恢复平卧。 （4）为老年人更换充气枕头，脱去衣裤，浴巾遮盖。 （5）为充气浴盆充气，排水管下接污水桶	动作轻柔、语言亲切，按由内向外充气至3/4量即可
步骤4	进行盆浴	（1）洗头发： 先为老年人双耳塞入无脱脂棉球，一只手取水杯盛装水桶内温水，用另一只手掌侧腕部测水温，适宜温度为38~40℃，一只手持水杯缓慢倒水，另一只手揉搓头发至全部淋湿，双手涂擦洗发液，用指腹由发际向头顶、枕部揉搓头发，按摩头皮，观察老年人有无不适，一只手持水杯缓慢倾倒温水，另一只手揉搓头发至冲洗干净，用专用毛巾擦干老年人头发并包裹，取出无脱脂棉球	（1）注意要使用普通棉球，不能使用医用棉球，因为医用棉球是吸水的。 （2）确保温度适宜，避免烫伤
		（2）洗面部： 专用方毛巾在盛装温水脸盆内浸湿，依次擦洗眼睛、额部、鼻部、颈部并擦干	
		（3）洗身体： ①用一只手取水杯盛装温水，用另一掌侧腕部测水温，适宜温度为38~40℃，缓慢倒水，另一只手包裹专用毛巾涂浴液，依次暴露并擦洗上肢、胸部（8字形）、腹部（环形），擦干。 ②协助老年人翻身面向护理员，擦洗背臀部（从骶尾部擦洗至肩胛部，再向下螺旋擦洗两侧背部，环形擦洗臀部，冲净浴液擦干），恢复平卧、冲洗下肢并冲净浴液、擦干，依次盖浴巾	擦洗过程中做好保暖工作，避免受凉
		（4）洗足部： 暴露足部，用一只手取水杯盛装温水，用另一掌侧腕部测水温，适宜温度为38~40℃，缓慢倒水，另一只手包裹专用毛巾涂浴液，依次擦洗双脚并冲净浴液、擦干，盖浴巾	

步骤	流程	操作步骤	备注
步骤4	进行盆浴	(5) 洗会阴： 暴露会阴部，将老年人两腿分开，戴手套，用一只手取水杯盛装温水，用另一掌侧腕部测水温，适宜温度为38~40℃，缓慢倒水，另一只手包裹专用毛巾依次清洗，洗会阴时由阴阜向下至尿道口、阴道口、肛门、两侧腹股沟，边擦拭边转动毛巾，直至清洁无异味并擦干，浴巾遮盖	(1) 使用专用毛巾，避免交叉感染。 (2) 禁止使用浴液，避免刺激或破坏酸碱平衡
步骤5	整理	(1) 用浴巾擦干老年人身上和浴盆的水迹，换大单遮盖，排掉浴盆气体，将浴盆撤出，清洗、消毒、晾干、收藏备用。 (2) 为老年人更换干净衣裤，更换枕头，盖好盖被，支起床挡。 (3) 擦干头发，梳理整齐，必要时用电吹风吹干头发后梳理。 (4) 排掉充气枕气体，清洗、消毒、晾干，收藏备用。 (5) 擦干地面水渍，所用物品清洗干净，放回原处备用	
注意事项		1. 洗澡前必须评估，老年人有疾病或不配合因素，严禁操作。 2. 洗浴前要适量喝水，避免脱水，洗浴时间在进餐1h之后，避免影响消化吸收。 3. 充气浴盆使用前，必须检查完好。 4. 洗澡过程中，随时用暖水瓶向温水桶内加热水，保持水温适宜，冲洗部位用水为40~45℃，会阴部用水为38~40℃，可以根据老年人的感觉进行温度调节。 5. 照护对象身体暴露部位要及时遮盖，以防着凉。 6. 老年人皮肤变薄，皮下血管变脆，揉搓皮肤时要掌握力度，避免皮肤损伤或皮下出血。 7. 擦洗会阴部忌使用浴液，避免刺激或破坏局部酸碱平衡。 8. 排水管保持通畅，便于污水及时排入污水桶内。 9. 盆浴全过程中，观察照护对象反应，出现异常，立即停止操作并报告医护人员。 10. 洗浴时间不宜过长，一般10~20min	

二、操作风险点

1. 受凉：在冲洗过程中未做好保暖工作。

2. 烫伤：冲洗前未测试水温。

3. 骨折：在擦拭过程中动作粗暴。

4. 感染：使用毛巾擦拭会阴部、足部时未做到专巾专用。

5. 皮肤破损：擦拭时用力过大，导致皮肤破损。

三、操作关键点

1. 操作前做好评估，了解老年人肢体活动能力及肌力，避免发生意外。

2. 盆浴过程中做好保暖工作，避免受凉。

3. 操作中随时观察老年人反应，如有面色苍白、口唇紫绀、胸闷气短等情况发生时，立即停止操作，并及时报告医护人员。

4. 准备好三巾，擦拭不同部位时应做好更换。

5. 擦洗用温水需用水温计测好水温，每次擦洗时均需用掌腕内测测试水温。

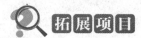 拓展项目

使用洗澡机为老年人洗澡

①老年人自行或护理员协助老年人进入洗澡机内（洗澡机门自动感应开关门）并坐下，护理员检查沐浴露是否充足。

②护理员根据需求在控制面板处调整水温、速度及洗澡时间，或者可以通过"快速设置"一键洗澡。

③水流旋转洗澡，自动加沐浴露。

④护理员为老年人做好保暖，协助其回房间休息。

⑤洗澡机进行自清洁。

⑥护理员协助老年人平躺在平车上，推老年人到洗澡机前。

⑦护理员将平车面向洗澡机内平推，按下功能键，洗澡机自动上升或平车面自动下降至洗澡机内。

⑧护理员根据正确的洗澡方式按照顺序为老年人进行沐浴（详见为老年人床上擦浴、盆浴及淋浴等操作方法）。图4-5和图4-6展示了使用洗澡机为老年人洗澡步骤和常见的洗澡机样式。

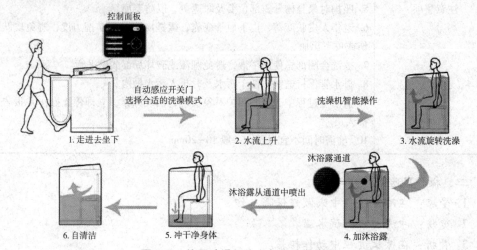

图4-5 使用洗澡机为老年人洗澡步骤

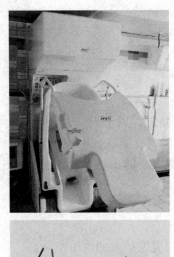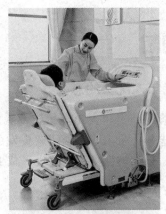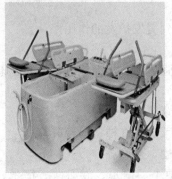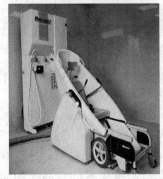

图 4-6　常见的洗澡机样式

单元 2　为老年人洗头

案例导入

案例一

　　季爷爷，68 岁，现入住某养老机构，患有高血压 10 余年，2 年前突发脑出血导致左侧肢体活动不灵，右侧肢体活动良好，长期卧床，意识清醒，不能坐立，到了给季爷爷洗头的时间了，请护理员为季爷爷在床上进行卧位洗发。

案例二

　　孙奶奶，72 岁，因儿女平日工作较忙，无暇照顾孙奶奶，将其送至某养老机构，经过初步评估，孙奶奶属于半自理状态，部分生活需要协助，四肢能活动，但行动缓慢，请护理员为孙奶奶进行坐位洗头。

教学目标

1. 熟悉为老年人洗头意义及老年人头发的养护方法
2. 能为老年人洗发
3. 尊重爱护老年人，避免跌倒、烫伤等意外事件的发生

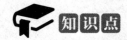知识点

一、为老年人洗头的意义

炎热天气容易使老年人出汗，导致头发黏腻，风干天气，湿度低，容易使老年人头发毛躁，给老年人带来不适。注意头发的梳理、清洗，不仅可以保持头发的清洁美观，感觉舒适，还能够保持头皮健康，减少脱发，防止感染及寄生虫的滋生。

二、老年人头发的养护方法

1. 保持乐观的精神

乐观的心态会提高人体的免疫功能，达到美发护发的作用。

2. 加强身体锻炼

老年人经常锻炼，能改善血液循环、增强体质，从而促进头发的健康。

3. 多吃对头发有益的食品

①使头发变黑的含碘类食品，如海带、紫菜等。

②有助于头发合成黑色素的食品，如菠菜、西红柿、马铃薯等。

③有助于头发生长的食品，如大豆、花生、芝麻等。

④富含头发所需维生素的食品，如胡萝卜、南瓜、卷心菜、糙米、鲜枣、草莓、柑橘等。

4. 经常梳头

①经常梳理头发，不仅促进头发根部的血液循环，起到坚固发根的作用，还能醒脑提神、防止大脑衰退、增强记忆力。

②梳子的选择以竹制的密齿梳子为最好，牛角梳子和木梳子次之，不宜使用塑料梳子。

③老年人可在晨起和晚睡前各梳头一次，每次梳头 5~10min，梳齿轻轻接触头皮，梳至头皮有热胀感为止。

梳头顺序：从额头至脑后梳 2~3min；从左鬓至右鬓梳 1~2min；从右鬓至左鬓梳 1~2min。

5. 头部按摩

坚持每日按摩头部，可预防或减轻老年性脱发。

①老年人在晨起、午休前和晚睡前，双手十指稍弯曲，用指腹自前额发际经头顶至脑后发际，边梳头边按摩头皮，每次按摩 10~15min。

②双手向两边分开，按摩两鬓的皮肤，每次按摩 5~10min。

6. 减少染、烫发次数

频繁的染发、烫发会使发质受损，头发易断裂，变得粗糙、易分叉。

①每年染、烫发各一次为宜。

②避免染、烫发同时进行（一次完成），二者之间最好相隔 3 个月以上。

③老年人洗发后，用干毛巾吸干头发上的水分；使用吹风机时，将温度、风力调

至中、低挡位，减少对头发的损害。

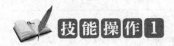技能操作1

为老年人坐位洗发

一、操作规程

步骤	流程	操作步骤	备注
步骤1	操作前评估	（1）核对老年人房间号、床号、姓名，并告知操作的目的及方法。 （2）评估老年人的神志、病情、配合程度，老年人局部皮肤情况，大小二便情况，肌力及肢体活动能力等	
步骤2	工作准备	（1）环境准备：房间干净、整洁；调整室内温湿度，关闭门窗。温度：24～26℃。湿度：50%～60%。 （2）护理员准备：着装整齐，用七步洗手法洗净双手并修剪指甲，戴口罩、手套。 （3）物品准备：毛巾、洗发液、梳子、脸盆、暖瓶、水壶（盛装38～40℃温水）、方凳，必要时准备吹风机、笔和记录单、免洗洗手液	保持室内温度防止老年人受凉
步骤3	摆放体位	（1）脸盆放置在方凳上。 （2）协助老年人取坐位，肩部围毛巾。 （3）叮嘱并协助老年人双手扶稳方凳两侧，低头闭眼，头部位于脸盆上方	动作轻柔，语言亲切
步骤4	洗头	（1）用一只手持水壶缓慢倾倒温水，用另一只手揉搓头发至全部淋湿。 （2）取适量洗发液涂擦在头发上。 （3）双手指腹揉搓头发、按摩头皮，力量适中，揉搓方向由四周发际边缘向头顶部。 （4）观察老年人面色，询问老年人有无不适。 （5）护理员用少量温水交替冲净自己双手洗发液，同时感受水温，如偏凉，倾倒暖壶热水勾兑至温热。 （6）用一只手持水壶缓慢倾倒温水，用另一只手揉搓头发至洗发液全部冲净	

续　表

步骤	流程	操作步骤	备注
步骤5	擦干及梳理	（1）取老年人肩部毛巾擦干面部水痕。 （2）毛巾包裹头发，叮嘱老年人抬起头取舒适坐位，充分擦拭头发，必要时用吹风机吹干头发。 （3）梳理头发至整齐	
步骤6	整理用物	（1）开窗通风。 （2）携用物至洗漱间。 （3）用物放回原处。 （4）污水倾倒于水池内。 （5）清洗毛巾及脸盆，毛巾悬挂晾干。 （6）洗净双手	
注意事项		1. 洗发过程中，发现老年人不适，及时调整操作方法。 2. 注意室温、水温变化，及时擦干老年人头发，防止着凉。 3. 洗发操作轻快，避免老年人感到疲劳	

二、操作风险点

1. 受凉：在洗头过程中未做好保暖工作。

2. 烫伤：洗头前未测试水温。

3. 皮肤破损：洗头时使用指甲揉搓头皮，导致头皮破损。

4. 跌倒：协助转移时未做好保护，洗头时未做好保护。

三、操作关键点

1. 操作前做好评估，了解老年人肢体活动能力及肌力，避免发生意外。

2. 洗头前关闭好门窗，调节室温至合适，避免受凉。

3. 调试水温先倒凉水再倒热水，测试水温是否适宜。

4. 护理员站在老年人身体一侧做好保护，避免跌倒。

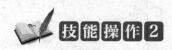

技能操作2

为老年人卧位洗发

一、操作规程

步骤	流程	操作步骤	备注
步骤1	操作前评估	（1）站在床前，身体下蹲，视线与老年人平行或低于老年人，核对老年人房间号、床号、姓名，并告知操作的目的及方法。 （2）评估老年人的神志、病情，配合程度，老年人局部皮肤情况，大小二便情况，肌力及肢体活动能力等	

步骤	流程	操作步骤	备注
步骤 2	工作准备	(1) 环境准备：房间干净、整洁；调整室内温湿度，关闭门窗，温度：24～26℃，湿度：50%～60%。 (2) 护理员准备：着装整齐，用七步洗手法洗净双手并修剪指甲，戴口罩、手套。 (3) 物品准备：毛巾 2 条、洗发液、梳子、床上洗头器、暖瓶、水壶（盛装 38～40℃温水）、水温计、污水桶、必要时准备吹风机、笔和记录单、免洗洗手液	保持室内温度，防止老年人受凉
步骤 3	放置洗头器	(1) 将老年人衣领向内折，暴露颈部。 (2) 将毛巾从左向右卷成一卷。 (3) 一只手托起老年人头部，另一只手拿住毛巾在老年人头下穿过放在老年人头部右侧，向左侧展开，在枕头上平铺毛巾，向下撤枕头至肩背部。 (4) 将床上洗头器放在老年人头下方，颈部位于洗头器凹槽上，并在凹槽处铺毛巾，在胸前覆盖毛巾遮挡被头。 (5) 到床对侧，连接洗头器排水管，并将洗头器排水管末端放于污水桶内	动作轻柔，避免老年人产生不适
步骤 4	洗头	(1) 在老年人右侧，取棉球塞入老年人耳内并嘱老年人闭眼。 (2) 使用水温计测试水温是否适宜。 (3) 用一只手持水壶缓慢倾倒温水，用另一只手顺势遮挡耳廓揉搓头发，至头发全部淋湿。 (4) 取适量洗发液涂擦在头发上。 (5) 双手指腹揉搓头发、按摩头皮，力量适中，揉搓方向由四周发际边缘向头顶部。 (6) 观察老年人面色，询问老年人有无不适。 (7) 用少量温水交替冲净自己双手洗发液。 (8) 用一只手持水壶缓慢倾倒温水，用一只手揉搓头发至洗发液全部冲净。 (9) 取出耳朵内棉球	注意要使用普通棉球，不能使用医用棉球，因为医用棉球是吸水的

续　表

步骤	流程	操作步骤	备注
步骤5	擦干及梳理	（1）取颈部覆盖的毛巾擦干面部水痕。 （2）毛巾包裹头发，撤去床上洗头器，枕头移至头下，充分擦拭头发，必要时使用吹风机吹干头发。 （3）梳理头发至整齐，撤下枕头上的毛巾。 （4）将枕头恢复原位，协助取舒适卧位	
步骤6	整理用物	（1）将用物放回原处。 （2）污水倾倒于水池内。 （3）清洗洗头器及污水桶。 （4）清洗毛巾并悬挂晾干。 （5）洗净双手	
注意事项		1. 洗发过程中，观察并询问老年人有无不适，以便及时调整操作方法。 2. 注意室温、水温变化，及时擦干头发，防止老年人着凉。 3. 洗发操作轻快，避免老年人感到疲劳。 4. 缓慢冲水，避免流入眼、耳内或打湿被服，如果打湿，及时更换	

二、操作风险点

1. 受凉：在洗头过程中未做好保暖工作。

2. 烫伤：调试水温时未使用水温计测温。

3. 皮肤破损：洗头时使用指甲进行揉搓。

4. 坠床：未做好保护措施（床挡）。

三、操作关键点

1. 操作前做好评估，了解老年人肢体活动能力及肌力，避免发生意外。

2. 洗头前关好门窗，调节室温至合适，避免受凉。

3. 操作时动作轻柔，避免损伤老年人头部皮肤。

4. 调试水温时先倒凉水再倒热水，使用水温计测试水温是否适宜。

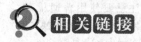 相关链接

自制简易洗发装置

当条件有限时，可以自己制作一些简易装置，完成床上洗发操作。

1. 马蹄形垫洗发

将浴巾卷成筒状，外包塑料布再次卷起，取一块方形大塑料布平铺，浴巾卷放上围成马蹄形，方塑料布三个边角向内折，一角敞开形成水槽，开口处用夹子夹闭，将该装置放于老年人头下，脖颈枕在隆起的浴巾筒上，操作方法同床上洗发，如图4-7所示。

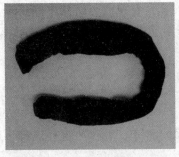

a. 将浴巾卷成筒状	b. 外包塑料布

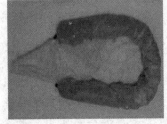

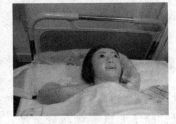

c. 使用方塑料布形成水槽	d. 洗发

图 4-7　简易洗发装置

2. 护理洗浴车洗发

护理洗浴车，如图 4-8 所示。

操作方法：

（1）加水加热

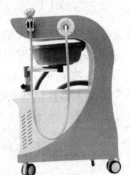

连接进水管，打开水龙头，开始加水，水位达到预置水位时，自动停止加水，关闭水龙头，连接电源，水温达到预置温度时，加热自动停止，关闭电源开关，拔掉电源。

（2）洗头

将护理洗浴车推到老年人床旁，把脚踏开关放到合适位置，
图 4-8　护理洗浴车
撤去枕头，将洗头盆放在老年人头下，污水排放管放置到排水口，踩动脚踏开关，温水从淋浴头上喷出，开始为老年人洗头，操作方法同床上洗发方法，洗发完毕，从老年人头下撤去洗头盆，擦干梳理头发，头下垫好枕头。

（3）整理用物

洗头盆放回车上，污水排放管挂回，收起脚踏开关，护理洗浴车放回原处。

单元 3　为老年人更换衣物

案例导入

郭爷爷右侧身体偏瘫，右臂轻度挛缩，现入住养老院 2 年，3 年前在康复医院进行过康复，虽然右侧身体并未完全恢复，但可以进行一些小幅度的自主活动。这大半年

来，郭爷爷时而清醒，时而糊涂，记忆力混乱，自理能力明显下降很多，近期症状加重，出现了乱穿衣服的现象，请护理员根据季节协助老年人更换合适的衣物。

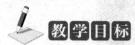

教学目标

1. 熟悉老年人的穿衣特点
2. 掌握为老年人穿脱套头衫、开襟上衣、裤子、鞋袜的操作流程、风险点、操作关键点
3. 能够根据老年人的基本情况，为老年人提供更换衣物服务
4. 具有老吾老以及人之老的责任意识

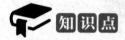

知识点

衣着与健康的关系越来越受到老年人的关注，根据老年人皮肤特点，指导老年人选择合适的衣服，除了考虑美观和舒适度，更要考虑安全与实用，老年人的穿衣需求与特点如下。

一、帽子

人的头部是大脑神经中枢的所在地，头部的皮肤虽然薄，但血管丰富。体内热量常从头部大量蒸发。有关资料证明，气温在15℃左右时，人体约1/3的热量从头部散发；气温在4℃左右时，人体约1/2热量从头部散发；而气温在零下10℃左右时，就有3/4的人体热量从头部散发，人到老年，机体代谢率降低，产热减少，在寒冷的冬季让老年人戴一顶帽子，有利保暖。

二、衣服

1. 面料

老年人的衣服最好用纯棉制品，纯棉制品具有良好的透气性和吸湿性，对老年人健康有利，化纤织品的原料是从煤、石油、天然气等高分子化合物或含氮化合物中提取出来的，其中有些品种很可能成为过敏原，一旦接触皮肤，很容易引起皮肤瘙痒和过敏性皮炎。化纤织品还带有静电，容易吸附空气中的灰尘，引起支气管哮喘，毛织品穿起来轻松、柔软、舒适，然而对皮肤也有一定的刺激性，如果用来当作贴身衣服穿着，也有可能引起皮肤瘙痒、疼痛、红肿或水疱，可以当作外衣。

2. 款式

老年人体力衰退、关节不灵活，选择衣服要考虑简单、宽大、轻软、合体、穿脱方便、便于变换体位的款式，宜穿对襟服装，不宜穿套头衣服，不宜穿纽扣多的衣服。

3. 色彩

老年人衣着色彩要注意选择柔和、不褪色、容易观察到是否弄脏的色调。可以根据季节更换颜色，例如，夏季，老年人不要穿深色的衣服；冬季，可以将深色与稍微鲜艳的色彩搭配，尽量通过色彩的搭配，使老年人心情愉悦，富有活力。

4. 散热与保暖

夏季宜穿轻薄、光滑、吸湿性强、散热性好的衣服，冬季宜选择保暖性好的服装。要特别注意身体重要部位的保暖，如上半身要注意背部和上臂的保暖，下半身要注意腹部、腰部和大腿的保暖，但不要穿得太多，以免出汗，经冷风一吹，反而更容易感冒。

三、鞋袜

双脚是血管分布的末梢，脚的皮下脂肪比较薄，大部分为致密纤维组织，保温作用较差，"寒从脚下生"就是这个道理，老年人末梢血管循环较常人更差，也更容易发生脚冷，双脚受凉会反射性引起鼻黏膜血管收缩，引起感冒，有的老年人还会出现胃痛、腹泻、心律失常、腿脚麻木等症状；因此，老年人在冬季，最好穿保温、透气、防滑的棉鞋；在其他季节，老年人宜穿透气布鞋或者轻便运动鞋，日常不穿拖鞋，老年女性不要穿高跟鞋，以防脚崴伤。

老年人最好穿宽松口的棉线袜子，以防袜口过紧，影响老年人足部血液循环，出现肿胀或者勒痕，袜子应每日更换，以保证清洁干爽、无异味。

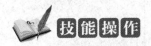 技能操作

为老年人更换衣物

一、操作规程

步骤	流程	操作步骤	备注
步骤1	操作前评估	（1）站在床前，身体前倾，微笑面对老年人，对照床头卡核对老年人房间号、床号、姓名、性别、年龄。 （2）评估老年人的神志、配合程度，是否需工作人员协助或予保护性约束，评估并记录老年人饮食、大小便、睡眠、皮肤状况、上下肢体的肌力、颈肘腕膝髋踝关节活动度等一般情况，选择不同的操作方法。 （3）评估老年人的相关特殊情况：情绪、定向力、有无局部伤口、疼痛、用药情况及接受康复训练情况等	评估老人的末梢温度及皮肤情况，选择合适的衣服及卧位
步骤2	工作准备	（1）环境准备：房间干净、整洁；关闭门窗，冬季调节室温至24~26℃，适度拉窗帘，光线明亮。 （2）护理员准备：着装整齐，用七步洗手法洗净双手，戴口罩。 （3）物品准备：笔、记录单、免洗洗手液、老人需要更换的干净衣物（套头或开襟衣服、裤子）；如有清洁需要备有：干或湿纸巾、脸盆、毛巾、热水	合理摆放用品，方便操作

续　表

步骤	流程	操作步骤	备注
步骤3	沟通核对	（1）将护理车摆放在床头。 （2）再次核对房间号、床号、姓名、性别、年龄。 （3）向老年人告知更换衣服（套头或开襟衣服、裤子、鞋袜）的操作必要性、流程、时间与需要配合的地方，征得老年人同意	态度和蔼，语言亲切，耐心解释说明，取得同意
步骤4	摆放体位	摇高床头至老年人感觉舒适和便于操作的位置	操作中注意观察老年人反应
步骤5	更换套头衫	（1）再次洗手。 （2）放下床挡，打开盖被：从床头向床尾方向打开盖被，暴露上身，盖住下身保暖。 （3）脱套头衫： ①将老年人原套头上衣的前下端向上拉至胸部，后下端拉至后侧颈部，嘱老年人低头耸肩，从背后向前从头部脱下领口。 ②脱下健侧衣袖。 ③顺应老年人患侧上肢屈曲位置，按肩部、上臂、肘部、前臂和手部功能位置依次脱下患侧衣袖。 （4）放置套头衫：换下的套头衫，摆放至护理车下层或放入污衣袋。 （5）穿套头衫： ①选取合适干净的套头衫，请老年人辨别套头衫前后面，先穿患侧再穿健侧。 ②从患侧袖口处伸入至衣袖上端，握住老年人患侧手套入。 ③按前臂、肘部、上臂、肩部依次穿好患侧衣袖。 ④指导老年人将健侧手从衣领下伸入衣袖，穿好健侧衣袖。 ⑤嘱老年人低头，用一只手握住衣身背部的下开口至领口部分，从前面套入老年人头部。 （6）向下拉平，整理衣服平整无皱褶	（1）在不违背原则的情况下，可采取其他方式保暖（包括但不限于调节室温、毛巾保暖等）。 （2）操作中保护老年人患侧肢体。避免拖、拉、拽。遵循先脱健侧再脱患侧的原则。 （3）先穿患侧再穿健侧；注意观察老年人反应及沟通交流情况
	更换开襟上衣	（1）脱开襟上衣： ①协助解开衣扣。 ②将衣服拉至健侧肩部，指导老年人先脱下左侧衣袖：左肩上提，先脱肩部，依次脱上臂、肘部、前臂、腕部及手。 ③将上衣从身后拉至身体患侧，并将衣领拉至患侧肩部。	

续　表

步骤	流程	操作步骤	备注
	更换开襟上衣	④按肩部、上臂、肘部、前臂、手的顺序依次脱下患侧衣袖。 （2）放置开襟上衣：换下的开襟上衣，摆放至护理车下层或放入污衣袋。 （3）穿开襟上衣： ①选取合适干净的开襟上衣，请老年人辨别上衣前后面，先穿患侧再穿健侧。 ②指导老年人将患侧手、前臂、肘部、上臂伸入衣袖，协助拉至肩部。 ③将上衣从身后拉至身体健侧。 ④指导老年人穿好健侧：手先伸入衣袖、依次穿前臂、肘部、上臂，并拉至健侧肩部。 （4）拉平衣领、拉平开衫、系好衣扣。 （5）整理衣服，使之平整无皱褶	
步骤5	更换裤子	（1）再次洗手。 （2）放下床挡，打开盖被：从床尾向床头方向打开盖被，暴露下身，盖住上身保暖。 （3）脱裤子： ①为老年人松开裤带、裤扣，协助老年人身体左倾，将裤子右侧部分向下拉至臀下；再协助老年人身体右倾，将裤子左侧部分向下拉至臀下。 ②叮嘱能够配合的老年人屈膝，两手分别拉住老年人两侧裤腰向下褪至膝部以下，分别抬起左右下肢，逐一退出裤腿。 （4）将脱下的裤子放入收纳袋中或治疗车下层。 （5）穿裤子： ①取清洁裤子并辨别正反面。 ②将一只手从裤管口套入至裤腰开口处，轻握老年人患侧脚踝套入脚，用另一只手将裤管向老年人大腿方向提拉。 ③用同样方法穿上健侧裤管。 ④叮嘱老年人屈膝，两手分别拉住两侧裤腰部分向上提拉至老年人臀部。 ⑤协助老年人身体向健侧倾斜，将患侧裤腰部分向上拉至腰部。 ⑥再协助老年人身体向患侧倾斜，将健侧裤腰部分向上拉至腰部；系好裤带、裤扣。 （6）整理平整、舒适	

步骤	流程	操作步骤	备注
步骤5	穿脱鞋袜	（1）再次洗手。 （2）放下床挡，打开盖被，调整体位：嘱老年人穿好衣服，翻身，协助坐起至床边。 （3）穿鞋袜： ①取清洁袜子并辨别正反面及袜子的足跟位置。 ②双手分别捏住袜子开口至袜头处，套入脚趾，向脚踝方向提拉。 ③检查鞋子内部是否平整，无异物。 ④一只手握住鞋跟部分，另一只手托起老年人足跟，将脚趾部分套入鞋内，直至脚掌、脚跟与鞋底内面贴合。 ⑤系好鞋带。 （4）脱鞋袜： ①为老年人解开鞋带，握住鞋的足跟部分脱下鞋子。 ②用同样的方法脱下另一只鞋子。 ③两手分别拉住脚踝两侧袜口向下脱下袜子。 ④检查老年人脚部有无破损及脚部疾患	脱袜子后应检查老年人脚部皮肤情况，袜子应穿着平整，与脚部完全贴合
步骤6	整理用物	（1）撤下用物和升降桌，询问老年人体位摆放需求。 （2）告知老年人更换衣服的知识及注意事项。 （3）整理，清洗换下的衣裤（鞋袜）。 （4）洗手，记录老年人一般情况与当前皮肤状态、操作后状态与反应。 （5）整理床单位，并询问是否有其他不适或需求	更换的衣物需及时清洗、晾晒或消毒
注意事项		1. 态度认真，动作轻、稳，避免引起老年人不适。 2. 操作中要经常询问老年人有无不适，避免过多翻动和长时间暴露老年人身体，必要时使用屏风遮蔽老年人。 3. 翻身时注意安全，必要时拉上防护栏。 4. 更换衣服和鞋袜的同时，注意观察老年人的皮肤有无损伤，若发现老人皮肤异常，应及时记录并汇报	

二、操作的风险点及关键点

1. 注意室温，以22~26℃为宜，及时盖被，以防止老年人受凉。

2. 为偏瘫老人换衣服的过程中，应注意脱衣时，先脱健侧再脱患侧；穿衣服时，先穿患侧再穿健侧。

3. 鼓励自理、半自理的老年人自己穿脱衣裤和鞋袜，过程中注意保护老年人患侧肢体与身体关节。

4. 老年人应选择袜口宽松的棉质袜子，袜口过紧会导致足部血液回流不畅，出现足部肿胀不适。袜子应每日清洗，有利于足部健康。

5. 老年人应穿着大小合适，且具有减震、排汗、轻巧、舒适的鞋：日常行走适宜选择鞋跟高度为1~2cm的布底鞋；运动时最好选择鞋底硬度适中，鞋内宽松的运动鞋；居室内行走应选择长度和高度刚刚能将足部塞满整个鞋面的拖鞋，后跟高度以 2~3cm 为宜。

单元 4　为老年人穿脱简易矫形器

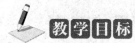

张奶奶半年前发生脑卒中，病情稳定后出院至养老院休养，目前左侧偏瘫，左上肢屈曲在胸前；左下肢无力，左足下垂，行走时无法抬起，影响行走，右侧肢体能活动，协助下可坐轮椅活动，经过康复师的评估，老年人肢体功能恢复良好，可考虑在他人协助下进行康复锻炼，但是受左足下垂影响，老年人迈步时左足拖地，影响重心平稳，跌倒风险非常高，老年人和家属既渴望进行康复训练，恢复行走能力，又担心发生跌倒后，身体功能更加退步，养老院护理员根据张奶奶的情况，为老年人穿戴简易矫形器，纠正其足下垂的情况。

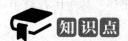

1. 熟悉简易矫形器的结构与功能
2. 掌握为老年人穿脱简易矫形器的操作流程、风险点、操作关键点
3. 能够根据老年人的基本情况，为老年人穿脱简易矫形器
4. 具备细心、耐心、同理心与安全意识

知识点

一、矫形器概念

矫形器是以金属、塑料或弹力材料制成的装置，以补偿神经肌肉功能缺陷所致的肢体不稳定，或通过施加额外的力以纠正躯体畸形，适用于人体四肢、躯干等部位，常见矫形器有躯干矫形器、上肢矫形器、下肢矫形器、足踝矫形器、肘关节矫形器、腕关节矫形器、髋-膝-踝一体式矫形器等（见图 4-9 至图 4-12）。

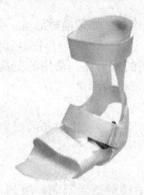

图 4-9　足踝矫形器

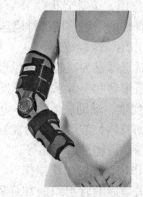

图 4-10　肘关节矫形器

当老年人患有腰椎间盘突出症时，在急性期可使用腰围固定带，起到稳定和支持腰部的作用。中风常发生在老年期，预后不良常会导致偏瘫，典型体征为一侧足下垂及手指屈曲，可以穿戴足踝矫形器，给予纠正，提高老年人的站立和行走功能，佩戴腕关节矫形器，纠正患手屈曲状态。

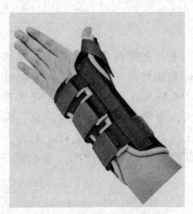

图 4-11　腕关节矫形器

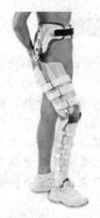

图 4-12　髋-膝-踝一体式矫形器

二、矫形器的作用

护理员可以在临床医师、物理治疗师等的指导下，协助并看护老年人穿戴易于掌握、操作简单的部分矫形器，帮助老年人促进功能恢复，提高自理能力。

矫形器的使用需要临床医师、物理治疗师及矫形器师的共同配合，对使用者给予指导。矫形器的作用包括以下几方面。

1. 限制肢体运动，保持关节稳定

通过限制异常运动，如固定性足踝矫形器可限制足踝的各方向活动，通过对肢体的固定，促进骨折的愈合或利于软组织损伤的消炎、减轻疼痛，如各种固定性矫形器。

2. 矫正畸形，防止畸形的进展

柔软性畸形可以利用矫形器矫治，如脊柱侧凸矫形器，对僵硬性畸形者，可利用矫形器限制畸形的进一步发展，如足外翻矫形器。

3. 牵引作用，缓解症状

通过对脊柱的牵引，缓解神经压迫症状，减轻疼痛，如颈椎矫形器、腰椎牵引带。

4. 免荷作用，减轻疼痛

免荷式矫形器是为减轻下肢承载的负荷而使用的矫形器，常用的免荷式矫形器有髌韧带承重矫形器和坐骨承重矫形器，避免了伤残部位的承重。

5. 功能代偿，辅助肢体运动

能够辅助肢体关节运动的功能性矫形器，如利用弹簧或橡皮筋的弹力来代偿麻痹肌肉功能的指伸展辅助矫形器等。

6. 保护作用，预防组织损伤

通过对关节周围软组织的加强固定和对关节活动的适当限制，增强关节的稳定，防止关节、肌肉及韧带的损伤，如护肩、护肘、护膝等各种软性护带及软性围腰等。

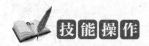

技能操作

为老年人穿脱简易矫形器

一、操作规程

步骤	流程	操作步骤	备注
步骤1	操作前评估	(1) 站在床前，身体前倾，微笑面对老年人，对照床头卡核对老年人房间号、床号、姓名、性别、年龄。 (2) 评估老年人的神志、配合程度，评估并记录老年人饮食、大小便、睡眠、上下肢及脚部皮肤状况、上下肢肌力、颈、肘、腕、膝、髋、踝关节活动度等一般情况。 (3) 评估老年人的相关特殊情况：脚踝瘫软或紧绷情况、脚尖下垂程度、对矫形器的了解度、使用熟练度	评估老年人意识状态、肢体情况、关节活动度等，选择不同的穿戴方法
步骤2	工作准备	(1) 环境准备：房间干净、整洁；关闭门窗，冬季调节室温至24~26℃，适度拉开窗帘，光线明亮。 (2) 护理员准备：着装整齐，用七步洗手法洗净双手，戴口罩。 (3) 物品准备：笔、记录单、免洗洗手液、简易矫形器	合理摆放用品，方便操作
步骤3	沟通核对	(1) 将护理车摆放在床头。 (2) 再次核对房间号、床号、姓名、性别、年龄。 (3) 向老年人告知穿简易矫形器的目的、必要性、方法、时间与需要配合的地方，征得老年人同意	耐心解释说明，取得同意
步骤4	摆放体位	(1) 放下床挡，打开盖被。 (2) 协助老年人翻身，坐起，在床边坐稳	翻身坐起过程中注意观察老年人反应，做到节力、安全、动作轻柔、稳妥
步骤5	穿脱矫形器	(1) 检查矫形器是否完好、无破损，护理员再次洗手。 (2) 穿矫形器： ①为老年人穿好健侧鞋袜。 ②将患侧裤腿塞进袜子里，协助双脚着地。 ③协助老年人将患足紧贴矫形器后叶，踩稳。 ④粘贴矫形器小腿部魔术搭扣，将小腿外侧绑带穿过内侧卡环，反折粘贴加强固定。 ⑤将小腿内侧弹力绷带自足背外侧向下绕足一周，再包绕矫形器足底，从足内侧向小腿外侧牵拉。 ⑥调整松紧度，穿过卡环反折粘贴固定。 ⑦协助老年人穿好患侧鞋。 (3) 协助适应矫形器： ①协助老年人站起，让老年人患足平踏地面与小腿垂直。	(1) 操作中应注意保护老年人患侧肢体，注意动作轻柔，避免拖、拉、拽。 (2) 注意询问松紧度，必要时调整，必要时使用纱布或棉花填塞矫形器内侧，保护足跟和足踝两侧骨隆突处免受损伤。 (3) 行走时间以老年人能够耐受为

续　表

步骤	流程	操作步骤	备注
步骤5	穿脱矫形器	②感受弹力绷带力度是否适中，足部舒适度，必要时调整。 ③协助老年人站立，指导使用手杖、抬起患侧脚行走。 （4）脱矫形器： ①老年人取坐位，站于患侧协助挽起裤腿。 ②依次松开弹力绷带搭扣，小腿部固定带及魔术搭扣，褪下矫形器。 ③检查老年人小腿至足部皮肤情况，并询问感受。 ④协助老年人放下裤腿，整理好衣物，取合适体位休息	准，观察老年人反应，如果感觉劳累，帮助老年人坐立。 （4）检查老年人皮肤无异常，检查方法正确
步骤6	整理用物	（1）检查矫形器有无异常。 （2）整理用物，放回固定位置备用。 （3）洗手，记录老年人一般情况与当前皮肤、肢体状态及反应。 （4）整理床单位，并询问是否有其他不适或需求	
注意事项		1. 应根据医护人员的指导协助老年人及其家属穿脱足踝矫形器，操作时按照程序或依据器具使用说明逐一进行，做到安全，便利，不损害矫形器。 2. 穿脱前后均应检查矫形器是否完好。 3. 使用矫形器时应注意其松紧适度，避免过松造成滑脱或过紧影响下肢血液循环。 4. 对双下肢水肿的老年人，不宜使用紧贴皮肤的矫形器。 5. 了解老年人穿戴矫形器情况，必要时对矫形器进行调整和修改	

二、操作的风险点

1. 废用性肌萎缩与肌无力

由于制动限制了机体肌肉活动，引起肌力、耐力与肌容积进行性下降，预防因矫形器制动引起的废用性肌萎缩与肌无力可采取以下方法。

（1）在矫形器固定情况下进行肌肉等长训练，即肌肉主动进行收缩与放松而不引起关节角度改变。

（2）在保持关节及肢体稳定的基础上，进行肌肉牵伸训练，每日1~2次，每次牵伸肌肉5~10遍。

（3）在矫形器保护下，采用双相脉冲电流，刺激肌肉运动，每次持续30~40min。

2. 关节挛缩

关节在任何位置的长时间制动均会造成肌肉纤维及其他软组织胶原纤维缩短，引起关节主动和被动活动范围不足，同时，肢体的位置、制动的时间、关节活动范围以及原发病等均会直接影响挛缩发生的速度。

为预防关节挛缩，在穿戴矫形器的过程中，每天需要在治疗师帮助下做2~3次被动运动，达到关节最大的活动度；此外，除了对骨折移位明显患者需将邻近关节一起固定，其他肢体的治疗时应避免矫形器对邻近关节活动的限制，以防止正常关节因制动而挛缩。

3. 骨质疏松

全身或某个肢体完全制动可诱发全身性或局部性骨质疏松，这种情况常见于经历骨折、四肢瘫、截瘫、脊髓灰质炎或脑血管意外等患者，对制动诱发骨质疏松的预防胜过对骨质疏松的治疗，可采取如下方法：一是大多数患者应避免无间断地连续穿戴矫形器，每天适当地取下矫形器或在矫形器保护下进行肢体主动活动；二是指导患者做一些主、被动运动，能增强骨代谢、加大骨能负载、强化骨密度、增加骨矿含量；三是应鼓励装配双下肢矫形器的患者尽早下床运动；四是采用物理治疗的方法，如经皮神经电刺激、干扰电及各种温热疗法对缓解骨量丢失都具有一定作用。

4. 肌痉挛加重

痉挛是一种运动性功能障碍，是上运动神经元损伤的基本表现之一，其病理机制是由于牵张反射兴奋性增高，导致速度依赖性的张力性牵张反射亢进，同时伴随腱反射亢进；目前对穿戴矫形器能否降低患者过高的肌张力有两种截然不同的意见，一种观点认为穿戴矫形器不但不能降低肌张力，反而会刺激肌张力越来越高；另一种观点则认为通过矫形器的持续牵伸能反射性抑制过高的肌张力；这两种意见都有一定道理，区别在于穿戴矫形器的时间及方法，如果在短时间内频繁地穿脱矫形器或穿脱动作粗暴等均会刺激肌张力增高，但是如果穿戴矫形器前，采用轻柔、缓慢的牵伸手法使患者高张力肌肉放松，然后再穿戴矫形器并持续牵伸2h以上，有助于肌张力过高的肌肉放松。

5. 压疮

压疮可发生于身体软组织任何部位，引起压疮的原因很多，最重要的是压力作用，其主要影响因素包括三个方面，分别是压力强度、压力持续时间及组织对压力的耐受性。

矫形器对机体长时间、持续性的机械压力作用可造成压疮，预防压疮的方法：一是定期松解矫形器以减少对皮肤表面的压力作用，减少压力持续时间；二是矫形师及护理人员要经常检查受压区的状况，特别是矫形器直接施压部位的压力强度，一旦出现血液循环障碍或皮肤发白等早期损害征象，应立刻调整或修改矫形器，解除或减轻压力；三是避免矫形器对骨突起或关节部位的压迫及摩擦，包括对固定带安装的位置也是同样的要求，如果治疗需要在骨突起或关节部位施压，应在皮肤与矫形器之间使用软性衬垫以缓解其压力。

6. 心理依赖性

矫形器使用中的一个重要原则是将其视为暂时的工具，一旦患者功能恢复、症状改善，就应尽早放弃矫形器；但是，有患者在使用矫形器并取得疗效后，对矫形器产生依赖性，在功能完全恢复，症状明显改善的情况下仍然希望得到矫形器的支撑与保护，这都不利于机体组织的功能恢复及发挥。

因此经过矫形器治疗一段时间后，须及时评估患侧肢体功能，根据患者的功能恢复情况决定是否继续采用矫形器治疗，对于无须继续使用矫形器而又对矫形器存在依赖心理的患者，矫形师应耐心向患者解释，并同时对其进行试验性训练以消除其顾虑。

三、操作的关键点

1. 穿脱前后均应检查矫形器是否完好。

2. 穿脱前后均应检查老年人皮肤有无异常，必要时使用纱布或棉花填塞矫形器内侧，保护足跟和足踝两侧骨隆突处免受损伤。

3. 矫形器穿在肢体上要稳定，避免松脱而影响治疗效果，矫形器的辅助件如螺丝、弹簧，弹力皮筋要牢靠，否则会造成组织损伤。

4. 矫形器的压力过大会影响肢体血液循环，要随时观察肢体有无肿胀、皮肤颜色有无异常，特别是在初装的前两天更应注意，夏天应避免汗水的积累，防止皮肤感染，若有异常情况，应及时调节固定带或松解矫形器。

单元 5　为老年人修剪指（趾）甲、掏耵聍、剪鼻毛

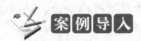 **案例导入**

张爷爷，80 岁，已入住养老院半失能专区 2 年，右侧肢体偏瘫，值班护理员巡房时发现床单有血迹，询问后得知老年人在挠抓腿部皮肤，并已有皮肤破损伴出血点，老年人说蚊子叮咬后奇痒，在处理老年人破损皮肤时发现老年人指（趾）甲较长，藏有不少污垢，才发现老年人视力减退，自己无法修剪。老年人主诉鼻前庭鼻毛过长，不太美观，请护理员为老年人修剪指（趾）甲、掏耵聍、剪鼻毛。

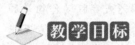 **教学目标**

1. 熟悉指甲、耳朵、鼻子部位的功能结构与老化特点
2. 掌握日常生活中为老年人剪指（趾）甲、掏耵聍、剪鼻毛的操作关键点、风险点
3. 掌握老年期指（趾）甲、耳朵、鼻子的日常健康护理要点
4. 能够在充分沟通说明的情况下，为老年人进行剪指（趾）甲、掏耵聍、剪鼻毛
5. 会沟通、能共情，关爱老人

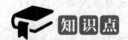 **知识点**

一、指（趾）甲的功能结构与老化特点

指（趾）甲是皮肤的附属器，由角蛋白细胞构成的。甲根是指手指前端与血管相连的部分，此部分可以由血管供应养分，甲根这个区域会不断地分泌角蛋白细胞，角蛋白细胞会不断地堆积，呈现出新生的角蛋白细胞会将老的角蛋白细胞不断向外推的过程，而老的角蛋白细胞在死亡后会变平变硬，这个变平变硬的物质就是指（趾）甲。

指（趾）甲是白色半透明的，光滑亮泽，指（趾）甲下的甲床颜色（粉色），所以健康的指（趾）甲应该是光滑，亮泽，呈粉红色，圆润饱满含水量 18%，坚实而有韧性，指（趾）甲的生长速度因人而异，而且受年龄、气候、昼夜循环、月经、营养、性别等因素影响，其中指（趾）甲生长的速度受到年龄的因素影响较大，一般婴儿指甲生长较快，而成年人指（趾）甲的生长速度相对减慢。

老年人指（趾）甲生长较慢，变得越来越钝且增厚，逐渐变为淡黄色，失去光泽。特别是足趾甲往往有畸形且增厚，俗称"猴趾甲"，在帮助老年人剪足趾甲时，要把趾甲的边角留得长一点，如果剪得过短，新生的趾甲角就会被鞋压迫而长入趾甲的皮肤内成为嵌甲，嵌甲会在走路的时候刺激真皮中的神经末梢，产生疼痛，并且嵌甲还

易使皮肤损伤，感染发炎，这对患有动脉硬化及糖尿病的老年人极为不利，容易在感染之后引起严重的并发症。

知识链接

自然界中，但凡是动物都有指（趾）甲，指（趾）甲不但可以用来保护手指（脚趾），同时还可以美化手指（脚趾），指（趾）甲本身是身体的附属物，是没有生命的。

指甲常见的形状有方形、方圆形、椭圆形、尖形、扇形，从上到下结构大概可以分为指甲前缘、甲板、甲半月、甲根，手指甲的结构如图4-13所示。

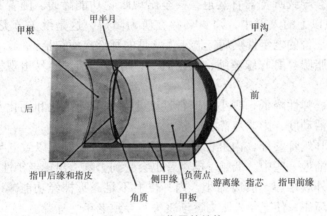

图4-13 手指甲的结构

指（趾）甲的标准生长周期是每天大约生长0.08~0.12mm，每个月生长3mm左右，其新陈代谢周期约为半年，因此，定期修剪指（趾）甲是非常必要的。

二、指（趾）甲的日常护理

除了定期修剪指（趾）甲，应该提醒老年人注重指（趾）甲的保养与日常护理。

第一，注意营养补充：构成指（趾）甲的主要成分是蛋白质和钙，如果发现指（趾）甲易碎、易剥落，大多是缺铁、缺钙导致身体健康不佳或食物中缺乏蛋白质，还可能是由肾功能受损，血液循环差引起的，应提醒此类老年人多食用含钙量高的食物，如豆制品、鱼肉、牛肉、牛奶和鸡蛋等，发现倒刺等皮肤干燥问题，可多食用胡萝卜、蛋、牛奶、杏仁、海带、紫菜、绿色蔬菜等，补充维生素A、E、C以及微量元素锌、硒等。

第二，保持指甲清洁湿润：应勤洗手，保证指甲的日常清洁，过分干燥也会使指甲脆弱易碎，因此每日早晨和晚上都应用润甲乳剂按摩指甲一次。

第三，注意鞋的宽松舒适度：应确保老年人的鞋足够宽、足够深，以便给脚趾关节呼吸的空间，鞋子过紧会造成脚趾底部内侧及外侧的压力性损伤和水疱形成。

第四，保护糖尿病老年人的双足：糖尿病老年人的足部尤为重要，日常护理时，要对糖尿病老年人的足部格外注意，提前预防糖尿病足：①睡觉时穿宽松的保暖袜；

②天气寒冷时穿暖和的鞋袜以免冻伤；③不在脚上使用电暖毯；④不把双脚放在散热器、炉子、炉子护栏或热水管上面；⑤不在双足上使用吹风机；⑥如果趾间皮肤出现浸渍，或脚趾之间互搭，可在趾间塞一薄层棉花或羊毛；⑦坐时不要跷二郎腿，跷二郎腿可影响双足的血液循环。

三、耳朵的功能结构与老化特点

耳朵是我们人体非常重要的感觉器官。人的耳朵具有产生听觉和平衡觉的功能。正常人的耳朵大约可分辨出 40 万种不同的声音，这些声音有些小到微弱得只能使耳膜移动氢分子直径的 1/10。听觉是人类社会生活的必要交流渠道，然而，最重要的是听觉使我们感知环境而产生安全和参与感。

年龄增长，会导致听觉器官衰退，甚至出现听觉功能障碍。随着我国老龄化问题日趋严重，65 岁以上的人群中，约 40% 存在听力障碍，这是继关节炎、高血压之后，发病率居世界第三位的老年性疾病。老年人常见的耳部疾病包括：

①外耳道皮脂腺、耵聍腺萎缩，分泌减少，耵聍干结，容易出现栓塞，造成暂时性听力下降。

②鼓膜增厚、弹性降低，听小骨退行性变化，关节纤维化和钙化及关节囊玻璃样变性，降低关节活动度，影响声音的传导。

③感受器、耳蜗管萎缩，内淋巴畸变，螺旋神经节萎缩，以致老年人对高频音的听力衰退，而渐渐地一些中、低频率的声音也会受到影响，出现老年性重听。

④耳蜗动脉外膜增厚，管腔缩小，内耳供血不足，听神经功能减退，声波从内耳传至脑部的功能障碍，使老年人听力逐渐丧失，导致老年性耳聋。

知识链接

耳朵的结构分为三部分：外耳、中耳、内耳，耳朵的结构如图 4-14 所示。

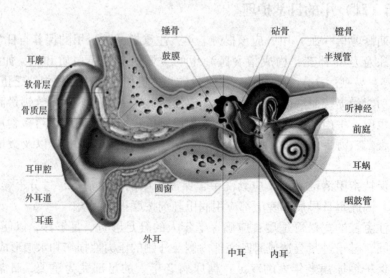

图 4-14　耳朵的结构（样图）

外耳由耳廓和外耳道组成，基本功能是接受外界的声音，声音沿着耳道引起鼓膜震动。耳廓对称地位于头两侧，能起到从自然环境中收集声音并导入外耳道的作用，外耳道的平均长度为 2.5cm，当声音经外耳道向鼓膜传送时，外耳道能使声音增强。

中耳由鼓膜、咽鼓管和听小骨组成，听小骨包括锤骨、砧骨和镫骨，中耳的基本功能是把声波传送到内耳，声音以声波方式经外耳道振动鼓膜，使声能通过中耳结构转换成机械能。

内耳位于颞骨岩部内，包括耳蜗、半规管、前庭三部分，内耳将中耳传来的机械能转换成神经电冲动，从而传送至大脑产生听觉，前庭和半规管可以感知各个方向的运动，起到调节身体平衡的作用，当耳部结构受到损害时，会引起听觉的平衡障碍。

四、耳朵的日常护理

老年人听力减退是自然发展规律的一种表现，听力障碍更是常见性的老年疾病，老年人在日常生活中应加强对耳朵的护理与保健，采取必要的预防措施，延缓听力下降，避免老年性耳聋的发生。

①避免噪声干扰：因为老年人的生理性听觉保护功能减退，噪声会直接传入并损害内耳，加速老年性耳聋的发生和发展。

②注意饮食调养：多吃富含 B 族维生素的食物，比如绿叶蔬菜、豆类、肝脏、强化谷物、其他谷物和麦芽，可以帮助体内制造红细胞，避免贫血和年龄引起的听力丧失。多食用富含锌元素的食物，如海产品、豆类等，可以增加耳蜗内的锌含量，保护耳动脉血管。多食富含镁元素的食物，如绿叶菜、坚果，可以增强耳动脉功能，避免听力损害。同时注意戒烟戒酒，香烟中的尼古丁等有害物质会损害内耳的血管系统。

③重视两耳的卫生：保持外耳道的干燥无污，避免异物进入外耳道，勿随意挠耳；擤鼻涕时，勿双侧同时进行，防止涕液入耳，日常生活中避免使用尖锐物品对外耳道进行挖挠，以免发生炎症。

④积极治疗全身性疾病：高血压、动脉硬化、糖尿病、肾功能衰竭、甲状腺功能减退等疾病，会影响内耳的血液循环和氧气供应，影响听力。

⑤积极治疗耳朵本身的有关疾病，如中耳炎、鼓膜穿孔、耳硬化症等。

五、鼻部的功能结构与老化特点

鼻咽部是人体呼吸系统中上呼吸道的组成部分，鼻子除作为气体通道外，还有湿化、净化空气作用，鼻腔有鼻甲的弯曲结构，鼻毛、丰富血管和纤毛上皮细胞的黏膜覆盖其表面，主要功能是滤清、湿化和加温吸入空气，使吸入空气经黏膜加温到37℃左右，并达到95%的相对湿度以适应生理要求。

老年人的鼻道变宽，鼻腔黏膜变薄，鼻黏膜的加温、加湿和防御功能下降，容易患鼻窦炎及呼吸道感染。嗅神经细胞数量随增龄而减少、萎缩、变性，使嗅觉减退，此外，鼻黏膜干燥，血管脆性增加及收缩能力差，容易发生血管破裂出血，因此老年人鼻出血比较常见，少量鼻出血时，可缓慢流出或滴出，痰中带血，大量出血时，鼻孔中流血不止。

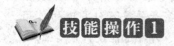

为老年人修剪指（趾）甲

操作规程

步骤	流程	操作步骤	备注
步骤 1	操作前评估	（1）站在床前，身体前倾，微笑面对老年人，对照床头卡核对老年人房间号、床号、姓名、性别、年龄。 （2）评估老年人的神志、配合程度，是否需工作人员协助或给予保护性约束，评估并记录老年人饮食、大小便、睡眠、皮肤状况、肌力等一般情况。 （3）评估老年人的相关特殊情况：自我修剪指（趾）甲的能力、视力、生活习惯以及要求，指（趾）甲有无破损、畸形、感染	尊重老年人个人习惯及需求，解释卫生的重要性
步骤 2	工作准备	（1）环境准备：房间干净、整洁；空气清新、无异味；光线明亮，冬季调节室温至 18～22℃。 （2）护理员准备：着装整齐，用七步洗手法洗净双手，戴口罩。 （3）物品准备：防水单 1 张、毛巾 2 条、水盆 1 个、指甲刀 2 把（弧形）、热水瓶 1 个、纸巾、乳液 1 瓶、移动升降桌、笔和记录单、免洗洗手液	指甲刀专人专用，手脚分开，避免交叉感染；合理摆放用品，方便操作
步骤 3	沟通核对	（1）将护理车摆放在床头。 （2）再次核对房间号、床号、姓名、性别、年龄。 （3）向老年人告知及时修剪指（趾）甲的必要性，流程时间与需要配合的地方，征得老年人同意	态度和蔼，语言亲切
步骤 4	摆放体位	将床头摇高或使用软枕垫起，与床水平线呈 40°～50°角，摇起膝下支架，使老年人呈半坐位。摆放好移动升降桌	护理员向老年人解释需摇高床头
步骤 5	修剪手指甲	（1）再次洗手。 （2）移动升降桌上物品摆放合理，放置好水盆。 （3）将老年人一只手放入装有温水的盆内，浸泡 5min，以手心→手背→指缝的顺序清洗手部至无污垢，并用毛巾轻轻搓洗指缝污垢后擦干。 （4）撤掉水盆，擦干浸泡的手放在铺好的防水单上（纸巾）。	水温 40～45℃，修剪的指甲呈弧形，保留 2mm 指甲长度，指甲光滑无毛刺

步骤	流程	操作步骤	备注
步骤5	修剪手指甲	（5）用一只手握住老年人的手，用另一只手持指甲刀进行修剪，修剪顺序：先剪中间，再修剪两侧边角。 （6）逐一锉平甲边缘。 （7）同样方法修剪另一侧手指甲。 （8）均匀涂抹乳液保湿	
步骤6	修剪脚指甲	（1）再次洗手。 （2）摇下膝下支架，撤掉移动升降桌，放置好水盆，物品摆放合理。 （3）老年人一只脚放入装有温水的盆内浸泡5min，用毛巾先轻轻搓洗趾缝污垢，再搓洗足心和足跟。 （4）撤掉水盆，擦干浸泡的脚放在铺好的防水单上。 （5）一只手握住老年人的脚趾，另一只手持指甲刀进行修剪，修剪顺序：先剪中间，再修剪两侧边角。 （6）挫平趾甲边缘。 （7）用同样方法修剪另一侧脚指甲。 （8）均匀涂抹乳液保湿	注意收集剪下的脚指甲，包于纸内
步骤7	整理用物	（1）撤下用物和升降桌，询问老年人体位摆放需求。 （2）告知老年人指（趾）甲的日常清洁与保养知识。 （3）整理，清洗用物，指甲刀浸泡消毒，晾干备用。 （4）洗手，记录老年人一般情况与当前指（趾）甲、皮肤状态、操作后状态反应。 （5）整理床单位，并询问是否有其他不适或需求	注意保护皮肤；检查床铺上有无掉落的指（趾）甲
注意事项		1. 老年人沐浴后指（趾）甲较软，便于修剪。 2. 指（趾）甲修剪不可过短、过深，防止指（趾）甲向甲沟生长，引起出血或炎症。 3. 修剪指（趾）甲应该从中间剪起，再修正两边。手指甲应该以圆形为主，脚指甲应该以平行为主，逐一修剪后再用指甲锉修整边缘，以免挠伤皮肤。 4. 在老年人安静、配合的状态下为老年人修剪指（趾）甲，要避免损伤皮肤。 5. 老年人修剪指（趾）甲的频率一般是手指甲每月2次，脚指甲每月2~3次为宜。剪指（趾）甲的合适长度是指（趾）甲顶端与指（趾）顶齐平或稍长一些，留出一小条白边即可。 6. 如碰到有嵌甲的老年人，应建议老年人及时到医院诊治或请修脚师整修。	

续　表

步骤	流程	操作步骤	备注
注意事项		7. 如果老年人有灰指甲，照护人员不要擅自为老年人修剪，以免出血，可以定期请专业人员为老年人修剪。 8. 给糖尿病人修剪指（趾）甲的时候应该特别注意不要伤到皮肤引发感染	

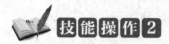
技能操作2

为老年人掏耵聍

操作规程

步骤	流程	操作步骤	备注
步骤1	操作前评估	（1）站在床前，身体前倾，微笑面对老年人，对照床头卡核对房间号、床号、姓名、性别、年龄。 （2）评估老年人的神志、配合程度，评估并记录老年人饮食、大小便、睡眠、皮肤状态、肌力等一般情况。 （3）评估老年人的相关特殊情况：掏耵聍的能力、生活习惯，检查是否有耵聍栓塞及引发的耳闷、耳鸣、耳胀、耳痒等情况	尊重老年人个人习惯及需求，解释卫生的重要性；评估老年人的肌力及配合情况
步骤2	工作准备	（1）环境准备：房间干净、整洁；空气清新、无异味；光线明亮，冬季调节室温至18~22℃。 （2）护理员准备：着装整齐，用七步洗手法洗净双手，戴口罩。 （3）物品准备：耳镜、手电筒、耵聍钩、纱布、医用棉签、笔和记录单、免洗洗手液	耵聍钩专人专用，避免交叉感染；合理摆放用品，方便操作
步骤3	沟通核对	（1）将护理车摆放在床头。 （2）再次核对房间号、床号、姓名、性别、年龄。 （3）向老年人告知掏耵聍的操作必要性，流程时间与需要配合的地方，征得老年人同意	操作前解释可能引起的不适感，如轻度瘙痒
步骤4	摆放体位	将床头摇高，与床水平线呈90°角，使老年人呈坐位，头稍后仰并偏向一侧	向老年人解释需摇高床头
步骤5	取耵聍	（1）再次洗手。 （2）站立于老年人的侧面，用耳镜检查耵聍栓塞的深度，用耵聍钩轻轻将耵聍取出，必要时用手电筒照明。 （3）耵聍取出后用棉签清洁外耳道	较小的耵聍可直接用镊子、耵聍钩取出；操作时动作轻柔，忌用力过猛及耵聍钩进入过深误伤鼓膜

续 表

步骤	流程	操作步骤	备注
步骤6	整理用物	(1) 询问老年人体位摆放需求。 (2) 告知老年人耳朵的日常清洁知识。 (3) 整理，清洗用物。耵聍钩浸泡消毒，晾干备用。 (4) 洗手，记录老年人一般情况与当前耳朵状态、操作后状态反应。 (5) 整理床单位，并询问是否有其他不适或需求	检查床铺上有无掉落的耵聍
	注意事项	1. 操作前解释可能引起的不适感，如轻度瘙痒，取得老年人配合。 2. 操作时动作轻柔，忌用力过猛及耵聍钩进入过深导致鼓膜穿孔，听力下降，甚至并发中耳炎。 3. 不要用硬物自行频繁掏挖，不然可能不但清理不出耵聍，反而将耵聍推向耳道深部，形成耵聍栓塞，导致听力减退，压迫鼓膜引起耳鸣，眩晕。 4. 忌用不干净的挖耳勺、长指甲等挖耳，易挖出细微的伤口，很容易造成外耳道真菌感染。 5. 大而坚硬的耵聍，可先用3%~5%碳酸氢钠溶液或植物油滴耳，每日5~6次，一般连滴三天，待耵聍软化后再行取出。 6. 有外耳道炎、中耳炎、耵聍分泌旺盛或者佩戴助听器者，需要定期去医院进行耳部检查，以减少耵聍栓塞的可能性	

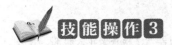 技能操作3

为老年人剪鼻毛

操作规程

步骤	流程	操作步骤	备注
步骤1	操作前评估	(1) 站在床前，身体前倾，微笑面对老年人，对照床头卡核对老年人房间号、床号、姓名、性别、年龄。 (2) 评估老年人的神志、配合程度，评估并记录老年人饮食、大小便、睡眠、皮肤状态、肌力等一般情况。 (3) 评估老年人的相关特殊情况：剪鼻毛的能力，生活习惯，检查鼻部情况，有无鼻中隔偏曲，询问有无鼻腔手术史	尊重老年人个人习惯及需求，解释卫生的重要性；评估老年人的肌力及配合情况
步骤2	工作准备	(1) 环境准备：房间干净、整洁；空气清新、无异味；光线明亮，冬季调节室温至18~22℃。 (2) 护理员准备：着装整齐，用七步洗手法洗净双手，戴口罩。 (3) 物品准备：眼科弯剪（或专业鼻毛修剪器）、凡士林油、棉签、额镜、光源、肩枕、笔和记录单、免洗洗手液	眼科弯剪（或专业鼻毛修剪器）专人专用，避免交叉感染

245

步骤	流程	操作步骤	备注
步骤3	沟通核对	（1）将护理车摆放在床头。 （2）再次核对房间号、床号、姓名、性别、年龄。 （3）向老年人告知剪鼻毛的操作流程、时间与需要配合的地方，征得老年人同意	操作前解释可能引起的不适感，如轻度瘙痒
步骤4	摆放体位	（1）将床头摇高，与床水平线呈90°角，使老年人呈坐位。 （2）将肩枕垫在老年人颈后，嘱咐老年人头稍后仰	向老年人解释需摇高床头
步骤5	剪鼻毛	（1）再次洗手。 （2）坐于老年人的对面，额镜对光，灯光焦点集中在一侧鼻孔剪鼻毛。 （3）用棉签涂凡士林油膏于弯剪面上，左手拇指将患者鼻尖轻轻抬起，右手持弯剪刀，凸面贴紧鼻前庭皮肤，沿鼻毛根部剪除鼻毛。 （4）用棉签将鼻前庭鼻毛擦干净，检查是否剪干净	操作时动作轻柔，忌用剪刀拨开皱襞修剪鼻毛，以防损伤鼻腔黏膜
步骤6	整理用物	（1）询问老年人体位摆放需求。 （2）告知老年人鼻子的日常清洁知识。 （3）整理，清洗用物。弯剪、专业鼻毛修剪器弯剪面上凡士林油擦除后浸泡消毒，晾干备用。 （4）洗手，记录老年人一般情况与当前鼻部状态，操作后状态反应。 （5）整理床单位，并询问是否有其他不适或需求	检查老年人脸部，衣服及床铺上有无掉落的鼻毛
注意事项		1. 不要频繁修剪鼻毛，不宜修剪过短，建议每两周一次，以免破坏呼吸系统中鼻毛的清洁防御功能，一旦修剪过勤，无法使鼻毛发挥其功效，很容易引起一些呼吸道感染，甚至会出现反复鼻出血的情况。 2. 特别禁忌：（1）用剪刀或者修眉刀修剪鼻毛，可能会划伤鼻腔，导致细菌直接侵入伤口，这会引起鼻腔内感染，甚至还会造成颅内感染；（2）用手直接拔掉鼻毛会破坏鼻毛的毛囊，大量的细菌会直接侵入，很容易引起鼻前庭炎或者是鼻前庭疖肿	

单元6　协助老年人梳洗

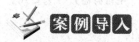 案例导入

　　孙爷爷，82岁，患有脑卒中后遗症，长期卧床，神志清醒，右侧肢体瘫痪，日常

生活主要靠护理人员协助完成，请护理员协助孙爷爷进行梳洗。

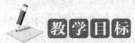 **教学目标**

1. 了解老年人梳洗的意义
2. 掌握老年人梳洗的内容
3. 掌握老年人梳洗的护理要点、风险点、操作关键点
4. 能协助老年人进行梳洗
5. 具备细心、耐心的工作作风

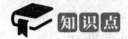 **知识点**

一、老年人梳洗的意义

早晨起床以后，洗脸、洗手、梳头、剃须等梳洗是人们每天保持仪表整洁的必需事项。大家知道，仪表是代表人的教养和精神面貌的外在表现，所以保持良好的仪容和仪表习惯不但是为了清洁，让老年人感到舒服，而且也有利于保持老年人的自尊，有助于老年人参与社会活动，促进良好的人际关系。

二、老年人梳洗的内容

梳洗的照护包括洗脸、洗手、梳头、剃须、更衣换装和化妆等。

在进行梳洗的照护之前，要事先准备好用具和物品，如洗脸盆、毛巾、装了热水的水瓶或水壶、梳子、镜子、浴巾（或披肩），其他根据需要还可以准备剃须刀、香皂等。

对于生活能够自理，自己能稳定地坐起来，而且上肢也能够自由顺畅活动的老年人，护理员要协助老人进行梳洗，对于可自行下床的老年人，要尽量鼓励他们到卫生间进行梳洗。

对于生活只能半自理，而且自己无法坐稳、因为偏瘫等原因上肢无法自由活动的老年人，护理员应该在调动他们残存能力的同时，协助他们进行梳洗，尤其注意，不可样样代办，要尽可能地调动老年人尚有的活动能力让老年人自己来完成一部分的工作。

对于长期卧床不起、生活无法自理的老年人，或有严重的认知功能障碍而本人没有意识到梳洗必要性的老年人，那就需要护理员来为老年人做好全部的梳洗工作了，在帮助生活无法自理的老年人进行梳洗时，事先要耐心、清楚地向老年人说明梳洗的各项内容，同时要让老年人照照镜子等，尽可能地让老年人参与自己的仪容整洁的活动。

三、老年人梳洗的护理要点

1. 洗脸

早晨起床穿好衣服之后，洗脸是梳洗的第一件事，在帮助失能半失能的老年人洗脸时，对有能力到卫生间的老年人要尽量鼓励他们到卫生间去洗脸，如果老年人无法去卫

生间，要尽量帮助老年人坐起身来自己洗脸，这时可以帮助老年人戴上围裙，挽起袖口来洗脸，并且要准备好擦脸的热毛巾，老年人自己洗脸时，眼屎可能会粘在眼角里不易清洗干净，护理员应该用浸过凉开水的脱脂棉或纱布小心地帮助老年人把眼屎擦干净。

如果老年人无法起身只能躺着的话，护理员可以把脸盆和毛巾等洗脸用具放置于床旁桌上，首先要用热毛巾擦拭脸部，擦拭的顺序是眼睛、前额、鼻子、脸颊、嘴。

护理员可以用轻薄型的毛巾或湿毛巾为老年人洗脸，洗脸时，耳朵和脖子周围也要仔细擦拭，然后用干毛巾吸干水分。

2. 洗手

饭前便后都要洗手，这是日常生活中最基本的清洁卫生，对于因失能半失能而卧床的老年人来说，手部的清洁护理是身体清洁照护中必不可少的一环，帮助失能半失能的老年人洗手时需要事先准备的用品包括洗脸盆（洗手用）、水桶（装水用）、盛热水的水壶、肥皂或者沐浴露、浴巾、毛巾、塑料布，以及根据需要准备浴用手套和指甲刀等。

如果老年人能够坐起，可以采取坐卧位洗手，最好在护理床上架起平时帮助老年人就餐用的小饭桌，在小饭桌上先铺好防水布，再铺上毛巾，然后在上面放上盛有温水的脸盆，这时要注意，小饭桌的高度最好略高于老年人坐起时肘关节的高度，以便于洗手，如果老年人无法起身，可以采取侧卧位的姿势帮助老年人洗手。

3. 梳头

长期卧床的老年人头发会变得凌乱，有的会堆在一起很不美观。早晨起床后，护理员应该用梳子帮助老年人把头发梳理整齐，梳理头发还有助于维持头皮及头发的健康，修饰形象又能使老年人的心情愉悦。

4. 剃须

长胡须容易使老年人显得憔悴苍老，最好每天或经常剃须。剃须前用湿热毛巾热敷胡须使之变软，以便剃须，剃须用电动剃须刀或安全剃须刀为宜，护理员帮助剃须时动作要轻柔，用一只手舒展面部皱纹，另一只手持剃须刀轻刮，尽量不要逆刮，以免损伤皮肤。刮口周及鼻下部分时，可让长者鼓腮配合，剃须后，应当涂擦润肤露、面霜以补给水分和油脂，如不慎刮破，清洗干净伤口后用无菌创可贴覆盖伤口。

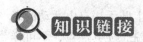 知识链接

梳头的目的

1. 清洁头发

经常给卧床老年人梳头，能清洁头发，去除头皮屑和脱落的头发，使头发清洁、整齐，改善老年人的形象，同时也能维护卧床老年人的自尊、自信。

2. 保护头发

梳头能按摩头皮，改善卧床老年人的头部血液循环和新陈代谢，促进头发生长的同时，也能在一定程度上预防脱发。

3. 促进大脑运动

头部是人的神经中枢所在地，分布着很多重要穴位，梳头不仅可以对头皮进行按

摩，还能刺激头颈部穴位，促进头颅内血液循环，使脑神经兴奋性提高，血管扩张，淋巴回流加快，从而改善颅内的供氧，减缓脑细胞老化进程，起到健脑防衰的作用。

4. 增进护理员与老年人之间感情

维护卧床老年人的自尊、自信，增进护理员与老年人之间感情的交流，能够建立良好的照护关系。

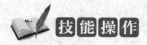

协助老年人梳洗

一、操作规程

步骤	流程	操作步骤	备注
步骤1	操作前评估	（1）站在床前，身体前倾，微笑面对老年人，对照床头卡核对老年人姓名、床号。 （2）评估老年人的自理能力：四肢的活动能力，能否坐起，能否自己完成洗脸、洗手、梳头、剃须等。 （3）评估老年人对自身仪表的重视程度及合作程度，以及个人护肤习惯。 （4）评估老年人面部有无皮疹、伤口、感染、五官有无疾病。 （5）评估老年人头发的长短、清洁度，头皮有无伤口感染。 （6）评估老年人胡须的长度、老年人有无留胡须的习惯	根据老年人自理情况，选择合适体位进行照护，尊重老年人的个人习惯，若出现面部大面积皮疹、伤口、感染，应立即通知医护人员处理
步骤2	工作准备	（1）环境准备：房间环境干净、整洁；温湿度适宜。 （2）护理员准备：衣着整洁；用七步洗手法洗净双手。 （3）物品准备：脸盆（内盛半盆38~40℃的温水）、毛巾、浴巾、香皂、润肤品、梳子、电动剃须刀、笔和记录单、免洗洗手液	必要时用屏风或布帘遮挡，酌情关闭门窗，指（趾）甲不过甲缘
步骤3	沟通	（1）携用物进入老年人房间，将脸盆放在床旁凳子上。 （2）向老年人告知准备为其梳洗，使老年人做好身心准备，并取得老年人配合	态度和蔼，语言亲切

步骤	流程	操作步骤	备注
步骤4	洗脸	（1）坐位洗脸： ①协助老年人取坐位。 ②将毛巾围在老年人胸前，将盛有温水的脸盆放在老年人面前。 ③一只手扶住老年人肩部，另一只手沾温水将老年人面部打湿，护理员手部涂擦香皂，依次擦拭老年人的额头、鼻部、口周、下颌、面颊、眼周、耳后及颈部，反复多次用清水将老年人面部皂液洗净，取毛巾擦干面部。 ④给老年人面部均匀涂擦润肤品。 （2）卧位洗脸： ①协助老年人取平卧位或半卧位。 ②解开老年人衣服最上面纽扣并向内反折，将浴巾围在老年人颈下和胸前被子及枕头上。 ③将毛巾浸湿温水后拧干、展开，十字对折呈四层，用对折后的四个角，分别擦洗老年人双眼的内眼角和外眼角。 ④再次将毛巾洗净拧去水分，包裹于护理员手上，涂抹香皂，分别擦洗老年人的额头、鼻部、口唇周围、面颊、耳后及颈部四周。 ⑤反复投洗，直至洗净毛巾，将老年人面部皂液擦净，取毛巾擦干面部。 ⑥给老年人面部均匀涂擦润肤品	脸盆摆放平稳，预防衣物被打湿；注意老年人反应及沟通
步骤5	洗手	（1）坐位洗手： ①协助老年人取坐位。 ②将浴巾铺在老年人大腿上，将盛有温水的脸盆放在老年人面前。 ③将老年人一只手臂的衣袖挽起，在脸盆中浸湿后抬起来。 ④拉住老年人的一只手涂擦香皂，并依次揉搓手掌、手背、指缝、指尖及手腕。 ⑤再次将老年人的手浸入脸盆中，反复多次将皂液洗净并擦干，给老年人的手部均匀涂抹润肤品。 ⑥用同样的方法洗净另一只手。 （2）卧位洗手： ①协助老年人取平卧位或侧卧位。 ②将浴巾铺在老年人近侧手臂的下面，与肩平齐，将盛有温水的脸盆放在床旁凳上。	脸盆摆放平稳，预防衣物被打湿，注意老年人反应及沟通。不要有遗漏的部位。

步骤	流程	操作步骤	备注
步骤5	洗手	③将老年人近侧手臂衣袖卷起，在脸盆中浸泡一会儿。 ④拉住老年人的一只手涂擦香皂，依次揉搓手掌、手背、指缝、指尖及手腕。 ⑤再次将老年人的手浸没在脸盆中，反复多次将皂液洗净并擦干，给老年人的手部均匀涂抹润肤品。 ⑥用同样的方法洗净另一只手	脸盆的位置应该低于卧床老年人的肘关节的高度；老年人手部比较僵硬时，不能硬掰，手部蜷缩的老年人，手心容易积汗液或污垢，要把手放在水里温热后，再一个一个地展开手指，擦洗指缝和手心
步骤6	梳头	（1）坐位梳头： ①协助老年人取坐位，将干毛巾铺在老年人肩上。 ②左手压住发根，右手梳理头发至平顺。 ③将干毛巾由两侧朝中间卷起撤下。 （2）仰卧位梳头： ①协助老年人取仰卧位，托起老年人头部，将干毛巾铺在枕头上。 ②协助老年人将头转向一侧，左手压住发根，右手梳理一侧头发至平顺。 ③梳完一侧，协助老年人头部转向另一侧，用同样方法梳理另一侧至平顺。 ④左手托起老年人头部，右手将干毛巾由一侧卷起撤下	头发较长不易疏通时，可分段梳理，先梳理靠近发梢的一段，梳理通顺后，再从发根梳至发梢
步骤7	剃须	（1）调整姿势： ①协助老年人取坐位或仰卧位。 ②将干毛巾围在老年人颌下及头肩下。 （2）开始剃须： ①右手持电动剃须刀，左手向脸颊外部轻推皮肤，绷紧剃须部位。 ②按下电动剃须刀开关，按从左至右、从上到下的顺序剃须。 （3）剃须完毕： ①取下老年人颈部及胸前干毛巾，擦拭剃须部位。 ②关闭电动剃须刀开关，给老年人的剃须部位涂抹润肤品	如果胡须很长，先将胡须修剪短至1cm左右；用手检查触摸剃须部位，应剃净

续 表

步骤	流程	操作步骤	备注
步骤8	用物整理	（1）协助老年人采取舒适体位并整理床铺。 （2）携用物至卫生间，将脸盆中污水倾倒于洗手池内，将毛巾上的头屑及脱落头发抖落于垃圾桶内。检查床铺有无掉落的污物等。 （3）清洗毛巾及脸盆，毛巾悬挂晾干。 （4）洗净双手，做好记录	
注意事项		1. 水温不可过热，以防烫伤。 2. 清洗面部及双手时，不要有遗漏部位。 3. 梳理动作要轻缓，不可以强拉硬拽。 4. 头发缠绕成团不易疏通时，可沾水湿润后再梳理。 5. 剃须时，应绷紧皮肤，以免刮伤皮肤。 6. 胡须较为坚硬时，可用温热毛巾热敷5~10min。 7. 电动剃须刀应专人专用，避免交叉感染	

二、操作风险点

1. 结膜炎：洗脸时，眼屎未处理。

2. 皮下出血：擦拭手时，过于使劲抓、按手背。

3. 头皮损伤：直接从发根到发梢用力梳发，容易扯断头发或拔出发根。

4. 皮肤刮破：剃须前未用湿热毛巾热敷胡须；剃须时没有舒展面部皱纹；逆刮。

5. 烫伤：擦洗或浸泡用的温水未测温。

三、操作关键点

1. 操作前做好评估与沟通，根据老年人的病情、意识、自理程度以及个人护肤习惯，协助老年人取适宜体位，选择老年人喜欢的方式进行梳洗。

2. 梳洗过程中，密切观察老年人，应做到以下几点：

（1）洗脸时，眼角、耳道及耳廓等褶皱较多部位重点擦拭。

（2）洗手时，用力点在手心，从手心向手指快速仔细地一根一根地擦拭手指，记得擦手心和指缝。

（3）梳头时，短发者：发根→发梢；长发者：头发由发梢至发根分区段梳理；如有打结可将头发上段绕在食指上从下端一段段往上梳或用30%酒精湿润后再梳顺。

（4）剃须时，从左至右，从上到下，先顺毛孔剃，再逆毛孔剃，最后再顺毛孔剃一次，可请老年人自己检查有无胡茬。

3. 梳洗完毕，涂擦润肤品，防止老年人面部、手部皮肤干燥。

单元 7 为老年人洗脚

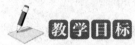 案例导入

张奶奶，87 岁，患有帕金森病，神志清醒，行走需搀扶，晚上睡觉前，请护理员为张奶奶清洗双脚。

✏️ 教学目标

1. 了解洗脚知识及功效
2. 掌握老年人洗脚的护理要点
3. 掌握老年人洗脚的风险点、操作关键点
4. 能为老年人洗脚
5. 具备爱老、助老的职业情怀

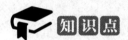 知识点

一、洗脚的知识及功效

洗脚不但可以保持脚部清洁，还可以促进血液循环使全身温暖，对于有肢体功能障碍的老年人，在洗脚的同时，按摩脚部有预防和改善脚部挛缩的康复作用，经常帮助卧床老年人洗脚，不但可以使脚部的污垢更容易脱落，同时也会给老年人带来犹如洗澡一样舒服的感觉。

睡前洗脚有促进睡眠的功效。因此，老年人尽可能做到一日洗脚一次。

二、老年人洗脚的护理要点

在做洗脚照护时需要事先准备的用品包括水桶或者较深的洗脚盆、盛热水的水壶、香皂、毛巾、防水布、浴用手套等，也可以根据需要准备好剪指刀。

第一，水温一般以 38~40℃ 为宜，护理员可用水温计测试水温，然后用少量水让老年人感受水温是否合适，防止烫伤。

第二，根据老年人的一般情况，对于能下床的老年人可协助其坐在椅子上，卧床的老年人可取仰卧位，适当抬高床头，在脚部床面上铺防水布，在脚下合适位置放置水盆，将双脚浸泡于温水中，洗脚时将毛巾一侧卷在手上，其余放入水盆内可防止水的溅出，保持床铺的干燥。

第三，每日至少洗脚一次，可配合进行脚部按摩，以达到促进血液循环的目的。

第四，护理员协助老年人洗脚（特别是患有糖尿病的老年人）时，需要观察其脚部皮肤的颜色、破溃、损伤等情况。

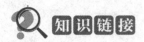
知识链接

糖尿病病人足溃疡的日常护理

1. 糖尿病足的概念

糖尿病足患者因下肢远端神经异常和不同程度的血管病变导致的足部感染、溃疡和（或）深层组织破坏，是糖尿病患者致残、致死的严重慢性并发症之一，糖尿病患者未出现足溃疡，但存在周围神经病变称为糖尿病高危足。

糖尿病足主要表现为感染、溃疡和坏疽，还伴有糖尿病所致的周围神经病变和（或）下肢血管病变。图4-15显示了糖尿病足溃疡等级。

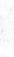

0级：有发生溃疡危险的因素，目前，尚无溃疡。　1级：表面溃疡，临床无感染。　2级：较深的溃疡，常合并软组织感染，无脓肿或骨组织感染。　3级：深度感染，伴骨组织病变或脓肿。　4级：局限性坏疽（趾、足跟或前足背）。　5级：全足坏疽。

图4-15　糖尿病足溃疡等级

2. 糖尿病足溃疡的病因分类

（1）神经性溃疡：常见于反复受压部位，如跖骨头足底面、胼胝中央等，患者通常有患足麻木、感觉异常、皮肤干燥等神经病变表现，但局部供血较好。

（2）缺血性溃疡：多见于足背外侧、足趾尖部或足跟部，局部感觉正常，患者下肢发凉感、间歇性跛行、静息痛等，足背动脉搏动减弱或消失，足部皮温减低但局部感觉正常。

（3）混合型溃疡：糖尿病足患者以此类居多，同时合并周围神经病变和周围血管病变，因此兼具神经性溃疡和缺血性溃疡的表现。

3. 糖尿病足坏疽的性质分类

（1）湿性坏疽：局部红、肿、热、痛、功能障碍等，严重者伴有毒血症或败血症。

（2）干性坏疽：肢体管腔狭窄或闭塞产生局部血供障碍，导致缺血组织发生干性坏死。

（3）混合性坏疽：肢端局部供血障碍引起干性坏疽，而病变另一部分合并感染。

4. 糖尿病病人足溃疡的危险部位（图4-16）

5. 糖尿病病人足溃疡的日常护理

（1）每晚用37℃左右（低于40℃）的温水，洗脚5~10min，不宜长时间泡脚。洗脚前用水温计测量水的温度（如无水温计，用手腕内侧或请家人代试水温，水温以无烫感为宜），避免烫伤，双脚洗净后用柔软、吸水、浅色毛巾擦干。

（2）以下情况不宜泡脚：足部皮肤破损；有冠心病、心功能不全、中风病史；伴静脉曲张；神经缺血性病变同时存在；足癣；胼胝变黑色（胼胝下出血）。

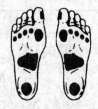
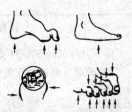

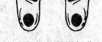

危险部位（阴影部分）　　危险部位（箭头所示部分）

图 4-16　糖尿病病人足溃疡的危险部位

（3）日常检查：请家人或用镜子检查自己的足底和趾缝。

（4）足部按摩每日早、中、晚各 1 次，每次 10min 动作轻柔，应从下往上按摩，以改善足部微循环。

（5）规律运动，卧床患者可于床上"蹬自行车"以改善循环，防止肌肉萎缩。

（6）选用大小合适、圆头、防滑、透气性好、带搭扣的鞋，鞋底不宜太薄，鞋后帮的空间以可以伸入一指为宜，不穿外露脚趾的凉鞋，也不赤脚穿鞋走路或在家穿袜子走路。对于新鞋，穿 20～30min 后应脱下检查双脚是否有压红的区域或摩擦的痕迹。买鞋时，应选择下午的时间段购买。

（7）穿鞋前，应检查鞋里是否存在粗糙的接缝或异物。

（8）选用浅色、无破损的棉袜，袜口勿太松或太紧。每天更换袜子，必要时可选用五趾袜。

（9）修剪趾甲时，平剪成"一"字即可，不要斜剪趾甲的两侧缘，不可修剪过深，剪后需要磨平，不可去修脚店修剪，趾甲畸形的患者应去糖尿病足专科门诊处理。

（10）切忌使用热水袋、电热毯、暖脚壶等取暖设施，勿烤火、拔火罐、艾灸，以防烫伤。

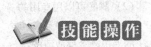技能操作

为老年人洗脚

一、操作规程

步骤	流程	操作步骤	备注
步骤 1	操作前评估	（1）站在床前，身体前倾，微笑面对老年人，对照床头卡核对老年人姓名、床号。 （2）评估老年人的病情（有无糖尿病和周围血管疾病）、意识、合作和耐受能力（四肢活动能力，能否自我完成足部清洁）、足部清洁程度及卫生习惯。 （3）评估老年人足部的皮肤有无破溃、皮疹等，皮肤颜色和温度等	（1）根据老年人自理情况，选择合适体位进行照护，尊重老年人的个人习惯，足部有炎症或者皮肤破损处尽量不沾水。 （2）为患有传染性脚部疾病的老年人洗脚应戴手套

步骤	流程	操作步骤	备注
步骤2	工作准备	（1）环境准备：房间环境干净、整洁；温湿度适宜。 （2）护理员准备：衣着整洁；用七步洗手法洗净双手。 （3）物品准备：洗脚盆（内盛1/2~2/3盆、38~40℃的温水）、毛巾、防水布、香皂、润肤品、笔和记录单、免洗洗手液	酌情关闭门窗；指甲不过甲缘；先加冷水，再加热水，最后放入毛巾
步骤3	沟通	（1）携用物进入老年人房间。 （2）向老年人告知准备为其洗脚，让老年人做好身心准备，并取得老年人配合	态度和蔼，语言亲切
步骤4	洗脚	（1）坐位洗脚： ①协助老年人取椅子坐位或者床端坐位。 ②将盛有温水的洗脚盆放于老年人脚前。 ③卷起裤腿至膝部，将老年人双脚放于洗脚盆中，泡脚10min。 ④抬起老年人一只脚，在脚底、脚面涂擦香皂，揉搓脚底、脚背、趾缝及脚踝，同法洗净另一只脚。 ⑤将老年人的脚浸没在洗脚盆中，反复多次洗净皂液。 ⑥取毛巾擦干脚部。 ⑦给老年人的双脚涂抹润肤品。 （2）仰卧位洗脚： ①协助老年人取仰卧位。 ②将老年人被尾向上反折，盖到膝盖上面10cm左右。 ③将软枕垫在老年人膝下腘窝处支撑，让老年人的双膝弯曲腿立起来。 ④将防水布铺在老年人脚下位置的褥子上，放置好洗脚盆。 ⑤卷起裤腿至膝部，帮助老年人把双脚放入洗脚盆里浸泡10min，抬起老年人的一只脚，涂擦香皂，并揉搓脚掌、脚背、足跟、趾缝、脚踝。同法洗净另一只脚。 ⑥将老年人的脚再次浸没在水中，反复多次洗净皂液。 ⑦取毛巾擦干脚部。 ⑧给老年人的双脚涂抹润肤品。 ⑨撤去洗脚盆、防水布和膝下软枕，盖好被子	（1）脚趾缝里容易藏污纳垢，应该留意认真清洗。 （2）脚底可以用专用的小刷子或者比较硬一点的毛巾蘸上皂液清洗。 （3）按照从脚跟至脚趾的顺序涂抹。根据需要为老年人修剪趾甲

续　表

步骤	流程	操作步骤	备注
步骤5	用物整理	（1）协助老年人采取舒适体位并整理床铺。 （2）携用物至卫生间，将洗脚盆中污水倾倒于水池内，将用物放回原处。 （3）清洗毛巾及洗脚盆，毛巾悬挂晾干。 （4）洗净双手	
	注意事项	1. 水温不可过冷或过热，以防引起不适或烫伤。 2. 洗脚前，应检查老年人脚部皮肤情况，如若发现脚部有损伤不可进行足浴。 3. 清洗双脚时，要充分浸泡，并注意趾缝的清洗，不要有遗漏部位。 4. 泡脚过程中要注意观察并询问老年人感受。 5. 擦干双脚时，应着重注意擦干趾缝。 6. 洗脚盆及毛巾应专人专用，避免交叉使用。 7. 尊重老年人的个人习惯，必要时涂抹润肤品，防止干燥	

二、操作风险点

1. 烫伤：浸泡用的温水未测温，患有糖尿病的老年人感知不出水温。

2. 皲裂：清洗完毕，未给双脚涂擦润肤品。

3. 头晕胸闷：洗脚时间太长，导致血液更多地流向下肢，引起大脑和心脏供血不足。

4. 营养不良：长期饭后半小时内就进行洗脚，会导致老年人身体胃部的血液供给不足，影响消化功能。

5. 感染：为脚部有皮肤病（湿疹、疤疹）的老年人洗脚，容易导致患处的皮肤发生破损。

三、操作关键点

1. 操作前做好评估与沟通，根据老年人的病情、意识、合作和四肢活动能力、脚的清洁程度及个人卫生习惯，协助老年人取适宜体位，选择老年人喜欢的方式进行洗脚。

2. 洗脚过程中，密切观察老年人，应做到：将脚放入调节好水温的洗脚盆中充分浸泡；用香皂细致擦洗，顺序：踝部→脚背→脚心→趾缝，去除脚部污垢和死皮，动作轻柔，不可以强拉硬拽；对患有糖尿病的老年人，应严格控制水温不超过40℃，并控制洗脚时间。

3. 清洗完毕，擦干双脚及趾缝，涂擦润肤品，防止老年人双脚皮肤皲裂。

单元8　为老年人进行会阴部清洁

案例导入

李奶奶，89岁，脑梗后遗症，生活不能自理，长期卧床，神志清醒，二便偶有失禁，使用一次性纸尿裤，请护理员为李奶奶进行会阴部清洁。

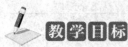

教学目标

1. 了解会阴部清洁的概念及目的
2. 掌握老年人会阴部清洁的护理要点
3. 掌握老年人会阴部清洁的风险点、操作关键点
4. 能为老年人进行会阴部清洁
5. 保护老年人隐私，维护老年人尊严

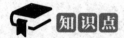

知识点

一、会阴部清洁的概念及目的

会阴部位的清洁很重要，包括清洁会阴部及其周围皮肤，由于会阴部特殊的生理结构，以及其温暖、潮湿、通气较差、阴毛较密利于微生物生长繁殖等特点，成为病原微生物侵入人体的主要途径。

为了预防老年人泌尿系统感染、尿布疹，护理员应当每天为卧床老年人进行会阴部位的清洁，去除异味，保持清洁，预防感染，增进其舒适度。

二、老年人会阴部清洁的护理要点

由于会阴部属于隐私部位，护理员要督促有自理能力的老年人自己清洁护理，对于不能自理的老年人，护理员要向其说明必要性，消除老年人紧张的情绪，为老年人进行会阴部清洁时，动作一定要轻柔，让老年人感到舒适。

在为老年人进行会阴部清洁之前，护理员首先要观察老年人会阴部的情况。

①有无水肿、炎症等感染现象，有无外阴瘙痒。

②皮肤完整性，有无溃疡、赘生物或肿块。

③皮肤的颜色、湿润程度，有无萎缩、增厚或变薄。

④女性老年人阴道是否流血，白带量、色、味、质是否正常。

⑤男性老年人龟头处有无红肿、分泌物颜色和气味、阴囊大小、有无异常肿块。

⑥肛门有无痔疮或痔核脱出。

会阴部特别容易被排泄物污染，由此而产生恶臭等，有时还会导致女性老年人尿路感染，因此对于卧床老年人来说，保持会阴部的清洁非常重要，无法洗澡的老年人或是使用纸尿裤的老年人，除每次排泄后进行擦拭外，每天至少应该对会阴部进行清洗或擦拭一次。

因为失能半失能而卧床不起、不得不由他人来为自己清洗和擦拭会阴部，这对于老年人来说，毕竟是万不得已而感到害羞的事，所以要充分考虑到老年人的心情，用浴巾等及时遮盖，避免不必要的暴露，保护老年人的隐私。

清洁会阴部时需要事先准备的用品，包括盛热水的水壶、冲洗用的瓶子、毛巾、浴巾、便器、防水布、纱布、一次性手套，以及根据老年人的实际情况准备替换的纸尿裤等。

清洁会阴部时，应使用专用的脸盆和毛巾，擦拭会阴部的毛巾应该和擦拭身体的毛巾区别开来，为了预防感染不要徒手接触私处，尽可能使用一次性手套。

会阴部由于其特殊的生理结构，尿道口是相对最干净的部位，肛门是相对不干净的部位，在进行会阴部清洁时，应该由前向后，先擦洗尿道口，后擦洗肛门，以防发生感染。

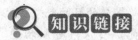

认识泌尿系统感染

泌尿系统感染又称尿路感染（简称尿感），指由于各种病原微生物感染所引起的尿路急、慢性炎症，肾盂肾炎、输尿管炎、膀胱炎、尿道炎等都属于泌尿系统感染，但以肾盂肾炎和膀胱炎较为多见。泌尿系统感染如果得不到规范彻底治疗而反复持久发作，可能导致肾功能损伤，甚至肾功能衰竭等；泌尿系统感染在不同性别、不同年龄人群中均可发病，特别是育龄女性、老年人和免疫功能低下者等更易发生。

1. 哪些情况容易引发泌尿系统感染？

（1）性别和年龄因素

女性，尤其是育龄期、妊娠期及绝经女性，60岁以上人群。

（2）尿路梗阻因素

由于尿路结石、膀胱癌、尿路狭窄、前列腺增生等疾病导致的尿路梗阻因素。

（3）泌尿系统功能和结构异常因素

包括膀胱-输尿管反流以及马蹄肾、异位肾、输尿管畸形、肾盂畸形、膀胱外翻、神经源性膀胱等。

（4）操作性因素

曾行导尿、留置导尿管、膀胱镜检查、逆行性尿路造影、尿道扩张、前列腺穿刺活检和输尿管镜检查等检查。

（5）机体免疫力低下因素

如长期卧床的重症慢性疾病；糖尿病、慢性肾脏疾病、晚期肿瘤等；肾移植术后、长期使用肾上腺糖皮质激素类药物、近期应用抗生素和免疫抑制剂（特别是存在基础疾病和久病体弱及高龄者）、营养不良、慢性腹泻等。

（6）代谢因素及其他因素

如慢性失钾、高尿酸血症、高钙血症、酸碱代谢异常等；妇科炎症、男性包茎、细菌性前列腺炎等。

（7）不良生活习惯和方式

饮水少、憋尿、个人卫生习惯不良、不洁性生活或性生活频繁、性生活前后不排尿等。

2. 泌尿系统感染有什么表现？

泌尿系统感染以急性肾盂肾炎和膀胱炎多见，可出现以下症状：尿频（排尿次数明显增加，但每次排尿量少）、尿急（突发的、强烈的排尿欲望，很难被主观控制）、尿痛（排尿时感到尿道疼痛或灼热感）、血尿、腰痛、小腹下坠感和疼痛、膀胱区疼痛、尿道分泌物增多等，甚至出现发热、食欲减退、恶心、呕吐等全身不适症状。

3. 如何预防泌尿系统感染？

（1）养成良好的生活习惯：保持规律生活，避免劳累，在病情允许情况下尽早离床活动、进行适量体育运动等，增强机体免疫力。

（2）注意多饮水、勤排尿：对于预防泌尿系统感染是最实用有效的预防方法。在无禁忌证的情形下，每日饮水达2000~3000ml，并尽量每2~3h排尿一次，每天尿量不少于1500ml，避免憋尿，以达到冲洗膀胱和尿道、避免细菌在尿路繁殖的目的。

（3）保持会阴部及肛周清洁：每日用清水清洗会阴部及肛周1~2次（分泌物过多，大、小便失禁等特殊情况增加频次），以保持清洁。

①如生活自理能力不足或会阴部有伤口等特殊情况，需由经过培训的家属或专业医护人员协助进行会阴部护理每日1~2次。

②会阴部护理可采用擦洗或冲洗方式进行，一般男性选择会阴擦洗，女性选择会阴冲洗或擦洗均可，一般情况下选择清水即可，水温38~40℃。

③会阴部有伤口者，需先冲洗或擦洗伤口处，再按顺序冲洗或擦洗，男性会阴部应按下列顺序擦洗：阴茎头部、冠状沟、下部及阴囊，注意包皮复原，擦洗完毕后用清洁用物擦干会阴部，最后擦净肛门；女性会阴部应按自上而下、由外至内的顺序擦洗或冲洗，包括外阴、尿道口及大腿内上1/3，最后至肛门，再用清洁用物擦干会阴部，最后擦净肛门。

④会阴冲洗或擦洗的棉球不可往返使用，且每擦洗一处均应更换新棉球。

⑤进行会阴部护理操作前，操作者应认真洗净双手，并注意操作动作的轻柔，避免过度刺激。

（4）注意日常卫生细节：洗澡时尽量用淋浴，避免盆浴；穿棉质内裤并经常更换，不穿紧身裤；女性患者注意排便后从前向后擦拭。

（5）特殊情况下，根据专业人员建议采取相应措施。

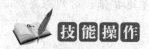 技能操作

为老年人进行会阴护理

一、操作规程

步骤	流程	操作步骤	备注
步骤1	操作前评估	（1）站在床前，身体前倾，微笑面对老年人，对照床头卡核对老年人姓名、床号。 （2）评估老年人的意识、合作程度以及生活自理能力。 （3）评估老年人会阴部有无伤口、有无失禁和是否留置导尿管。 （4）评估老年人会阴部清洁情况	确定会阴部清洁方法，尊重老年人的个人习惯

续　表

步骤	流程	操作步骤	备注
步骤 2	工作准备	（1）环境准备：房间环境干净、整洁；酌情关闭门窗，保持合适的温湿度，用屏风或布帘遮挡，保护隐私。 （2）护理员准备：衣着整洁；用七步洗手法洗净双手。 （3）物品准备：水盆（内盛 38～40℃的温水）、500ml 塑料瓶或冲洗壶（内盛 38~40℃的温水）、专用毛巾、浴巾、护理垫、便盆、一次性手套、清洁纸尿裤及尿片组合、笔和记录单、免洗洗手液	指甲不过甲缘
步骤 3	沟通	（1）携用物进入老年人房间。 （2）向老年人告知准备为其清洁会阴部，使得老年人做好身心准备，并取得老年人配合	态度和蔼，语言亲切
步骤 4	摆放体位	（1）协助老年人侧卧，将护理垫铺于老年人臀下，再协助其平卧，脱去老年人裤子。 （2）掀开被子下端并折向远侧，暴露老年人近侧下肢及会阴部。 （3）协助老年人取仰卧屈膝位，两腿略外展，在其臀下放置便盆，将浴巾盖在近侧下肢上，暴露会阴部及大腿上 1/3 处	注意保暖、保护隐私，为固定体位缓解疲劳，在腰下可以垫上浴巾等
步骤 5	清洁会阴部	（1）擦拭法： ①将专用毛巾用温水浸湿，拧至半干擦拭会阴部。 ②女性老年人： a. 戴一次性手套，擦洗两侧大腿根部，每擦洗一个部位需清洗毛巾或更换毛巾部位。 b. 从上向下擦洗大阴唇及大小阴唇间黏膜部分。 c. 用一只手分开小阴唇，暴露尿道口和阴道口；用另一只手从上向下擦洗阴蒂、尿道口及阴道口。 d. 撤去便盆，投洗并拧干毛巾，擦干会阴部并检查会阴部皮肤状况。 e. 更换护理垫，摘下一次性手套，撤下浴巾，为老年人盖好被子。 ③男性老年人： a. 戴一次性手套，擦洗两侧大腿根部，每擦洗一个部位需清洗毛巾或更换毛巾部位。 b. 提起阴茎，由尿道口向外环形擦洗阴茎头部，清洗毛巾，反复擦洗，直至擦干净为止。	注意不要弄湿衣服，可用湿热毛巾呈堤坝状置于腹部，阻挡水逆流

步骤	流程	操作步骤	备注
步骤5	清洁会阴部	c. 沿阴茎头部向阴茎根部擦洗，注意擦洗阴茎褶皱下皮肤。 d. 轻轻擦洗阴囊部，并将阴囊托起，再擦洗阴囊下皮肤褶皱处。 e. 撤去便盆，投洗并拧干毛巾，擦干会阴部并检查会阴部皮肤状况。 f. 更换护理垫，摘下一次性手套，撤下浴巾，为老年人盖好被子。 （2）冲洗法： ①先用手试探水温是否合适，戴一次性手套。 ②躺在床上冲洗： a. 一只手持冲洗壶，另一只手拿毛巾，边冲边擦洗会阴部。 b. 从阴阜向下至尿道口、阴道口冲洗擦拭至肛门部，以及大腿两侧腹股沟。 c. 撤去便盆，投洗并拧干毛巾，擦干会阴部并检查会阴部皮肤状况。 d. 更换护理垫，摘下一次性手套，撤下浴巾，为老年人盖好被子。 ③坐在便器上冲洗： a. 协助老年人褪下裤子到膝盖以下，坐于便器上。 b. 一只手持冲洗壶，另一只手拿毛巾，边用水浇淋边擦拭会阴部。 c. 嘱老年人身体前倾，稍抬臀，从其背后冲洗臀部。 d. 投洗并拧干毛巾，擦干会阴部。 e. 褪下裤腿，更换新内裤，再套上裤子，让老年人缓慢站起，将内裤及裤子提到腰部，穿好	
步骤6	用物整理	（1）协助老年人取舒适体位，整理床单位。 （2）倾倒便盆，刷洗晾干。 （3）将用物放回原处。 （4）洗净毛巾，悬挂晾干	
注意事项		1. 为老年人清洁会阴部的前、后都要彻底洗手。 2. 便盆不可硬塞于老年人臀下，以免挫伤骶尾部皮肤。 3. 水的温度要适合，以防过冷或过热引起老年人不适，并且注意保暖，保护老年人隐私。 4. 进行会阴部清洁时，动作应该轻柔，由上而下，由前向后擦洗，同时观察会阴部皮肤有无发红、水肿、分泌物、肿块等异常现象，发现问题立即报告医护人员。 5. 擦拭的毛巾应专用。 6. 留置导尿管者禁止冲洗，可进行局部擦拭	

二、操作风险点

1. 包皮嵌顿：为男性老年人进行会阴部清洁时，将包皮向后推，由尿道口向下清洁，操作结束后若不及时将包皮复位，可能产生包皮嵌顿。

2. 水肿：护理员为老年人进行会阴部清洁时发现异常，因部位比较隐私，未及时告知医护人员予以处理，以致老年人阴茎水肿加重。

3. 尿路感染：擦洗顺序不正确，由下到上，由后到前导致交叉感染；清洁会阴部的毛巾没有专用，造成交叉感染。

三、操作关键点

1. 操作前做好评估与沟通，根据老年人的意识、会阴部有无伤口、有无失禁和留置导尿管等情况，确定会阴部清洁的方法，注意保护老年人隐私。

2. 清洁会阴部过程中，密切观察老年人，应减少暴露，注意老年人保暖；每擦洗一处需变换毛巾部位；对于女性老年人，按照由上至下、由外到内的顺序，从会阴部上部向下至肛门部擦拭干净；对于男性老年人，一只手提起阴茎，另一只手取毛巾从上到下、环形擦洗阴茎头部、下部和阴囊。

3. 清洗完毕，擦干会阴部皮肤，注意观察会阴部皮肤情况，遇到二便失禁者，可在肛门和阴部涂凡士林或氧化锌软膏保护皮肤。

思政课堂　　　　思维导图

参考文献

［1］人力资源社会保障部教材办公室．养老护理员（初级）［M］．北京：中国劳动社会保障出版社；中国人事出版社，2020.

［2］人力资源社会保障部教材办公室．养老护理员（中级）［M］．北京：中国劳动社会保障出版社；中国人事出版社，2020.

［3］人力资源社会保障部教材办公室．养老护理员（基础知识）［M］．北京：中国劳动社会保障出版社；中国人事出版社，2020.

［4］李勇．老年照护（初级）［M］．北京：中国人口出版社，2019.

［5］李斌．老年照护（中级）［M］．北京：中国人口出版社，2019.

［6］季兰芳．营养与膳食［M］．北京：人民卫生出版社，2019.

［7］邹文开，赵红岗，杨根来．失智老年人照护职业技能教材（中级）［M］．北京：中国财富出版社，2019.

［8］食品安全标准与监测评估司．国家卫生健康委办公厅关于印发成人高脂血症食养指南（2023 年版）等 4 项食养指南的通知［EB/OL］．http：//www. nhc. gov. cn/sps/s7887k/202301/0e55a01df50c47d9a4a43db026e3afc3. shtml，2023－01－18.